国家哲学社会科学规划课题（青年项目）
"新型城镇化进程中妇女生活方式的变迁研究"（15CSH034）

浙江省社会科学院重点课题"城镇化进程中的中国妇女健康研究"的研究成果

WOMEN'S HEALTH STUDY FROM
THE PERSPECTIVE OF GENDER

社会性别视野下的
妇女健康研究

姜佳将 著

浙江工商大學出版社 | 杭州
ZHEJIANG GONGSHANG UNIVERSITY PRESS

图书在版编目(CIP)数据

社会性别视野下的妇女健康研究 / 姜佳将著. —杭州：浙江工商大学出版社，2019.5

ISBN 978-7-5178-3024-5

Ⅰ.①社… Ⅱ.①姜… Ⅲ.①妇女－健康－研究 Ⅳ.①R173

中国版本图书馆 CIP 数据核字(2018)第 246714 号

社会性别视野下的妇女健康研究
SHEHUI XINGBIE SHIYE XIA DE FUNV JIANKANG YANJIU

姜佳将 著

责任编辑	沈　娴
封面设计	林朦朦
责任校对	刘　颖　吴岳婷
责任印制	包建辉
出版发行	浙江工商大学出版社
	（杭州市教工路 198 号　邮政编码 310012）
	（E-mail:zjgsupress@163.com）
	（网址:http://www.zjgsupress.com）
	电话:0571-88904980,88831806(传真)
排　　版	杭州朝曦图文设计有限公司
印　　刷	浙江全能工艺美术印刷有限公司
开　　本	710mm×1000mm　1/16
印　　张	18.5
字　　数	258 千
版 印 次	2019 年 5 月第 1 版　2019 年 5 月第 1 次印刷
书　　号	ISBN 978-7-5178-3024-5
定　　价	58.00 元

序

何谓健康？世界卫生组织（World Health Organization，WHO）提出的概念是：健康不仅是指身体无疾病，即身体健康，也指心理健康和对社会的适应性。由此，人类的健康至少应包括身体健康、心理健康与对社会的适应性这三大层面。

如何关注和研究人类的健康？第一，就人的存在而言，至少可分为两种：一种是建立在自我价值基础上的自我存在；一种是建立在工具性价值基础上的工具性存在。所以，人的健康也就具有自我健康——主体性健康、工具性健康——客体性健康这一双重性，自我主体性和工具客体性是关注和研究人类健康时不可或缺的两大维度。

第二，在当今社会，人类的生存与发展与国家、社会、社区、家庭、群体/个人密切相关，而作为人类生存与发展一大组成部分的健康也难以例外：它与国家政策、法律（如与健康相关的公共政策及法律），社会（如社会保健体系的运作），社区（如社区健康设施、机构的建设），家庭（如家庭成员间健康资源的配置），群体/个人（如群体内健康信息的传播、来自他人的健康关怀与照料、自我健康观念及践行）等联系在一起。有的方面更是对健康水平和/或健康状况产生直接影响，成为上至国民整体性健康水平高低，下至群体/个体性健康状况好坏的影响原因。所以，国家、社会、社区、家庭、群体/个人是健康关注和研究中5个重要面向。

第三，人类的存在不仅是生物性存在，也是社会性存在和文化性存在，故而，作为人类存在一大组成部分的健康往往是类型化，乃至身份化的。健康的这一类型化乃至身份化至少可划分为以下 16 种类型,整体(包括国际和国内)、文明类型、时代背景、国别、地区、阶级/阶层、民族、性别、年龄、职业、经济状况、受教育程度、家庭、婚姻/生育状况、性倾向、患者/被照料者与医者/照料者。拥有不同的身份,人的健康获得和健康达致也往往不尽相同。如:从性别角度看,在男性主流社会中,男子较之妇女拥有更多的健康资源;妇女的工具性健康,如孕期健康和照料较之妇女的主体健康获得更多的关注。因此,类型化和身份化的视角是健康关注和健康研究中必须具备的视角。

第四,人类健康不仅是理念/观念,也是理念/观念的践行;不仅是意愿,也是意愿的实现及实现过程;不仅是权利,也是义务与责任。因此,法律与政策、权利与义务/责任、资源配置、需求与意愿、观念与意义、实践与行动、方法与途径、获得性/达致性与获得/达致是健康关注和健康研究必不可少的八大组成部分,并相互关联,构成健康关注和健康研究内容的网状主构件。

综上所述,我认为,就总体而言,只有涵盖这三大层面、两大维度、五大面向、十六大视角、八大构成,对于健康的关注和研究才有可能是全面的和深入的、准确的。而必须强调的是,第一,与上述其他要件相比,有关类型化和身份化的十六大视角所蕴含的比较性更强,或者说,更需要以比较为路径,达致类型的区分和身份的凸显。如,对作为一个性别群体的妇女的健康状况进行研究时,与其他性别群体,尤其是与同为主流性别群体的男子的健康状况的比较是必不可少的。唯有通过比较,妇女健康状况的特征才能从整体人口健康状况中剥离出来,其性别独特性和唯一性才得以明晰。第二,这一类型化和身份化是多重性的。因此,在类型化和身份化的过程中,单一性的划分是必然的,多重性的区别是必需的,重视类型和身份的多重性特质,是健康关注和健康研究更为深入,相关结论更为准确的关键所在。

20 余年来,随着生活质量的改善、生活水平的提高、观念的更新和理念的变化,人们越来越关注健康,健康研究不断扩展和深化,相关成果也日益增加。其中,作为一个多学科和交叉学科研究议题,性别与健康,尤其是妇女与健康也逐渐从边缘进入主流,成为研究者的一大关切点,相关著述在健康研究成果中所占的比例逐步上升,所受到的社会关注日渐扩大和增强。

但就总体而言,综观20余年以妇女为重点的性别与健康的研究,也存在着诸多不足之处,其中较为明显的,如:就研究成果而言,论文较多而论著尚不多见;就具体研究而言,在研究层面上,妇女的身体健康受到普遍重视,对妇女心理健康的注重不断增强,但对妇女的社会适应性的研究却是较为匮乏的;在研究维度上,妇女的工具性健康在许多时候混同于主体性健康,表现为对妇女健康的关怀是一种对工具(如生育工具、家务劳动工具)的关怀,对妇女作为人的关怀的认知和分析不够明晰;在研究面向上,宏观(国家、社会)层面较多,中观(社区、家庭)层面和微观层面(个人)较少;在研究视角上,对国际背景、历史背景、文化类型、国别的把握不够全面和准确,阶级/阶层、民族、职业、性倾向、照料者与被照料者等视角也未得到应有的重视;而在类型化和身份化的研究中,比较分析甚为缺乏,多重性往往被单一性所隐匿;在内容构成上,对法律与政策、需求与意愿的研究较多,其他方面的研究,尤其是意义、获得性/达致性、获得/达致、资源配置的研究较为缺乏,存在某种不平衡性;就理论建设而言,与对意义研究的缺乏相对应,有关健康的本土概念的提炼和理论的建设仍停留在起步阶段,国外的健康理论,尤其是欧美国家的健康理论仍在学者的研究中占据重要的指导作用,是大多数研究的理论基础和理论出发点。

由此出发阅读本书,可以看到本书具有以下几个特点:

第一,鉴于目前在社科领域,以社会性别为视角分析妇女健康的研究性专著尚不多见,因此,就这类专著而言,本书的选题具有补缺意义。

第二,作者对有关社会性别与妇女健康的国际前沿理论进行了较为全面的回顾与综述,使得本书的研究具备了应有的国际视野,使相关结论和对策建议建立在较扎实的国际比较基础之上。

第三,社会性别视角是1995年在北京召开的第四次联合国世界妇女大会后,全面、深入地进入中国的学术领域的,与之相伴随,妇女与健康也逐步成为人文社科领域的一大关切点。在已有的基础上,作者对 1995 年以来 20 年来国内人文社科领域有关妇女与健康的论著(包括论文与专著)进行全面梳理,较为系统地呈现了这 20 余年来国内人文社科领域妇女健康研究的概貌,较为准确地总结了相关的特征,使全书具有了一条较为明晰的历史脉络。

第四,作者注意到了类型化研究中运用比较方法的重要性,在以年龄分类进行的研究中,既关注到不同年龄群妇女中典型的健康问题,也注重对这些健康问题进行比较,进而提炼出妇女这一性别群体特有而不是男女共有的健康问题特点及其与之相关的各类因素特征。

本书作者是一位年轻的"80 后"社会学研究者。在认识到目前有关妇女健康研究中存在的不足后,通过知识学习和经验积累,努力在研究视角、研究方法、研究思路、研究理念上进行弥补和修正,为性别与健康,尤其是妇女健康研究的深入做出了自己的贡献,这无疑是十分可贵的。当然,作为她的首部专著,该书也存在着不少缺点,相关视角需要进一步增加和展开,相关分析需要进一步深化,相信她会总结经验,不断改善,再出佳作。

健康是一个与人一生相伴的议题,也是人类作为一个生命共同体和生活共同体时面临的问题。期待着大家共同努力,在各自的领域,为人类健康水平的不断提升做出自己的贡献。

中国社会学会副会长

浙江省社会科学院研究员

王金玲

2018 年 10 月 8 日

目　录

引　言

健康是生理、心理和社会适应的良好状态,而不只是没疾病或不虚弱。

——世界卫生组织,1948 年

Health is a state of complete physical, mental and social well-being and not merely the absence of disease or infirmity.

WHO,1948

健康是什么?

传统上,"健康"通常被认为"无病即健康",因此一些词典将其简明扼要地定义为"机体处于正常运作状态,没有疾病"。《辞海》中将健康定义为:"人体各器官系统发育良好、功能正常、体质健壮、精力充沛并具有良好劳动效能的状态。通常用人体测量、体格检查和各种生理指标来衡量。"这种提法要比"无病即健康"完善些,但仍然是把人作为生物有机体来对待。因为它虽然提出了"劳动效能"这一概念,但仍未完整地把人当作社会人来对待。1948 年,世界卫生组织(World Health Organization,WHO)从简单注重生理健康的生物医学模式向生物、心理、社会医学模式过渡,将健康定义为:"生理、心理和社会适应的良好状态,而不只是没疾病或不虚弱。"世界卫生组织关于健康的这一定义,把人的健康从生物学的意义,扩展到了生物、精神和社会关系等方面的健康状态,把人的身心、家庭和社会生活的健康状态均包括在内。

可见,健康不仅是医学技术问题,而且是重大的社会文化问题。良好的健康状态,是构成人类福利的重要组成部分,既是人类赖以生存的谋生工具,又是人类享受自己劳动成果的保证。[①] 健康不仅关乎个体,而且还会影响社会,乃至整个世界。1994 年国际人口与发展大会《行动纲领》提出:"人人有权享有能达到的最高身心健康的标准。各国应采取适当措施,保证在男女平等的基础上普遍取得保健服务。"对人类发展而言,健康是一个重要的基础,同时又是重要目标之一。健康权是人的基本权利的重要组成部分,健康不仅事关自身,而且事关后代、家庭,乃至整个社会。

由此可见,妇女的健康也是妇女的一大基本人权,关乎每个家庭、社会、国家的重大利益。1995 年联合国第四次世界妇女大会《行动纲领》把妇女健康作为重大关切领域之一,其中确定的 12 个战略目标中,"妇女与健康"被列为第 3 个战略目标,其提出:妇女有权享有能达到的最高身心健康的标准。享有这一权利对妇女的生活和福祉及参加公共和私人生活各领域都至关重要[②]。妇女的健康状况极其深刻地反映着健康平等状况,是衡量一个国家性别平等状况的核心指标之一,而且也反映了社会福利水平。促进妇女健康是人类社会的一个重要职责。

中国政府一直将妇女健康作为促进性别平等与妇女发展的优先领域。在《中国妇女发展纲要(1995—2000 年)》中,"妇女与健康"被列为11 个主要发展目标之一,提出要"进一步提高妇女的健康水平,保障妇女享有计划生育的权利"[③]。《中国妇女发展纲要(2001—2010 年)》把"妇女与健康"作为妇女优先发展领域的六大领域之一,提出:妇女身体、精神和社会适应能力的完全健康状态是反映妇女生存状况的基本

---

① 詹宇波:《健康不平等及其度量——一个文献综述》,《世界经济文汇》2009 年第 3 期,第 109—119 页。

② 联合国:第四次世界妇女大会《行动纲领》,http://www.nwccw.gov.cn/2017-05/23/content_157555.htm。

③ 国务院:《中国妇女发展纲要(1995—2000 年)》,http://www.nwccw.gov.cn/2017-04/05/content_148273.htm。

指标①。《中国妇女发展纲要(2001—2010 年)》继续提出,"保障妇女平等享有基本医疗卫生服务,生命质量和健康水平明显提高"②。《中国妇女发展纲要》对于妇女健康的关切点的变迁,也反映出国家对于妇女健康的关切已经从生殖健康往身体、心理和社会适应的整合视野转变。

然而,妇女健康仍面临诸多问题和困境,如,现有关于健康的论述只强调了由正式系统提供的医疗等服务,而妇女承担的非正式的医疗照顾工作却被忽视;妇女所担任的多重角色会持续影响她们的身体和精神健康,形成劣势累积效应;妇女在医学中的形象往往会强化性别刻板印象并持续性地生产、维持了对妇女的歧视;人们往往专注于解释男性死亡率,却未审视数以百万计的妇女常常仅仅因为她们是妇女而早逝的事实(比如家庭暴力、堕胎意外、男女之间资源分配不均而导致的死亡等);③等等。

许多研究已证实,男子和妇女确实有着不同的健康经验,但是在检视健康和疾病的模式时,却很少考虑生理性别/社会性别因素。健康的"性别悖论"(gender paradox of health)——女性的平均预期寿命虽然长于男性,但她们的自评健康状况总是比男性差,健康寿命(healthy life expectancy)也短于男性——这一问题也往往被忽略。1987 年,沃伯鲁齐(Lois M. Verbrugge)等学者曾将疾病分布的性别差异称为"疾病之冰山"④:看得见的冰山之一角是男性所患之各种致命性的重症(如心血管疾病、癌症、肝硬化等),水下巨大的冰山体则是女性所患的大量非致命性的慢性病和急性病(如偏头痛、贫血、上呼吸道感染等)。简而言之,尽管男子平均死亡年龄低于妇女,但是妇女似乎比男子拥有更多健康问题。男子比较容易因感染疾病或遭受创伤而死亡,然而妇女则是

---

① 国务院:《中国妇女发展纲要(2001—2010 年)》,http://www.nwccw.gov.cn/ 2017-04/05/content_149163.htm

② 国务院:《中国妇女发展纲要(2011—2020 年)》,http://www.nwccw.gov.cn/ 2017-04/05/content_149165.htm

③ Abbott P, Wallace C, Tyler M. *An Introduction to Sociology: Feminist Perspectives*, Poutledge, 2005.

④ Verbrugge L M, Wingard D L. "Sex Differentials in Health and Mortality", *Women & Health*, 1987, 12(2), pp.103—145.

"带着病痛活着"。因此，虽然中国女性平均预期寿命已经长于中国男性，但她们的健康平均寿命比中国男性短，老龄后期身体机能失能的时间也比中国男性长，严重影响其老年时期的生活质量。

那么，如何更好地看待和理解妇女健康？

本研究认为，妇女健康应涉及性别、时间、社会、经济、政策、文化、科技等多种维度：

第一，从性别维度看，由于妇女与男子在生理结构、社会角色期待等因素上的不同，男女两性的健康状况存在一定的异质性，因此，应该从社会性别视角来看待妇女健康。

第二，从时间维度看，由于妇女在不同的年龄/生命周期/特殊生命历程背景下，其对疾病的敏感度及身体的关注重点不同，健康实践和生活方式不同，因此，应该从生命历程/生命周期视角来看待妇女健康。

第三，从社会经济政治维度看，鉴于妇女群体拥有的多种身份、多重角色和多样需求，其阶层、职业、居住地、户籍、婚姻状况、生活方式、成长背景等均具有一定的差异性和多样性，同时，医疗体系、医疗政策、卫生保健服务、健康资源配置存在差异，因此，应该从多元交织视角来看待妇女健康。

第四，从文化维度看，由于社会文化的异质性、科技发展的阶段性，同样的症状在不同的社会文化/种族/民族中的诠释可能很不一样，因此，还应该从文化多样性视角来看待妇女健康。

第五，从科技维度看，随着医疗科技的进步，健康治疗理念和方法、人们对待疾病的态度也会随之改变，因此，还应该从科技发展视角来看待妇女健康。

综上所述，由于妇女的健康需求、健康状况和健康资源配置存在多元性、多样性、阶段性、异质性等特点，因此，本研究对于妇女健康的研究，基于多种理论视角：

第一，社会性别视角。社会性别是影响健康状况、造成健康不平等的重要因素之一。世界卫生组织认为，性别在健康中的动态极为重要。近年来，社会学者和公共健康研究者将社会性别视为妇女健康最重要的控制变量,社会性别也是本书关于妇女健康分析的首要视角。"社会性别"一词是由美国人类学家盖尔·卢宾(Gayle Rubin)最早提出的。"社会性别"在英语中为 gender,它与 sex(生理性别)是相对的。sex 指的是与生俱来的生物属性,而社会性别是一种文化构成物,通过社会实践的作用形成了性别之间的角色、行为、思想和感情特征方面的差别。社会性别是社会建构的,包含着性别差异与性别规范、性别分工与性别身份、性别利益与性别需要等多个含义丰富的维度。性别差异对不同性别的健康水平、面临的健康风险、疾病类型及对疾病的反应、健康相关资源的获得和利用等都有重要影响。如现实中,男子和妇女具有不同的健康需求和健康特性,男子在年轻的时候更有可能遭受意外事故,但是只有妇女会碰到和生育相关的健康问题。社会角色即不平等的性别关系与其他社会经济变量发生互相作用,将会形成不同的健康状况、健康风险、健康服务获取等,从而在历史文化中不断塑造健康的性别不平等。

第二,生命历程视角。生命历程理论(life course theory)着重研究生命发展历程中结构性、社会性以及文化等不同因素对个体生活的影响。[①] 生命历程大体是指在人的一生中随着时间的变化而出现的,受到文化和社会变迁影响的年龄级角色和生命事件序列。从已有的研究来看,所谓的生命事件一般包括接受教育、离开父母独立生活、结婚或离婚、生养子女、参加工作或辞职、居住地的迁徙、退休等事件。个人的生命历程主要被看成是更大的社会力量和社会结构的产物。生命历程研究不仅要求在一个共同的概念和经验性研究的框架内对个体生命事件和生命轨迹的社会形式做出解释,并且注重考察影响这些事件和轨迹的社会进程。[②] 近几十年来,生命历程理论逐渐成为研究健康、健康行为和死亡风险的重要分析框架。

第三,多元交织视角。"交叉性/多元交织性"(intersectionality) 研

---

① Elder G H, Jr. "The Life Course as Developmental Theory", *Child Development*, 1998, 69(1), pp. 1—12.

② 李强、邓建伟、晓筝:《社会变迁与个人发展:生命历程研究的范式与方法》,《社会学研究》1999 年第 6 期,第 1—18 页。

究是国外女性主义研究的重要范式,也是分析社会中性别现象的重要方法。① "交叉性"这个术语最早出现在 1989 年,由美国非裔女性学者/批判法学家克伦肖(Kimberle Crenshaw)在其文章《种族与性别的去边缘化交织:一个黑人女性主义学者对反歧视学说、女性主义理论和反种族主义政策的批评》中提出,她尝试从自身经历出发分析美国社会以黑人女性为代表的少数族群女性的真实生活状况和权利诉求,并用交叉路口来比喻种族和性别歧视是如何交织在一起,相互影响,并共同形塑黑人女性的生活经验。② 20 世纪 90 年代,柯林斯(Patrica Hill Collins)对"交叉性"进行了进一步的概念化,强调"交叉性"是宏观过程和微观过程的连接点,要求既要考察宏观层面上种族、阶级和性别三种压迫体系如何交织在一起,也要考察微观层面上的个体和群体如何在这样相互交织的压迫体系中获得现存的社会地位。③ 经过 20 多年的发展,多元交织性理论已成为一个常用于妇女/性别研究、族群研究、健康研究和历史研究等学科和领域的框架和方法。

事实上,妇女健康问题是不同因素交汇的一个投影,折射了性别之间的权力落差以及社会性别同地区、城乡、阶层、文化、群体等权力等级之间错综复杂的交互作用。因此,在研究妇女健康时,不能将社会性别从生命历程、地区、城乡、阶层、文化、群体、年龄等经验维度中分离出来,而应把社会性别当作一个主要变量。在全球化、国际化、城镇化、现代化背景下,结合妇女健康在性别、时间、社会、经济、政策、文化、科技等多种维度上的特点,将妇女健康置于诸多因素的交叉分析下,从普遍走向特殊,更加明晰化、全方位地解读中国妇女的健康状况,健康的性别塑造和性别不平等才能得到更加微妙和全方位的挖掘。而这种探讨

---

① 苏熠慧:《"交叉性"流派的观点、方法及其对中国性别社会学的启发》,《社会学研究》2016 年第 4 期,第 218—241 页。

② Crenshaw K. "Demarginalizing the Intersection of Race and Sex: A Black Feminist Critique of Antidiscrimination Doctrine, Feminist Theory and Antiracist Politics", *Frontiers in Microbiology*, 1989. 140(1), pp. 25—42.

③ Collins P H. "Black Feminist Thought: Knowledge, Consciousness and the Politics of Empowerment," *Off Our Backs*, 1991, 21(8), p. 13.

不仅有助于再现妇女的异质性的经验和差别,从而有可能对妇女的健康需求做出更有针对性的反映,也有利于捕捉到妇女健康状况中更复杂、微妙而动态的图景。进一步讲,只有把妇女健康放置在多维度、多视角、多样性之中,相关的政策和干预才能有的放矢,从而发挥其真正的功效。

由此,本书第一章将通过收集和梳理国际上的健康社会学理论、健康的性别不平等、妇女健康理论、国际健康政策和行动经验等的相关理论和文献,对现有研究成果进行梳理、归纳和分析,为妇女健康研究提供国际经验和理论借鉴;第二章将对 1995—2016 年中国妇女健康学术研究的态势和发展轨迹进行梳理和分析,为未来中国妇女健康的理论研究、行动实践和政策推进提供理论基础;第三章将在国际视野下,对中国妇女健康状况进行总体呈现和国际比较;第四章将在社会性别、生命历程和多元交织视野下,分析特定妇女群体,如女童、中青年妇女和老年妇女的健康状况;第五章将对中国政府为促进妇女健康采取的一系列政策与行动进行回顾,以结合国际经验和国内发展现状进一步提出未来研究的可行议题;第六章将简述未来研究议程中的新情况与新挑战,以待未来进一步深入探讨和研究。

正如朱迪斯·巴特勒(Judith Butler)在《性别麻烦》一书中指出的那样,"性别是一贯隐藏它自身的创生的一种建构;它是心照不宣的集体协议,同意去表演、生产以及维系明确区别的、两极化的性别的文化虚构,而这协议被那些产物外表的可信度——以及一边等着伺候那些不愿意相信这些产物的人的处罚——所隐蔽。这建构'迫使'我们相信它的必要性和天生自然的本质"[①]。也许,性别是在时间/历史的过程中建立的一种脆弱的身份和角色,通过生活方式、程式化的重复行动在一个规训的空间里建制,从而产生健康的性别塑造与性别惩罚。

---

① [美]朱迪斯·巴特勒:《性别麻烦》,宋素凤译,上海三联书店 2009 版。

第一章　理论回顾:健康的性别塑造

　　实验室医学执着于对损伤进行精细的研究,却对损伤从何而来漠不关心。医学诊视必须结合整个社会—心理—经济总体,如性别、收入、生活方式、习惯、就业、教育和家庭结构,才能应对社会大众的挑战。

　　　　　　　　　　　　　　——[美]威廉·考克汉姆《医学社会学》①

　　本章通过收集和阅读国际上人文社科领域关于健康与社会、健康不平等、健康与性别等的相关理论和文献,对已取得成果进行梳理和归纳,为中国妇女健康研究提供理论、方法、政策和实践的基础。

第一节　健康与社会的国际发展

一、健康与社会:健康问题的社会塑造

　　社会因素与个体健康,两者有关联吗?

　　著名的医学史专家亨利·欧内斯特·西格里斯特(Henry Ernest Sigerist)指出,远在古希腊和古埃及时代,就有了关于特殊疾病与特殊

---

　　① [美]威廉·考克汉姆:《医学社会学》(第11版),高永平等译,中国人民大学出版社2012年版。

职业关系的记载。漫长世纪以来，论述社会因素与疾病关系的研究日益增多，而对把流行病学创建成为系统的社会科学调查有重大贡献的是珀西瓦尔·波特（Percival Potts）和约翰·斯诺（John Snow）两位爵士。

波西瓦尔·波特爵士因1775年在因格兰调查阴囊癌发病率的增加而闻名于世。波特如侦探一般发现了阴囊癌的疾病病因链，这个病因链使阴囊癌在低阶层的城市白人中有着不同寻常的高发病率。他发现，英国的许多家庭用暖炉取暖，暖炉的燃料是煤，煤燃烧得不充分，便产生了大量的副产物——煤灰。煤灰在暖炉的烟囱中积存，烟囱便要定期清扫，这就产生了一个新的行业——清扫烟囱。然而这项工作可不那么轻松舒适，下等阶层的人才干这活。清扫烟囱要经常与烟灰接触，其中就有引起敏感机体患上阴囊癌的未知物质。因此，阴囊癌的发病率在低阶层的城市白人中持续上升。波特的第一项贡献在于确立了病因的社会调查步骤，如图1-1所示。波特的第二项贡献在于他发现了产生疾病的病因链之后，甚至在不明致病物质的情况下，仍可以在任何一个环节打断病因链。波特要扫烟囱的工人天天洗澡（在1775年，天天洗澡并不常见），成功打断了阴囊癌的病因链。[1]

1854年，英国伦敦西敏市苏活区暴发霍乱，10天内死了500多人。"英国历史上最伟大的内科医生"——约翰·斯诺从流行病调查入手，发现霍乱主要分布在贫民区的两条街上——宽街和剑桥街。斯诺创造性地在地图上标识出所有死者的居住点，结果显示，死者集中分布在宽街的某个水泵附近。但是，这一区域内有些住户却无人死亡。这些住户和其他的住户在生活习惯上有何不同呢？进一步的调查显示，他们都在剑桥街7号的酒馆里打工，酒馆提供免费啤酒，因此他们几乎不喝水泵抽上来的水。霍乱是否与饮用水有关呢？斯诺接着调查两条街的水源情况，发现，水是从河里打来的，而河水被伦敦排出的脏水污染了。斯诺于是拆掉水泵把手，关掉水泵，让居民喝其他地方运来的水，不久，

---

① ［美］F. D. 沃林斯基：《健康社会学》，社会科学文献出版社1999版。

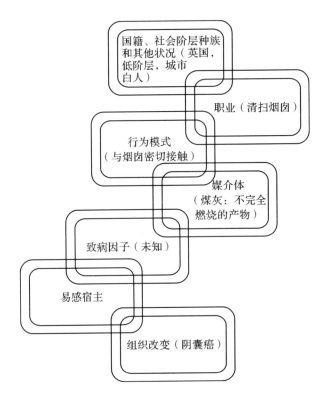

图 1-1　阴囊癌病因链

疫情即告缓解。而调查得知，在伦敦另一个地方，有两个死于霍乱的病人都来自宽街，他们喜欢宽街的水，每天都要到宽街的水泵打水回去喝。这一切形成一个"证据链"，斯诺随即宣布，霍乱之源是被污染的水里所携带的病菌。他建议自来水公司对所有水源进行检验，肆虐千年的霍乱从此被制。①

　　这两个案例证明：社会行为和自然环境对疾病的传播都很重要，社会因素与健康两者之间是有关联的。可见，个体的健康不可避免地受到其所在社会的影响，因此需要从社会角度看待健康、从社会因素考量健康——于是便有了健康社会学的兴起和发展。

---

　　① ［美］威廉·考克汉姆：《医学社会学》（第 11 版），高永平等译，中国人民大学出版社 2012 版。

健康社会学是一门新兴且迅速发展的重要分支学科。健康社会学的兴起，源于现代社会医学由传统生物医学模式向现代生物社会心理医学模式的实践和转向，以及社会学家对健康和社会因素之间关系的认识，且得益于医学社会学的实践基础和古典社会学的理论基础。

（一）健康社会学的实践基础：医学社会学的发展和转向

健康社会学作为一门学科的形成和发展离不开健康与疾病的社会成因理论在实践中的运用，即现代社会医学和流行病学的发展。正是由于医学由传统生物医学模式向现代生物社会心理医学模式的转变，为健康社会学与实践的结合创造了条件，使得健康社会学家有了用武之地，从而促进了该学科的独立和发展。

法国理论家米歇尔·福柯（Michel Foucault）对医疗诊所化的过程提出了具有后结构主义特色的分析，他解读了法国当时的医学实践中出现的两种不同的趋势，即"局部空间医学"（medicine of the space of localization）和"结构空间医学"（medicine of the space of configuration），以及在医疗诊所化过程中的前一趋势的兴起和后一趋势的日渐式微的状况。[①]"局部空间医学"在医疗诊所化后的整个 19 世纪和 20 世纪初期居于压倒性优势的地位。而具有现代社会医学萌芽的"结构空间医学"重新被重视，应该归功于工业化国家的疾病谱的改变。在 20 世纪 60 年代后期，西方国家的疾病谱发生了很大的改变，慢性病替代传染病成为威胁健康的主要疾病。健康问题不再归因于单一的致病因素，医生们越来越感到应该处理人的"结构空间"的问题，因此也越来越要求现代医学深入研究它所治疗的病人的行为特征。

健康社会学的早期著作大多出自持有结构空间医学观点的医生。1894 年，查尔斯·麦金泰尔（Charles McIntire）在论述社会因素对健康的重要性的一篇文章中首先使用了"医学社会学"这一名词。1902 年，

---

① 梁君林：《西方健康社会学研究的发展》，《国外社会科学》2010 年第 6 期，第 93—99 页。

毕业于医学院的伊丽莎白·布莱克维尔(Elizabeth Blackwell)写了有关医学与社会关系的文章。1927年,伯纳德·斯特恩(Bernard Stern)发表的《医学发展中的社会因素》被认为是第一部从社会学角度探讨健康问题的著作。1935年,劳伦斯·亨德森(Lawrence Henderson)的文章把医生和患者的关系描述为一个社会系统,对其后的帕森斯的病人角色概念的形成产生了影响。而健康社会学作为一门学科最早出现于20世纪40年代的美国——1939年在芝加哥进行的一项有关城市精神卫生的研究,为社会学家与精神病学家的合作奠定了基础。随后,1958年出版的《社会阶层与精神疾患:一项社区研究》一书是社会学家与精神病学家合作的一项重要成果。拉塞尔·塞奇(Russell Sage)基金会资助了一些社会学在医学中的应用研究,其成果包括《医学中的社会科学》和爱德华·萨奇曼(Edward Suchman)的《社会学和公共卫生领域》一书。[①]

(二) 健康社会学的理论渊源:古典社会学理论的健康阐释

回溯健康社会学发展历程,古典社会学理论对健康的阐释为健康社会学的兴起奠定了理论基础。澳大利亚健康社会学家凯文·怀特(Kevin White)在其《健康与疾病社会学导论》[②]一书中,将健康社会学的理论归纳为源于社会理论家的四种方法,即新自由主义方法、马克思主义的政治经济学方法、帕森斯的功能主义健康社会学以及福柯的后现代主义健康社会学。

1.新自由主义方法

新自由主义视野下的健康社会学虽然也关注健康与疾病的社会因素,主张通过卫生政策推进国民健康,但是其所提出的解决方案基本上将着眼点放在个体身上,而不是个体与个体之间的社会关系上。流行

[①] 梁君林:《西方健康社会学研究的发展》,《国外社会科学》2010年第6期,第93—99页。

[②] White K. *Introduction to the Sociology of Health and Illness*: *An Introduction to the Sociology of Health and Illness*, Sage Publications, 2002.

病学是该方法的一个重要研究领域，其实活跃在医学领域中的许多社会学家本身又是流行病学家。韦伯（Max Weber）的"生活方式"（lifestyle）概念和后现代主义理论中的"风险因素"（risk factor）分析是与新自由主义的健康社会学有着渊源关系的两个理论。前者认为人们的健康主要来自个人在消费性活动中选择的生活方式；后者认为在后工业化时代，人们的收入、健康等风险越来越具有个体化的性质和特征。这种方法下的健康社会学认为，健康与社会之间的关系基本上是一种以健康促进为主导的关系，因此，通过对流行病学进行统计分析，发现影响个体健康的社会因素成为其研究的重点课题。受自由主义和个人主义价值观的影响，这种方法下的健康观基本上也是直接接受了社会医学中流行的个体健康观，认为健康是指个体的身体、心理和社会适应的良好状况，而非现代社会学本意上理解的群体健康或社会健康观念。因此，在新自由主义方法主导下的健康社会学出现了医学化的趋势。

2.马克思主义的政治经济学方法

马克思主义的经典理论虽然并未对健康与社会的关系进行过专门的论述，但恩格斯在其早期作品《英国工人阶级状况》中曾将英国工人阶级的不良健康状况归因于资本主义制度。这种将健康与社会阶级结构联系起来的视角和分析方法，是马克思主义的政治经济学方法的一大特色。该理论认为，健康或疾病的出现及其在人群中的分布并非一种纯粹的生物医学现象，而是与一国的社会阶级结构有着密切关系的社会现象。阶级地位低的人，由于社会经济地位低下而更多地暴露于压力之下，并且拥有更少的资源来应对那些威胁，因而对与压力反应有关的身体变化的过程有更多的累积暴露。这种逐渐增加的暴露会对身体产生累积负担，进而提高了身体遭受许多疾病攻击的可能性，而处于较高阶层的人患病的可能性要小。马克思主义的政治经济学方法研究的重点并非人口中疾病的梯度变化，而是造成疾病梯度变化的根源——政治、经济和社会地位的梯度变化。这种方法强调经济利益在疾病的产生和人们对待疾病的态度方面所起到的决定性作用。它认为:(1)在资本主义社会,医疗卫生服务的首要功能就是将资本主义逐利过程所造成的社会底层的疾病归咎于受害者本人;(2)处置疾病的方法本身就是资本主义社会的一个方面;(3)医学的职业化和社会的医学化使得医生成为对工人阶级进行社会控制的代理人;(4)高成本和高技术医疗服务的发展并非为了治愈人们的疾病,而是为了追逐利润。因此,资本主义社会的现代医学一方面充分体现了资本主义的本质特征,另一方面也为不断再生产出具有梯度变化的社会结构和疾病结构发挥了作用。

3.帕森斯的功能主义健康社会学

帕森斯(Talcott Parsons)在其于1951年出版、对健康社会学影响深远的《社会系统》(The Social System)一书中提出了一个非阶级的社会结构与健康之间关系的分析框架。他的意图是要在整个社会系统中分析健康和疾病。帕森斯认为,在结构性分化程度很高的现代社会,社会上的每一个人都要履行自己的特殊职责,假如这些职责不能完成,那么,相互依赖和交织在一起的复杂网络(社会系统)就会瓦解。因此,帕森斯提出的健康定义是以个人参与复杂社会系统的本质为基础的——健康可以解释为已社会化的个人完成角色和任务的能力处于最适当的状态,即个人具有履行社会职责的能力。按照帕森斯的观点,健康不仅与个人是社会人的本质有关,而且与个人在社会中的"状况",即角色的不同类型(如性别、年龄、受教育程度等)和相应的任务结构有关。

帕森斯的病人角色概念奠定了现代功能主义健康社会学研究的基础。按照功能学派的观点,与健康相对的最重要的概念不是疾病(disease)和患病(illness),而是病态(sickness)。疾病是一种负面的躯体状态,是存在于个体的生理学功能异常;患病是个体感觉有病的一种心理状态;而病态则是一种社会状态,主要表现为疾病削弱了患病者的社会角色。社会是由人们共享的规范和价值观的和谐方式维持起来的动态平衡系统。健康表现为个体有能力担任其在社会系统中的正常角色,使社会功能正常发挥,从而有利于社会和谐;而病态则是一种"功能失调",因为病态会影响社会系统的稳定性。在此基础上,帕森斯提出了四个"健康理论假设"①：第一，社会行为作为健康定义的标准，即对社会起最佳作用的能力作为健康的标准。第二，相关性假设，即健康的定义应当与个人状况和参与社会关系相关。第三，疾病是偏离行为的一种亚类，帕森斯认为在高度整合的社会里，不能完成社会任务和角色是不能容忍的偏离行为。偏离行为分为两类，第一类是有能力完成角色任务而不去完成，第二类则是无能力完成角色任务，即亚类。疾病则属于第二类。社会应当想办法让患病个体恢复其完成社会任务的能力。第四，病人角色假定，病人应当担任病人角色，该角色也是一种被制度化了的正常社会角色，病人应当担起病人角色的任务。帕森斯认为，医学职业是在资本主义经济中产生的一种非资本主义的社会结构。医学专家是被利他主义的动机所驱动的，其任务是通过治疗和预防疾病，来抵消病态的功能失调。

4. 福柯的后现代主义健康社会学

与帕森斯的结构功能主义理论相反，福柯的健康社会学理论属于解构主义。福柯研究医学与社会之间关系的目的，是对医疗乃至社会中的权力结构进行解构。福柯注意到，疾病种类的细分化和医生的职业化在现代医学发展中具有特殊作用，其影响甚至超出了医疗领域。他呼吁人们关注现代社会的一个重要方面——社会控制。在一个以社会控制为基础的社会中，医生等职业团体已经在代表行政国家对民众进行管制。医生等职团体将社会成员进行归类，为他们分别贴上病人、精神病人、罪犯和越轨者等标签，以便对其进行管理。在福柯看来，医疗实际上是行政国家为使民众遵从正常的生活标准，借助于医学专家的力量对民众的常规行为进行管理的产物。现代社会实际上是韦伯的"理性铁笼"的一个变体，在其中，医院等各种职业机构对民众的日常生活进行了完全的监视。监狱那套管理人的技术被用在了医学专家的活动中。这些专家借助于对医疗活动的分科（把人体进行解剖后，分部位进行专业化处置）和医学知识的垄断，取得了权威的地位，可以有效地

---

① ［美］F. D. 沃林斯基：《健康社会学》，社会科学文献出版社 1999 年版。

采用监狱中常用的纪律、训练和监视等关键性权力技术,对人们的"越轨"行为进行矫治。与马克思主义的政治经济学方法不同,福柯认为,这种医学职业在社会生活中的权威地位的取得不是源于资本主义制度下的社会经济结构,而是源于有关医学知识和人的身体知识的社会意识的发展。在福柯看来,医生职业并不与其阶级地位发生必然的联系,医学权力也并不体现在医生职业群体对其他群体或阶级所施加的支配上。医学权力是通过历史形成的社会成员对医生职业权威的认同而被使用和实施的。个体在处于医学权力的臣服者的地位时,往往不会产生被控制的感觉。总之,医学权力是通过内化臣服者的自觉服从行为而发挥作用的。[①]

二、健康不平等:健康与社会的核心议题

(一) 健康不平等研究的缘起与发展

随着健康社会学研究的不断推进,并与其他相应学科交叉融合,其领域也不断拓展和分化,许多研究开始基于大规模调查研究的结果,围绕职业、社会经济地位、年龄、性别与婚姻家庭来讨论健康问题的社会结构分层及其结构化分布模式。其中,与社会经济维度相关的健康不平等研究开始兴起,成为健康与社会关系研究的核心热点议题。由于社会经济地位所导致的健康不平等不受时间和空间的限制,因而被称为"健康不平等的根本性因素"(fundamental causes of social disparities in health)[②]。

有学者对1966—2014年期间发表的关于健康不平等研究的文献进行了计量分析,从 Web of Science 中的原始文章、评论文章、会议摘要和研究说明等资料中搜索其中至少在标题、摘要或关键字中包含"平等/

---

① 转引自梁君林:《西方健康社会学研究的发展》,《国外社会科学》2010 年第 6 期,第 93—99 页。

② Link B G, Phelan J C. "Social Conditions as Fundamental Causes of Disease", *Journal of Health and Social Behavior*, 1995, Spec No(extra issue), pp. 80—94.

不平等(equality/inequality)"、"差异(disparity)"和"公平/不平等(equity/inequity)"等术语的文献,最终一共有 49294 篇,充分揭示了健康不平等的研究状况。研究发现,1966 年以来,健康不平等的研究呈指数级增长,1990 年以后,文章数量每 4.06 年增加一倍,内容涉及流行病学研究、发病率/患病率/死亡率研究、收入分配等经济学研究、健康不平等的方法学研究、政策研究等等,涉及经济学、生物学、医学、社会学等多元学科。[①]

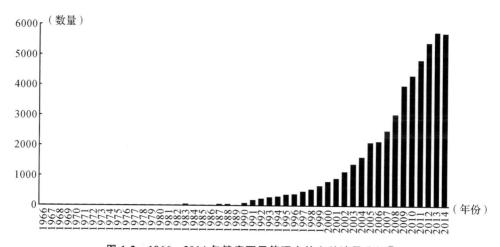

图 1-2　1966—2014 年健康不平等研究的文献计量分析[②]

　健康不平等(health inequalities/inequities/disparities)不是指所有的健康差异,而是指不同社会经济优势的社会群体之间具有系统性差异的健康水平,如穷人、少数民族、妇女等群体比其他社会群体遭遇更多的健康风险和疾病的社会不平等现象。[③] 简而言之,健康不平等就

　　① Bouchard L, Albertini M, Batista B, et al. "Research on Health Inequalities: A Bibliometric Analysis (1966—2014)", *Social Science & Medicine*, 2015, 141, pp. 100—108.

　　② Bouchard L, Albertini M, Batista B, et al. "Research on Health Inequalties: A Bibliometric Analysis (1966—2014)", *Social Science & Medicine*, 2015, 141, pp. 100—108.

　　③ Braveman P. "Health Disparities and Health Equity: Concepts and Measurement", *Annual Review of Public Health*, 2006, 27(1), pp. 167—194.

是健康的社会不平等,即影响健康的社会经济因素的差异导致健康状况的不平等。① 在衡量人类福利的指标中,健康状况展示了与人类生存状态最为密切相关的一个维度,而健康不平等则反映了健康在不同人群中的分布情况。与收入不平等一样,健康不平等的持续恶化也将有损于社会福利。Becker 等人的研究表明,20 世纪 90 年代以后,世界上由于健康和收入差异导致的不平等高过之前的任何一个时期,而且两者加在一起导致的不平等程度比单纯的收入不平等程度要高得多。②

健康不平等的社会学研究,最早可追溯到马克思主义对健康的政治经济学的分析,但当时并未引起社会的过多重视和深入探讨。1980年,英国卫生和社会保障部发布了探讨英国健康不平等的《布莱克报告》(Black Report)。这一具有里程碑意义的报告指出,尽管英国国民保健服务于 1948 年设立,但由于社会经济利益的分配不平等进一步扩大,不同阶层人口之间的健康不平等继续扩大。生物医学技术的发展不仅未能消灭健康不平等,反而扩大了社会上层与社会下层之间的健康不平等。《布莱克报告》所揭示的是,在一个富裕社会内部,虽然可以获得国民医疗服务制度提供的免费医疗健康服务,但是不同社会阶级之间在死亡率上依然存在着巨大的结构性差异。工人阶级表现出高死亡率和高患病率的原因在于物质匮乏、贫穷和权利的剥夺。

以《布莱克报告》发布为标志,健康不平等引起了社会学界的极大关注③,人们开始研究健康不平等现象的存在、程度及其原因。随后,欧洲其他各国及美国的一些研究也发现了类似趋势——社会经济地位较高群体的健康状况明显优于社会经济地位较低的群体,这一趋势并未

---

① 许伟、谢熠:《健康社会学的流变与前瞻》,《学术论坛》2014 年第 8 期,第 106—111 页。

② Becker G S, Philipson T J, Soares R R. "The Quantity and Quality of Life and the Evolution of World Inequality", *American Economic Review*, 2005, 95(1), pp. 277—291.

③ Clarke P, Smith L, Jenkinson C. "Health Inequalities: Comparing Health Inequalities Among Men Aged 18—65 Years in Australia and England Using the SF-36", *Australian & New Zealand Journal of Public Health*, 2002, 26(2), pp. 136—143.

随时间和空间的变化而改变。① 于是,健康这一生物医学研究的核心议题受到社会学界的关注,健康不平等逐渐成为一个重要的社会公共卫生问题,成为社会学研究尤其是社会分层研究的新视角。

《布莱克报告》为健康不平等提供了四种理论解释,分别是虚假相关论、自然或社会选择论、唯物主义论、文化行为论与贫困文化论。

1. 虚假相关论

在社会结构的演变过程中,健康状况较差的"传统的"部分熟练和非熟练的体力劳动者滞留在"剩余"的职业中,从而形成暂时性且虚假的健康不平等的结论,这种解释将健康不平等归因于社会转型。

2. 自然或社会选择论

其认为,职业是一个健康的过滤器,选择的主要依据是健康、体力、智力和敏捷性,较高水平的职业、收入等社会经济地位指标的获得会过滤掉健康状况较差的人们,从而形成健康状况与社会经济地位正相关的现象。

3. 唯物主义论

其认为,个体生活资源决定其健康状况,经济剥削和分配方式作为资本主义社会的组织形式,必然会导致健康的不平等。这一理论强调生活资源对健康的重要影响,这些生活资源主要是医疗卫生资源。

4. 文化行为论与贫困文化论

两者有类似之处,认为贫困会导致不健康的行为和文化,从而对个体的健康产生不良的影响。这些文化包括吸烟、堕胎、缺乏锻炼和体检、不健康的膳食习惯等。

在进一步研究社会经济地位与健康关系模式的过程中,一个颇具争议的核心问题被提出——二者之间因果关系的方向到底是怎么样

---

① Mackenbach J, Irina S, Roskam A J R, et al. "Socioeconomic Inequalities in Health in 22 European Countries", *New England Journal of Medicine*, 2008, 358(23), pp. 2468—2481.

的？即到底是社会经济地位导致健康不平等，抑或相反？围绕这个问题，两个假设——社会因果论与健康选择论被提出和检验。这两个理论实际上发源于《布莱克报告》中的唯物主义论和自然或社会选择论。[①]社会因果论认为健康与人们所处的社会经济地位相关的教育、收入、人际关系等存在相关关系，因而社会经济因素的变化是健康不平等的来源，社会经济地位的不平等产生了健康的不平等。健康选择论则认为健康是人们进行社会流动的重要因素，拥有良好健康状态的人比健康状况较差的人具有更高的上向流动的概率，健康水平较低的人趋于下向流动，以健康为基础的社会流动产生了健康的不平等。

就健康选择论和社会因果论而言，2015 年的一文[②]对 1994 年至 2013 年期间的健康选择和社会因果假设的文献进行了系统的回顾，使用了遵循 PRISMA 规则的 7 个数据库，搜索了 2952 项研究，其中 34 项被纳入审查。综合这些研究表明，这两种假设都不存在普遍的偏好（社会因果关系的 12 项研究，健康选择的 10 项研究），而与研究使用 SES 指标相关：以劳动力市场指标来衡量 SES（如工资、就业状况或就业等级）更支持健康选择论，而以教育、职业和收入等指标衡量则更支持社会因果论。

表 1-1 健康选择论和社会因果论的研究偏好

社会经济维度	支持社会因果论(项)	支持健康选择论(项)	两者均支持(项)	P 值
总体	12	10	6	0.851
教育维度	5	1	3	0.289
职业维度	9	3	7	0.238

① 朱慧劼、风笑天：《"健康中国"背景下的健康不平等》，《学习与实践》2018 年第 4 期，第 91—98 页。

② Kröger H, Pakpahan E, Hoffmann R. "What Causes Health Inequality? A Systematic Review on the Relative Importance of Social Causation and Health Selection", *European Journal of Public Health*, 2015, 25(6), p.951.

社会经济维度	支持社会因果论(项)	支持健康选择论(项)	两者均支持(项)	P 值
收入维度	3	1	2	0.688
劳动力市场维度	4	6	2	0.774

但大体而言,大多数社会学研究都支持社会因果论,即认为社会经济因素对健康不平等具有显著影响,这些社会因素包括住房、生活方式、邻里社区、婚姻家庭、社会支持、种族、区域、性别、文化规范、社会制度与政策、社会结构等结构性或制度性因素。社会学家更重视对这些社会不利因素如何影响健康产生的过程和机制,如由低社会经济地位引发的工作性质、经济压力、社会支持的缺乏、应对资源和策略的乏力,甚至恶劣的居住社区环境等皆是引发健康不平等的因素进行解释。如在布莱克之后,于 1998 年发表的《艾奇逊报告》(Acheson Report),进一步说明了贫困、教育、收入、社会流动以及环境污染等社会因素对健康不平等的作用。[①]

随后,社会学家进一步专注于探索影响健康不平等的因素,当前主要存在如下三大立场[②]:

1. 结构主义视角

其认为,健康好坏(甚至死亡率的高低)主要是物质条件影响的直接结果,尤其是与福利体制相关的资源分配不平等的影响。

2. 行动理论视角

这种理论视角将社会资本看作主要中介变量,尤其强调人们因不平等以及欠缺相应的社会支持和凝聚力所引发的社会心理式解释。

---

① Rait G. "Inequalities in Health: The Acheson Report 1998", *Journal of Human Nutrition & Dietetics*, 1999, 12(5), pp. 471—472.

② Abbott P, Wallace C, Tyler M. *An Introduction to Sociology: Feminist Perspectives*, Routledge, 2005.

3.健康生活方式视角

其认为,物质匮乏的群体拥有不健康的生活方式,这是受他们共有的社会化与生活经验的文化实践所影响,也受到社会环境的形塑。

(二) 影响健康不平等的维度与因素

社会学研究主要持结构主义视角,强调外在于个人与家庭的市场结构和社会制度等结构性因素对人们健康状况的重要影响,认为影响健康不平等的因素/维度包括家庭维度(如家庭支持、婚姻状况等)、社会维度(如社会经济地位、教育、收入与收入差距、职业、户籍、城乡、社会流动、社会网络、社会资本、社会支持等)、政治维度(如政策、医疗保险、养老保险、政治参与等)、经济维度(如收入、收入差距等)、生态维度(如环境污染、空气污染等)、文化维度(如文化差异、健康素养、文化资本等)等。如,世界卫生组织健康社会因素决定委员会认为,社会经济条件、种族和性别,无可辩驳地被认为是造成健康水平差异的三大因素。下面介绍一些国内外学术界热点关注的探讨影响健康不平等的相关维度与因素。

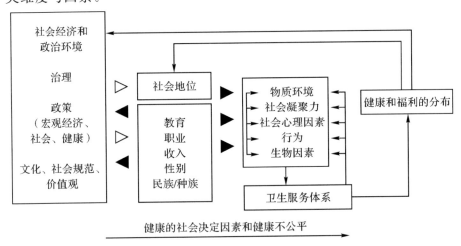

图 1-3 健康的社会决定因素概念框架

资料来源:世界卫生组织健康问题社会决定因素委员会(2008)。

1.社会经济地位维度

从社会经济地位维度看,社会经济地位不仅可以单独直接发生作用,还可以间接发生作用,而且可以交互作用以共同影响,包括与生活方式机制、社会心理机制、物质机制、社区邻里环境机制、社会情境等各种机制的交互作用。比如,相关研究认为,社会经济地位越低,所处的社区邻里环境越差,健康损害越大;再如,社会经济地位和死亡之间的相关关系强度随着死因的不同而有所不同,社会经济地位与预防性程度高的疾病(循环系统疾病和呼吸道疾病)导致的死亡有更强的相关关系,而与预防性程度低的疾病(癌症)导致的死亡有相对较弱的相关关系。在我国,学者利用中国健康与养老追踪调查(China Health and Retirement Longitudinal Study,CHARLS)数据,以身体功能、抑郁症状、自评健康为因变量,探讨了社会经济地位对健康不平等的影响。结果显示,在自评健康上,中等社会经济地位群体与最高社会经济地位群体的差异也会随着年龄增加而进一步扩大,也在一定程度上支持了"累积优势假定";最低社会经济地位群体和中等社会经济地位群体在自评健康的差异随着年龄增加而不断缩小这个结论又支持了"收敛假定";在抑郁症状上,不同社会经济地位群体之间的差异并没有随着年龄增加而有显著变动。[①]

[①] 焦开山:《健康不平等影响因素研究》,《社会学研究》2014 年第 5 期,第 24—46 页。

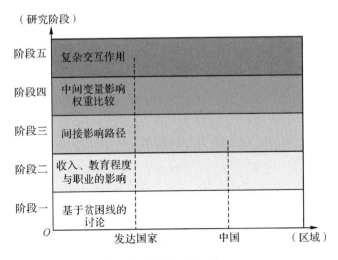

图 1-4　社会经济地位与健康关系研究阶段对比

2.收入/收入差距维度

从收入及收入差距维度看,收入和收入不均都会影响健康。收入、收入不均与健康之间的关系存在绝对收入假说、相对收入假说、匮乏或贫困假说、相对位置假说和收入不均假说等。[1] 绝对收入假说认为收入增加可以改善个人健康状况,但改善的幅度随收入提高而减小,即个人健康是收入的凹函数。相对收入假说认为影响个人健康状况的不是绝对收入,而是相对于一定范围内的平均收入水平而言的相对收入。匮乏或贫困假说认为收入和健康之间的相关关系只在一定收入水平以下成立,当个人收入低于某一特定水准时,收入越低,个人健康状况越差,而且健康恶化程度随着收入降低而增大;而一旦收入达到某一特定水准以上,健康状况就不再随收入变动。相对位置假说认为影响个人健康的不仅仅是收入,还有人们在收入分配或社会层级中的相对位置。收入不均假说认为除了绝对或相对收入以外,收入不均本身也对健康有影响。

关于收入差距的影响,存在两种竞争性的理论假说。大多数研究

---

① 转引自齐良书:《收入、收入不均与健康:城乡差异和职业地位的影响》,《经济研究》2006 年第 11 期,第 16—26 页。

认为收入差距的扩大不利于提高人们的健康水平。这一负面影响可能通过以下几种机制发挥作用。首先,医疗公共投资和支出受收入差距的影响。收入差距的扩大使富人与穷人的兴趣出现分化,富人倾向于到本社区以外获得更好的服务,对本地公共服务并不感兴趣。当人们的偏好差异较大时,公共品的价值会被低估,导致相应的公共支出缩减。另一方面,收入差距的扩大不利于相关公共政策的实施,导致对公共医疗设施的投资不足,从而通过影响社区医疗设施的供给影响到个人的健康状况。其次,收入差距的扩大会侵蚀社会资本,从而影响人们的健康。此外,收入差距对健康的效应还依赖于个人的收入水平。另一种观点认为:收入差距在一定程度上有助于提高人们的健康水平。收入不均与健康呈现"反常"的正相关关系的可能原因有三:一是技术进步和渗透效应。收入差距扩大可能会使少数富人得以按照自己的意愿投资于尖端医学研究,由此取得的医学上的突破则有益于全社会。二是累进税制。理论上,在累进税制下,收入差距扩大会使总税收增加,从而有可能扩充全国公共医疗资源,这对全体居民的健康都有利。三是心理因素。收入差距扩大既会使低收入者承受更大的心理压力,也会使高收入者享受更大的心理满足。心理因素与社区内收入不均对个人健康的影响有关。①

同样,在我国,学者也发现,收入差距对健康的影响是倒 U 形的,较大的收入差距将导致健康状况的下降。值得注意的是倒 U 形的临界点在基尼系数为 0.35 左右,这个收入差距水平已经远远低于近年来农村收入差距的平均水平,因此,收入差距扩大对健康的不利影响或将要产生的不利影响是不可忽视的。②

3.生活方式维度

从生活方式维度看,社会流行病学一直致力于研究生活方式(如吸

---

① 转引自齐良书:《收入、收入不均与健康:城乡差异和职业地位的影响》,《经济研究》2006 年第 11 期,第 16—26 页。

② 封进、余央央:《中国农村的收入差距与健康》,《经济研究》2007 年第 1 期,第 26—35 页。

烟、饮酒、体育锻炼、安全驾驶和常规体检等)对人们健康状况和疾病的影响。社会学则认为在社会结构(主要是阶级结构、年龄、性别、种族、集体行为和生活条件等)和社会化以及个体经历的影响下,个体形成了对健康生活方式的生活选择,进而形成了健康生活方式的行动倾向,并产生生活方式行为(如吸烟、饮酒、安全行驶、运动和常规体检等)。这些行为模式形成了健康生活方式,这些方式又会影响他们的行动倾向。因而,生活方式就成为链接社会经济地位与健康水平的中间机制之一,即处于不同社会经济地位的人口产生了不同类型的健康生活方式,进而影响了他们的健康水平。

在我国,有学者利用 CGSS 2005 数据,将生活方式作为社会经济地位影响健康水平的中间机制来研究。研究发现,同欧美主要发达国家一样,中国民众也存在明显的健康不平等——社会经济地位越高的人,其健康水平越高。社会经济地位越高的人追求健康生活方式的动机越强,其维持健康生活方式的能力也越强(经济支持),这就为社会经济地位影响个人健康水平提供了解释(阐明)机制:社会经济地位越高的人越倾向于拥有和维护健康生活方式,而健康生活方式又直接影响了人们的健康水平。①

4.环境维度

从环境维度看,环境、健康与不平等同样也是世界性的话题和全球关注的热点。国际相关研究指出,以 PM10 为表征的环境污染与各国(地区)预期寿命呈现明显的负向关系,环境污染越严重的地区,疾病负担更大。在 102 类主要疾病、疾病组别和残疾中,环境因素在其中 85 类中导致疾病负担,在全球范围内,估计 24% 疾病负担(健康寿命年损失)和 23% 的死亡(早逝)可归因于环境因素。各国(地区)环境风险和享有卫生保健的机会不同,发展中地区全部死亡的 25% 可归因于环境因素,而在发达地区只有 17% 的死亡是出于此类原因。在我国,学者对 CGSS

---

① 王甫勤:《社会经济地位、生活方式与健康不平等》,《社会》2012 年第 2 期,第 125—143 页。

2006、《中国环境年鉴》以及各类统计年鉴等数据进行分析,认为由于社会经济地位不同的人,规避环境风险的能力不同,环境污染会引致差异化的暴露水平和健康效应,成为引发健康以及社会不平等新的来源。经济发展越落后,污染所导致的健康经济负担就越重,且呈现出明显的累退分布;环境污染会通过健康导致地区内和城乡间不平等。环境污染对中低收入阶层和农村居民所带来的健康负担可能更重。中低收入群体和农村居民不成比例地承担了环境污染所带来的健康负担。一方面,中低收入群体和农村居民所面临的污染暴露水平更高。其居住地往往是"三无"企业的聚集地,加剧了这些群体的污染暴露。另一方面,中低收入群体和农村居民的污染干预手段缺失和匮乏,在相当程度上加剧了污染暴露后致病程度。他们对污染防范知识知之甚少,缺乏承担污染防范工具的经济能力,缺乏获取污染信息的渠道以及享受环境基础设施的机会。基于污染的"亲贫性"以及污染形势的严峻性,因此应警惕"环境健康贫困"陷阱风险。[①]

5.人口流动维度

从人口流动维度看,大量国际迁移研究发现,迁移(流动)者的健康状况普遍好于迁入地居民,尽管前者的社会经济地位和生活环境往往不及后者。究其原因,个人的迁移决策往往与其健康状况密切相关。一方面,在迁出地居民中,具备必要健康条件的人往往更易于迁移,也即,迁移者的健康状况选择性地优于迁出地其他居民和一般人群,这被称为"健康移民假说"(healthy migrant hypothesis);另一方面,在人口迁移过程中,那些健康状况明显恶化的人往往无法长期滞留在迁入地。出于生活成本、社会保障需求等方面的考虑,这些人更可能返回迁出地,这被称为"三文鱼偏误假说"(salmon bias hypothesis)。由于这两种与健康有关的选择性机制的作用,很多国际移民研究发现移民的健康状况普遍较好,其中一个典型的例子是,在美国的拉丁裔移民的死亡率大

[①]　祁毓、卢洪友:《污染、健康与不平等——跨越"环境健康贫困"陷阱》,《管理世界》2015 年第 9 期,第 32—51 页。

大低于其他美国白人,也即著名的"拉丁移民健康悖论"(Hispanic paradox)现象。① 在我国,有学者利用妇女社会地位调查数据,检验了我国人口流动过程中的两种健康选择机制——"健康移民效应"和"三文鱼偏误效应"。研究发现,一是城乡流动通过流出和返乡的选择机制,从农村地区不断选择健康的年轻劳动力流向城镇。与农村非流动居民相比,城乡流动者的健康状况明显更好,而返乡者的健康状况明显更差,其平均健康状况不仅不如城乡流动者,也往往不如农村非流动居民。二是城乡流动经历对流动者的健康状况具有明显的不利影响。流动者因工作或劳动受伤的可能性明显高于农村非流动居民,而返乡者曾因工作或劳动受伤的发生率则更高,自评健康状况较差和患妇科/男科疾病的可能性在城乡所有居民中也均为最高。内生于流动经历的各种已观测和未观测到的因素对流动者健康状况的损耗作用,通过返乡这一选择性机制,逐步转移到农村地区。②

6.性别维度

从性别维度看,性别对健康不平等有其独特影响。相关研究主要涉及妇女作为主要照顾者、资源在家庭内部的分配方式等,多重角色、生命周期对健康的影响,以及导致女性健康不平等的社会因素及其机制到底是什么。总体而言,在发达国家中,女性的自评健康状况总是比男性差,但她们的平均预期寿命要长于男性。这被称为健康的"性别悖论"。这一现象一般被归因于疾病在两性中的不同分布。男性和女性在面临相同疾病问题时对健康的感受是相同的,但女性所患的疾病更多的是非致命性的慢性病和急性病。男性的自评性健康状况在各个年龄阶段都比女性的好,但这个健康状况差距随年龄增长而缩小,在老年期缩至最小。因为此时,男性开始经历各种致命性的健康问题,比如心

---

① 转引自齐亚强、牛建林、威廉·梅森等:《我国人口流动中的健康选择机制研究》,《人口研究》2012 年第 1 期,第 102—112 页。

② 牛建林:《人口流动对中国城乡居民健康差异的影响》,《中国社会科学》2013 年第 2 期,第 46—63 页。

血管疾病、癌症、中风、肺气肿等——这些都是导致死亡的主要病因。[①]
在我国,学者利用中国健康与营养调查(China Health and Nutrition
Survey, CHNS)追踪数据发现,与男性相比,女性在各个年龄阶段都处
于健康劣势,很大程度上是由教育和收入对男女健康的不平等回报所
引起的。对男性而言,教育和收入都能带来一定的健康回报;但对女性
而言,教育基本上没有健康回报,收入带来的健康回报也比男性的少。
对男性而言,教育和收入对健康的影响并不随着年龄的增长而改变,但
对女性而言,较高的教育与收入水平都使健康状况变化得更快。因此,
本研究并不支持健康优势与劣势的累积效应,反倒在女性群体中支持
"年龄中和效应假说"。[②]

第二节 健康与性别的国际发展

　　有关健康不平等的研究主要关注于不同社会阶级间的差异,或贫
穷户与非贫穷户间的差异,却很少有人关注男女在健康经验中的差异
性,也没有考虑资源在家庭内部分配的方式。当考虑到性别在妇女健
康问题上的作用时,社会学家常常把性别看作众多人口统计学的变量
之一。

　　20 世纪 60 年代,人权运动、妇女运动不断开展。由于医疗信息以
及医疗政策长期以来被男性权威主导和控制,充满对妇女的歧视与伤
害,妇女享受的资源配置严重不足等原因,70 年代初期,欧美各国开展
了一连串的妇女健康运动、妇女健康研究和妇女健康政策改革。西方
妇女健康运动改变与增进了医患沟通和医患关系,完善了医疗服务体

---

① Case A, Paxson C C. "Sex Differences in Morbidity and Mortality",
Demography, 2005, 15(2), pp.189—214.

② 郑莉、曾旭晖:《社会分层与健康不平等的性别差异:基于生命历程的纵向分析》,
《社会》2016 年第 6 期,第 209—237 页。

系,减少了医疗体系中的性别歧视,推动了妇女健康政策的制定,亦促进了妇女、性别与健康研究的兴起,使其成为健康研究领域的核心关切问题之一。

20 世纪 70 年代,由于女权主义者对社会学中的性和性别范畴的批评,医学社会学家改变了他们对女性健康的研究和概念化方式,开始关注性别在健康中的作用。他们放弃了关于男女性别差异的基础人口统计学研究,开始更多地纳入对女性健康的性别分析。最早的社会学对性、性别和健康的探索之一是围绕着西方社会的"性别悖论"[①]展开的——尽管男性会早逝,但女性会经历更多的疾病和病态(sickness and illness)。换句话说,尽管总体而言女性可能比男性长寿,但她们晚年的生活往往充满了慢性疾病和抑郁。许多研究已经得出结论,长寿并不意味着生活质量的提高,需要解决老年妇女在生理、心理和社会方面的特殊需求。[②] 如一项性别分析表明,人们已经认识到,有些健康问题是女性独有的(如经前综合征、子宫切除术、剖宫产术和卵巢癌),或者对女性影响过大(如骨质疏松症和饮食失调),以及女性和男性共同的健康问题:高血压、压力、心脏病、肺癌和艾滋病。社会学的观点已经不仅仅是统计男性和女性之间的差异,而是需要指出理解两性的独特社会文化经验,且不仅仅是医学或身体方面的。

继而,社会学家开始强调生物学上的性别(sex)和社会性别(gender)的区别,强调社会或文化如何作用于妇女的行为、态度、期望乃至健康等等,从此,性别的健康不平等分层模式成为健康社会学研究的热点。医学社会学家广泛记录了男女之间的其他健康差异,阐明了男女生理差异可能与社会和心理状况的差异有关。例如,内桑森

[①] Verbrugge L M. "Females and Illness: Recent Trends in Sex Differences in the United States", *Journal of Health and Social Behavior*, 1976, 17(4), pp. 387—403. Mechanic D. "Sex, Illness, Illness Behavior, and the Use of Health Services", *Social Science & Medicine Part B: Medical Anthropology*, 1978, 12(3B), pp. 207—214.

[②] Auerbach J D, Figert A E. "Women's Health Research: Public Policy and Sociology", *Journal of Health and Social Behavior*, 1995, Spec No(extra issue), pp. 115—131.

(Nathanson)关于死亡率和吸烟行为的社会人口学研究表明，吸烟越来越集中于工人阶级的男性，与社会阶层结构、性别角色期待等维度有关，以及阶层、性别角色期待等社会文化变量与个体行为或生物变异等死亡原因同等重要。[①] 在另一个例子中，杰西·伯纳德(Jessie Bernard)首次展示了性别与婚姻制度的联系以及男女心理健康状况的差异。事实上，她的结论是，虽然婚姻有利于男性的心理健康，但对女性的心理健康却是一种危害。[②] 性别的结构化不平等视角及性别角色理论也都认为，多重角色给妇女带来了更多的压力，女性往往会经历更多的家庭工作角色过载与角色冲突，且男女两性在社会结构地位上的差异使得男性从婚姻中受益更多。

　　社会性别本身作为一种社会制度，涉及男性与女性之间的结构性不平等以及文化规范的差异性，其作为一种强有力的社会维度，组织着个体的社会关系、资源与日常活动。[③] 在健康社会学领域，性别的健康分层引来更多的争议。实际上，健康的性别差异问题，常常被放在婚姻、家庭与工作这两类日常生活背景下探讨，如性别与其他的社会地位，如种族、社会经济地位等以交互作用的形式影响女性的家庭与工作经历进而影响其健康状况。由此，问题演变为性别、婚姻、养育、工作、生活方式与心理健康的各种交错的调节与中介关系，实证研究亦不断增多，形成了诸多性别与健康之间关系的议题。

　　下文将从医疗、权力与健康，健康的性别不平等，角色、母职与照顾者，针对妇女的暴力，妇女心理健康，生活方式与健康，工作、职业与健康，妇女权益与健康等八大议题来阐释。

---

　　① Nathanson. "The Gender-Mortality Differential in Developed Countries: Demographic and Sociocultural Dimensions" in Ory M G, Warner H R. *Gender, Health, and Longevity: Multidisciplinary Perspective*, Springer, 1990.

　　② Bernard J. *The Future of Marriage*, Yale University Press, 1972.

　　③ 转引自梁樱：《心理健康的社会学视角——心理健康社会学综述》，《社会学研究》2013 年第 2 期，第 220—241 页。

（一）医疗、权力与健康

女性与医疗的关系一直是女性主义研究的热点话题，女性主义者认为，医学知识具有很浓厚的性别色彩并且是维持社会中性别分工的方式之一，即现代医学扮演着男权制统治妇女的一种形式。医学不仅反映出针对妇女的歧视性观点，而且还进一步发展了这些观点，比如，在19世纪，医学行业认为妇女孱弱并需要长久的休养，进而将她们排斥出高等教育。

为了挑战以男性为中心的科学精神，女性主义一直对医学背后的科学伦理价值保持警惕。男性对科学价值观的主宰，在客观上造成了科学对女性观点的排斥和女性在权力与资源分配中的不公正待遇。其中，现代医学知识对女性健康问题的漠视、医疗服务与女性需求间的脱节问题最突出。① 由此，妇女健康研究政策的倡导者指出需要注意的4个基本问题：（1）缺乏将妇女纳入主要临床研究；（2）对医学研究中的性别差异和性别分析重视不够；（3）对妇女特有的、在妇女中较普遍的，或在妇女中较严重的疾病和状况，或对妇女有不同危险因素或干预措施的疾病和状况不够重视；（4）科学和医学高级职位的女性研究人员缺乏。

妇女自己的经历和知识常在医疗服务体系中被忽视或贬低。这一点在怀孕和分娩领域表现尤为突出，在避孕方面也是如此。她们对自身的了解和认识经常被看作是无关紧要的。如最近出现了大量有关为更年期妇女进行荷尔蒙替代疗法（hormone replacement therapy, HRT）的辩论。绝经原本是一件自然的事情，不存在任何问题，但是在医学文献中，更年期已从一个不是问题的自然现象转化成为一个带有缺陷的疾病，且可利用荷尔蒙替代疗法"治愈"。虽然有大量的临床及患者证据可以证明荷尔蒙替代疗法能够缓解绝经期的身体症状，但是

---

① 郭戈：《愉悦与病痛——女性身体话语的两种路径》，《贵州社会科学》2016年第5期，第90—94页。

几乎没有证据显示它有助于应对更年期的心理问题。另外,虽然有观点宣称,荷尔蒙替代疗法能够降低老年妇女患心脏病、中风和骨质疏松的概率,但它们很少强调其潜在的长期性严重副作用,比如增加患子宫内膜癌和乳腺癌的风险,最直接的影响是导致水肿、体重增加、乳房胀痛、腹部绞痛、易怒烦躁、恶心呕吐等。[1]

此外,妇女对医疗知识的掌握和应用也尚待提升。如妇女经常受到尿失禁的困扰,但大多数妇女对尿失禁的认知并不正确。尿失禁(urinary incontinence,UI),即尿液不由自主地流出,全世界有 2 亿人有此困扰。尿失禁的主要症状是漏尿,有两种主要类型——压力性尿失禁(如提重物、咳嗽、跑跳、打喷嚏等动作,就会造成不自主漏尿)和急迫性尿失禁(突然感觉膀胱涨满,来不及上厕所而漏尿)。女性经常有这两种症状,被称为“混合失禁”。促使年轻女性尿失禁的常见风险因素包括怀孕(尤其是阴道分娩)、产后尿失禁和子宫切除术的后遗症。研究表明,大多数尿失禁的女性,包括年轻女性不寻求帮助治疗,她们认为这是一个正常的老化过程或分娩的后果[2]。相关研究对64000 位 36—55 岁的妇女分析发现,中年女性是尿失禁的高发病群体,但只有 38% 的女性愿意寻求医生的帮助,仅有 13% 的女性接受治疗。[3] 患有尿失禁的女性常常被诊断有心理健康问题,如焦虑和抑郁,紧接着会有糟糕的形象和自卑的心理状态。[4]

---

①　Abbott P, Wallace C, Tyler M. *An Introduction to Sociology: Feminist Perspectives*, Routledge, 2005.

②　Lepire E, Hatem M. "Adaptation and Use of Health Services by Primiparous Women with Urinary Incontinence". *Journal of Obstetric, Gynecologic, and Neonatal Nursing: JOGNN*, 2007, 36(3), pp. 222—230.

③　World Health Organization. *Draft Comprehensive Global Monitoring Framework and Targets for the Prevention and Control of Noncommunicable Diseases*, 66th World Health General Assembly, 2008.

④　Rozensky R H, Tovian S M, Gartley C B, et al. "A Quality of Life Survey of Individuals with Urinary Incontinence Who Visit a Self-help Website: Implications for Those Seeking Healthcare Information", *Journal of Clinical Psychology in Medical Settings*, 2013, 20(3), pp. 275—283.

（二）健康的性别不平等

激进女性主义者强调妇女如何遭受男性医学意识形态的控制。尤其是美国女性主义者，猛烈抨击了美国医疗健康服务体系的剥削本质。同时，马克思主义女性主义者则指出，不同社会阶级和种族的妇女之间存在着健康不平等，以及国家是如何利用医疗健康服务体系来满足资本主义社会需求的。举例而言，尽管英国国家医疗服务体系已经实施多年，但是不同社会阶层妇女之间依然存在着健康不平等；虽然妇女整体健康得到了改善，但是相对不平等的本质依然存在，甚至还有某些程度的恶化。

性别之间存在健康不平等。在所有社会阶层中，妇女通常比男子更为频繁地咨询其全科医师，服用更多的药物，占用的急性病床也稍微多一些，并且更多地入住精神病科病房。妇女向全科医师咨询抑郁症的概率是男子的 3 倍。患病率中的性别差异也是很明显的。女性要比男性活得长，但男性要比女性健康。为了解释这一显而易见的反常现象，有学者认为"健康的性别差异主要是不同危险性的结果，而这些危险性又来源于角色、紧张、生活方式和预防性健康行为"[①]。其他次要的因素是生物学危险性、既往的卫生保健、报告症状和接受医疗照顾。患病率差异的基本原因也与轻微慢性病的感知、评价和治疗中的性别（即与生物学相反的社会性）差异有关。

不同社会阶级妇女之间同样存在健康不平等。如，相对于嫁给最高社会阶层的妇女而言，那些嫁给最低社会阶层的妇女罹患慢性疾病的概率是她们的 3 倍；那些用来预防妇女最常罹患的疾病的医疗健康服务，实际上却最少被这些底层阶层的妇女所使用。[②] 此方面的例子包括宫颈癌筛查和 HPV 疫苗：在 HPV 疫苗问世后，社会经济地位高的妇女

---

① 转引自 Abbott P，Wallace C，Tyler M. *An Introduction to Sociology：Feminist Perspectives*，Routledge，2005.

② Abbott P，Wallace C，Tyler M. *An Introduction to Sociology：Feminist Perspectives*，Routledge，2005.

较早地掌握了这些信息，并较快地注射了 HPV 疫苗，而社会经济地位低的妇女要么不知道这一信息，要么因高昂费用望而却步；相对于嫁给处于较高社会阶层的男子的妇女而言，那些嫁给处于较低社会阶层的男子的妇女死于宫颈癌的概率更高，但是她们利用筛查服务设施的次数比中产阶级妇女要少得多。工人阶级妇女与中产阶级妇女之间死亡率的差异，亦呈现出显著的社会阶层梯度。

（三）角色、母职与照顾者

医学社会学家广泛记录了女性和男性进行与性别有关的行为，这些行为对他们的健康有不同的影响。一个突出的研究领域是妇女作为家庭和社会的主要照顾者以及作为自己和他人的卫生保健的主要消费者之间的联系。不管是在正式还是非正式的健康照顾领域，健康照顾工作者大都是妇女，而大多数医生则为男子。妇女是家庭经济中非正式健康照顾服务的提供者，妇女的照顾者角色受到性别分工的制约，比如男子被看作经济提供者，妇女被看作照顾者；同时这一分工还受到空间上劳动分工的影响，如当地社区被看作提供常规健康照顾的服务场所，而重要的医疗机构则提供专业的医疗技术。

人们认为妇女应该为家庭成员的健康负主要责任，同时，作为非正式、无酬照顾者，她们在照顾患者、失能者、小孩、老年人及其他依赖群体方面发挥了重要作用。作为社会的照顾者，妇女照顾生病的儿童，照顾年迈的父母，敦促她们所爱的人寻求医疗护理；她们为家人预约医生；她们购买并补充家庭药柜里的非处方药。同样地，她们比男性更有可能监督大家庭成员的健康状况，更有可能成为公婆（即使不是她们的血亲）的照顾者，也更有可能离开工作岗位去照顾生病的父母和孩子。大量的医学社会学文献也记录了社会角色、压力和紧张（例如，母职和就业）对妇女心理健康的影响。[1] 女性在社会结构中的多重不利地位往

① Auerbach J D, Figert A E. "Women's Health Research: Public Policy and Sociology", *Journal of Health and Social Behavior*, 1995, Spec No(extra issue), pp. 115—131.

往塑造了她们充满压力的日常生活角色,如需要在家抚养子女的妇女比其他人群更有可能罹患临床抑郁症。

妇女构成了医疗保健工作者群体的主体,在家庭中负责确保他人的健康,并且自身也是正式卫生保健服务的主要消费者,但国家医疗服务体系未能满足妇女的特殊需求,因为它提供服务的方式未能让妇女充分利用——缺少照顾小孩子的托育设施、可供预约的时间不足、服务供应的单一化、医学专业人员的态度,都被看作妇女未使用这些服务的原因。

女孩在学校的受教育过程变成母职训练的一部分。丈夫及孩子糟糕的健康状况总是被归咎于孩子的母亲。母职教育也被看作改善国民健康的一种方式。通常情况下,人们都选择忽略妇女是在糟糕的物质环境和经济环境下照顾家人的,而且将儿童糟糕的健康状况归咎于母亲的无知,而非贫穷。①

(四) 针对妇女的暴力

针对妇女的暴力是威胁女性心理健康的最直接也是表现最普遍的原因。女性主义者强调家庭暴力是一个严重的问题,而且很可能是导致妇女遭受外伤的唯一共通的原因。据统计,在我国,80%左右的自杀和55%的家庭破裂是妇女身心受到残害引起的,70%以上的妇女因此而精神失常,60%的妇女处在亚健康状态,26%的妇女发生刑事犯罪与遭受暴力有关。②

但是,通常来说,医生倾向于治疗身体伤害而非探寻发生伤害的原因——妇女处于一种受虐关系中。医生不认为家庭暴力属于医疗干预的范围,正如米尔德里德·迪利·佩克劳(Mildred Dealey Payclaw)指出的那样,"医师通常会说,我不是执法人员,我也不是社会工作者,我

---

① Abbott P, Wallace C, Tyler M. *An Introduction to Sociology*:*Feminist Perspectives*, Routledge, 2005.

② 王艺潼:《中国妇女健康权保障刍议》,延边大学硕士学位论文,2010 年。

在这里的目的是治疗身体,而她需要看的是一位精神科医师"①。

1979 年,美国临床法医心理学家雷诺尔·E. 沃尔克(Lenore E. Walker)女士提出"受虐妇女综合征"这一术语和理论,用来描述长期遭受家庭成员特别是受到丈夫或者男性伴侣暴力侵害的妇女表现出的反映和认知的方式(一种特殊行为模式)。雷诺尔女士在对 400 多名受虐妇女进行跟踪治疗和研究后发现,生活在暴力关系中的女性通常会表现出一种特殊的心理和行为模式。她认为,这些心理特征不是产生于可以揭示具有受害人倾向的个性的那些具体特征,而是受虐妇女对施暴者暴力行为的认知所发展形成的特征。

暴力对妇女的心理影响和精神损害,通常会导致极端的损害后果。被虐妇女会出现高度恐惧,常于梦中惊醒,重新经历被害的惊惧,甚至对可能再次发生的暴力进行过度自卫的准备,因而铤而走险攻击施虐者。20 世纪 70 年代,"受虐妇女综合征"在国际上被认定为法律概念,现已有许多国家的法院依据这一理论,将受虐妇女在极度恐惧下杀死施暴人的行为认定为受虐妇女的正当防卫,国外许多"以暴抗暴"的受虐妇女也因此得以无罪释放。

(五)妇女心理健康

性别的心理健康分层引来了很多的争议,有一派的研究认为女性比男性承受了更多生活压力,因而产生了更高比率的心理问题,并且这种心理健康上的差异揭示了女性在社会中相对弱势的地位状况;另一种观点则认为男性和女性在心理健康问题上并无显著差异,他们更多只是在表达压力的方式上有所不同。

具体而言,一方面,性别的结构化不平等视角及性别角色理论认为,妇女承担的多重角色对她们的身心健康都产生了不利影响,通常会带来更多的压力,且男女两性在社会结构地位上的差异都使得男性从

---

① 转引自 Abbott P, Wallace C, Tyler M. *An Introduction to Sociology*:*Feminist Perspectives*,Routledge,2005.

婚姻中受益更多;另外,以女性为主的行业的工作特征、工作收入及工作压力也成为伤害女性心理健康的因素,同时,女性还会经历更多的家庭工作角色过载与角色冲突。性别与其他因素以交互作用的形式影响女性的家庭与工作经历进而影响其心理健康。总体而言,此观点认为女性在社会结构中的多重不利地位往往塑造了她们充满压力的日常生活角色体验,从而导致其相对低下的心理健康水平。

另一方面,相对于上一种观点强调外界结构性约束以及性别角色带来的客观压力,与之相对应的观点则强调一种内化的角色规范社会化的影响,声称婚姻对于男女两性心理健康的影响并无差异。这种观点认为性别角色期望的社会化使得男性倾向于朝外发泄自己的愤怒与敌对情绪,而女性则倾向于向内压抑,女性不同于男性的自我概念结构往往塑造了她们更为内向化的情绪表达方式。但是也有研究提出,在控制表达方式差异后,心理压力的性别差异依然存在。[①]

此外,女性主义者进一步提出,医生常常为那些患有抑郁症的家庭主妇开具镇静剂,殊不知镇静剂只能缓解症状,但是不会消除诱发抑郁症的根本原因。

(六)生活方式与健康

生活方式对妇女健康有着重要的影响。女性总体报告称她们比男性有更为糟糕的身体健康状况和心理健康状况,但是并没有证据表明女性比男性更有可能得小病小痛。强调女性不同生活方式的解释具体如下:

(1)生物学特性:因生殖功能不同,女性比男性遭受了更多的问题,有学者就研究了生活方式对乳腺癌的影响[②];

(2)女性在无偿性家庭劳动中的孤立状态似乎与女性较高的抑郁

---

① 梁樱:《心理健康的社会学视角——心理健康社会学综述》,《社会学研究》2013 年第 2 期,第 220—241 页。

② Nechuta S, Chen W Y, Cai H, et al. "A Pooled Analysis of Post-Diagnosis Lifestyle Factors in Association with Late Estrogen-Receptor-Positive Breast Cancer Prognosis", *International Journal of Cancer*, 2016, 138(9), pp. 2088—2097.

症发病率有关联。

（3）生活方式：女性的生活方式比男性的健康，尤其是她们饮食更合理、饮酒更少，并且较少成为"酒鬼"。

中上层阶级的妇女常被鼓励要无所事事，但是工人阶级的妇女却被期望努力工作，而且分派给她们的工作都是粗重的体力劳动。因此，妇女天生劣势被用来支持维多利亚时期英国出现的两种截然不同的生活方式：中产阶级妇女生活方式和工人阶级妇女生活方式。

（七）工作、职业与健康

社会学者倾向于将人们的生活分成三个部分：工作（有酬雇用）、闲暇（人们能自由支配时间去做他们想做的事情），以及必要时间（obligation time，即睡觉、吃饭以及从事其他必要活动的时间）。女性主义者指出，这个模式是从男性视角出发的且并不一定符合大部分妇女的经验。这是由于没有酬劳的家务活并不被认为是工作——它是"隐形"劳动；另一个原因是许多妇女很少参与家庭之外的休闲活动。虽然受雇工作的男子比妇女多，但他们也拥有更多的闲暇时间。不光工作组织是被性别化的，与有酬工作和家务劳动联系在一起的文化价值观也一样被性别化了：有酬工作和工作场所经常被看作是男子的领域，家庭则经常被看作是妇女的领域。

传统研究常常优先探讨的重点在于研究男子的健康（尤其是死亡率）以及他们常遭受的职业伤害，但是很少有人关注妇女在从事有薪工作和无偿性工作时所碰到的健康危害。比如，针对冠心病病因的研究主要关注男子，他们比妇女更有可能因此病早逝，然而现实却是更多的妇女死于此循环系统疾病（2001 年，平均每 100000 名妇女中死于此类疾病的人数为 409.5，男子则为 394.8）。有学者指出，应考虑在工作场所中的性别差异（工作中由于男性在层级中的地位而缺少管理和更多地受到控制，更多地表现在工作中的性别歧视和骚扰），就业状况的性别差异（兼职工作，与工作场所压力相关的水平和垂直隔离），生活与工作的联系（照顾孩子、照顾老人、家务）和非工作因素（家庭暴力）导致的女性疲劳和压力。[①] 事实上,从事兼职和临时工作的女性,她们除了承担大部分有偿工作以外,往往还受到来自家务的双重负担。

(八)妇女权益与健康

以 1948 年《世界人权宣言》的通过为标志,妇女权利被正式纳入人权概念领域。联合国大会 1966 年 12 月 16 日通过的《经济、社会和文化权利国际公约》强调:"本公约缔约各国承认人人有权享有能达到的最高的体质和心理健康的标准。"1993 年第二次世界人权大会的最后文件《维也纳宣言和行动纲领》是促进性别平等和赋权妇女努力的一个里程碑式文件。该文件第一次提出"妇女的人权"这一概念。2000 年 9 月,在联合国千年首脑会议上,世界各国领导人就消除贫穷、饥饿、疾病、文盲、环境恶化和对妇女的歧视,商定了在 2015 年实现千年发展目标的宏伟目标,即:消灭极端贫穷和饥饿;普及小学教育;促进男女平等并赋予妇女权利;降低儿童死亡率;改善产妇保健;与艾滋病病毒/艾滋病、疟疾和其他疾病做斗争;确保环境的可持续能力;全球合作促进发展。这些目标大多与妇女健康领域密切相关。健康权已然对人权发展发挥着潜在性的影响,并已在世界许多国家达成共识,人们越来越意识到,这一权利的主张将是人类追求生存价值的必然途径,也是捍卫自由、平等的前提。

妇女肩负着人类繁衍生息的神圣使命,更是社会发展不可忽略的中坚力量。而健康权是妇女人权的直接表达,也是妇女真正意义上的平等权利诉求。妇女健康的主体性还表现在妇女对自身健康权利的维护上。国际妇女健康运动认为,妇女的身体是妇女解放的基础,妇女只有接受自己的身体,掌握了自己身体的控制权,确定并解决对妇女生活

---

① Messing K, Punnett L, Bond M, et al. "Be the Fairest of Them All: Challenges and Recommendations for the Treatment of Gender in Occupational Health Research", *American Journal of Industrial Medicine*, 2003, 43 (6), pp. 618—629.

至关重要的健康问题之后，才能获得真正的解放。[1]

　　妇女权益一直被认为是推动发展中国家孕产妇和儿童健康的助力。尽管越来越多的文献关注促进性别平等、改善孕产妇健康和儿童生存之间的关联，妇女赋权的测量仍然是一个重大挑战。关键问题是在建立妇女权益和健康结果之间的联系缺乏一个清晰概念的界定，缺乏直接反映妇女赋权的维度和反映妇女权益水平的个人、家庭和社区的数据。因此，决策者、实践者和研究者一直致力于构建妇女赋权，积极地让孕产妇和儿童在健康状况中获益。一项通过文献系统地回顾了女性自主权和儿童营养状况之间关联的研究以强有力的证据支持女性自主权与儿童营养结果呈正相关的假设，但也指出了一些现有文献资料中的不足，包括不同的妇女权力运作化方式导致研究使用不同的聚合和不同指标的赋权方法。[2] 有研究试图通过检查所有赋权和非赋权的直接措施，包括针对妇女的暴力行为，以及和他们相关联的一系列的孕产妇和儿童健康的问题，来完善现有的知识；并讨论了不同被定义和测量的赋权方法，对感兴趣的健康状况做简要概述，在方法部分用搜索、容纳和质量标准来选择文章和开展审查，在结果部分提供综合的观点；还指出了推进相关领域的研究和实践赋予妇女权利，以此作为改善孕产妇和儿童健康的渠道。[3]

---

①　刘伯红：《全球化与中国妇女健康》，《云南民族大学学报（哲学社会科学版）》，2005年第4期，第9—18页。

②　Carlson G J, Kordas K, Murraykolb L E. "Associations Between Women's Autonomy and Child Nutritional Status: A Review of the Literature", *Maternal & Child Nutrition*, 2015, 11(4), pp.452—482.

③　Pratley P. "Associations Between Quantitative Measures of Women's Empowerment and Access to Care and Health Status for Mothers and Their Children: A Systematic Review of Evidence from the Developing World", *Social Science & Medicine*, 2016, 169, pp.119—131.

第二章　学术发展:妇女健康的中国研究

自 1995 年第四次世界妇女大会以来,包括国际准则、国际承诺、国际框架、国际指标、国际分析范畴等在内的国际话语体系,全面影响中国妇女的生活,而包括公共政策、研究、教学、社会行动等领域在内的中国妇女运动也开始不断接受和进入这一国际话语体系,社会性别分析理念和方法、以妇女为中心的生育/生殖健康理念、妇女健康促进行动、赋权予妇女等国际妇女健康领域的新话语及话语体系在中国妇女健康领域日益获得认同,不断扩展和深化。

——王金玲《'95＋10:中国妇女发展总报告》①

国际上,人文社科领域的健康研究和行动成果纷呈,在中国,自 1980 年以来,尤其是 1995—2016 年,有关妇女/性别的学术研究也有了长足的发展,而妇女、性别与健康一直是其中的一个重要议题。尤其在 1995 年联合国第四次世界妇女大会以后,有关妇女健康的研究日益受到学术界的重视,一系列研究论文、专著及科普读物问世。对妇女健康学术研究成果进行梳理和分析,将有助于我们进一步了解中国妇女及健康领域 20 余年的学术发展,把握其变化的特征和发展的新方向。本章的重点就是对中国 1995—2016 年有关妇女与健康学术研究的态势和发展轨迹进行梳理和分析。

---

① 王金玲:《'95＋10:中国妇女发展总报告》,载王金玲主编《中国妇女发展报告 No.1（'95＋10）》,社会科学文献出版社 2006 年版。

本章的研究数据①来自对中国知网(www.cnki.net)、中国国家图书馆(数字图书馆)和《中国妇女研究年鉴》的检索,检索范围包括中国知网内的中国期刊全文数据库、博士学位论文全文数据库、优秀硕士学位论文全文数据库所有的人文社科领域(不包括理工、农业、电子信息和医药卫生等领域)的核心和非核心期刊;中国国家图书馆的馆藏图书数据库及《中国妇女研究年鉴》上的论文、专著目录。通过限定1995—2016年这一时间段,分别将"妇女""女性""性别""女童""女婴"等与"健康""保健""生育""生育健康""生殖健康""心理健康""艾滋病""疾病"等组合成关键词进行搜索和对《中国妇女研究年鉴》"妇女健康"目录进行检索,共获得有关妇女健康研究的期刊论文1757篇,博硕士学位论文②330篇,专著839部,总计2926篇/部。下文是以这2926篇/部论文/专著为基础进行的分析。

第一节　学术领域的发展态势

一、发展态势

(一)总体发展态势

1.数量及年代分布

本章所搜索到的1995—2016年的20余年间在人文社科期刊上发

---

① 为不遗漏相关文献,保证数据的准确性,1995—2009年的数据由姜佳将搜集、整理与统计,王金玲研究员复核并补充、删减、修改;2010—2016年的数据由南京农业大学人文与社会发展学院张逍帮助搜集、整理与统计,姜佳将复核并补充、删减、修改,在此一并深表谢忱!

② 中国知网内的博硕士学位论文数据库所含论文从1999年起,因此,本章所分析的330篇博硕士学位论文的年代分布为1999—2016年。

表的、博硕士学位论文库收录的和正规出版社正式出版的论文(包括期刊论文和博硕士学位论文)和专著共计 2926 篇/部,其数量的年代分布如表 2-1 所示。

表 2-1　1995—2016 年妇女健康研究论文和专著数量分布

年份	论文/专著数(篇/部)	百分比(%)	与上年比较(%)
1995	39	1.33	/
1996	53	1.81	+0.48
1997	56	1.91	+0.10
1998	52	1.78	−0.14
1999	61	2.08	+0.31
2000	49	1.67	−0.41
2001	63	2.15	+0.48
2002	57	1.95	−0.21
2003	91	3.11	+1.16
2004	117	4.00	+0.89
2005	127	4.34	+0.34
2006	162	5.54	+1.20
2007	178	6.08	+0.55
2008	188	6.43	+0.34
2009	195	6.66	+0.24
2010	215	7.35	+0.68
2011	202	6.90	−0.44
2012	202	6.90	+0.00
2013	215	7.35	+0.44
2014	192	6.56	−0.79
2015	200	6.84	+0.27
2016	212	7.25	+0.41
总计	2926	100.00	/

可见,第一,在 1995—2016 年的 22 年间,共发表/收录/出版论文和专著 2926 篇/部,平均每年 133 篇/部。

第二,从各年份的数量分布看,最多的为 2010 年和 2013 年,均为 215 篇/部,占 7.35%;最少的为 1995 年的 39 篇/部,占 1.33%。最多年份的数量为最少年份数量的约 5.5 倍,所占比例的差距为 6.02 个百分点,即最多年份与最少年份有一定的差异。

第三,2016 年与 1995 年相比,增加幅度为 443.6%,2016 年发表/收录/出版的论文和专著为 1995 年的约 5.4 倍。即,就发展态势而言,妇女健康研究论文和专著的数量呈增长态势。

第四,1995—2016 年的年均增长率为 20.16%,即,就平均增长率而言,妇女健康研究论文和专著的数量有较高的增长值。

第五,相邻年份数量所占百分比相比,差距最大的为 2005(4.34%)—2006(5.54%)年,为 1.20 个百分点;差距最小的为 2011(6.90%)—2012(6.90%)年,没有变化。最大差距值与最小差距值之间的差异并不显著。即,就发表/收录/出版数而言,各相邻年间的差距并不大,呈现出某种变化的常态。

第六,以数量分布为基础,可以将妇女健康研究论文和专著数量的发展划分为三个阶段,一是 1995—2002 年的 8 年,这 8 年间,发表、出版数基本保持在 40—60 篇/部之间(平均为 53.8 篇/部),呈现出缓慢发展的态势,为萌芽发展期;二是 2003—2009 年的 7 年,在这 7 年中,发表、出版数基本在 90—200 篇/部之间(平均为 151.1 篇/部),且呈现出快速增长的繁荣发展态势,为快速增长阶段;三是 2010—2016 年的 7 年,这 7 年间,发表、出版数的变化呈现出一定的波动性,但发表、出版数基本在 200—210 篇/部之间(平均为 205.4 篇/部),呈现出稳步增长的态势,为稳步增长阶段;这表明,在 2010 年以后,人文社科领域妇女健康研究成果数量的变化渐趋稳定,开始稳步发展。

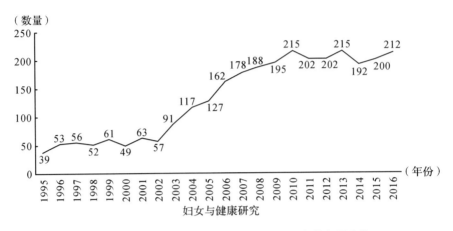

图 2-1　1995—2016 年妇女健康研究论文和专著数量变化

2.研究内容

通观 1995—2016 年的 20 余年间所发表和出版的 2926 篇/部妇女健康人文社科类学术论文/专著，可将其内容基本划分为以下十六大类：(1)妇女心理健康；(2)妇女与生殖/生育/性健康；(3)妇女运动保健；(4)妇女健康综论；(5)妇女卫生保健；(6)妇女病防治；(7)妇幼保健；(8)性别平等与妇女健康；(9)妇女与艾滋病①；(10)妇女与一般性疾病防治；(11)针对妇女的暴力（家庭暴力与拐卖）；(12)妇女自杀；(13)妇女职业病防治；(14)妇女与毒品；(15)生育保险；(16)妇女、宗教与健康。按所占比例由大到小排序，这些内容具体分布如下：

---

① 根据世界卫生组织的定义和《国际人口与发展大会行动纲领》的有关论述，生殖健康主要部分包括 6 个方面：满意安全且负责的性生活、有生育能力、生育调节、安全孕产、婴儿健康，生殖系统无疾病。由此，艾滋病也可以被看作生育健康中的一部分。但因其已成为严重威胁人类健康和影响社会稳定与经济发展的重大传染性疾病，本章不将艾滋病作为生育健康的一部分，而是进行单独分析。

表 2-2 1995—2016 年妇女健康研究论文和专著内容分布

序号	内容	论文/专著数(篇/部)	百分比(%)
1	妇女心理健康	642	21.9
2	妇女与生殖/生育/性健康	614	21.0
3	妇女运动保健	483	16.5
4	妇女健康综论	469	16.0
5	妇女卫生保健	162	5.5
6	妇女病防治	118	4.0
7	妇幼保健	111	3.8
8	性别平等与妇女健康	98	3.3
9	妇女与艾滋病	79	2.7
10	妇女一般性疾病防治	43	1.5
11	针对妇女的暴力(家庭暴力与拐卖)	36	1.2
12	妇女自杀	23	0.8
13	妇女职业病防治	19	0.6
14	妇女与毒品	17	0.6
15	生育保险	10	0.3
16	妇女、宗教与健康	2	0.1
/	**总计**	**2926**	**100.0**

数据显示,第一,在 1995—2016 年的 22 年间,妇女健康领域最受关注的是"妇女心理健康"和"妇女与生殖/生育/性健康"这两大议题,这两大议题的论文/专著数占总数的近 1/2。这从一个侧面提示我们,这22 年来,在人文社科领域,学者们更多地从"心理健康"和"生殖/生育/性健康"的角度在妇女健康领域中进行探讨。若算上艾滋病,"生殖/生育/性健康"问题被认为是影响妇女健康的首要因素,可见妇女的健康在较大程度上仍是被"生殖/生育/性化"的——妇女的生殖/生育/性功能在较大程度上仍被认为是妇女最重要的功能,妇女的生殖/生育/性角色仍是被更多地加以关照。

第二，如果以10％为较多值的最低标准，十六大类内容中有以下四大类超过了这一底线——"妇女心理健康"（21.9％）、"妇女与生殖/生育/性健康"（21.0％）、"妇女运动保健"（16.5％）和"妇女健康综论"（16.0％），且四者合计占总数的75.4％。即，有关"妇女心理健康""妇女与生殖/生育/性健康""妇女运动保健"和"妇女健康综论"这四者构成了人文社科领域这22年来有关妇女健康研究内容的绝对多数。

第三，在总数中所占比例低于1％的为"妇女自杀"（0.8％）、"妇女职业病防治"（0.6％）、"妇女与毒品"（0.6％）、"生育保险"（0.3％）与"妇女、宗教与健康"（0.1％）。这意味着在这22年间，人文社科领域有关妇女健康的研究中，这五大议题所获得的关注度是极低的。

第四，以百分比划分，十六大内容基本可分为三大板块：一是超过10％的较多值（四大类）；二是低于10％，高于1％的较少值（七大类）；三是低于1％的极小值（五大类）。这三大块之间比例差距较大。其中，居第一位的21.9％为居末位的0.1％的约219倍，差距为近21.8个百分点。这表明，人文社科领域有关妇女健康研究的各类内容所获得的学术关注度是极不平衡的。

第五，在百分比的分布中，同因子的专题往往分散在不同的板块中。如，同属"综论"的"妇女健康综论"（16.0％）与"性别平等与妇女健康"（3.3％）分属第一和第二板块；同属疾病防治的"妇女病防治"（4.0％）、"妇女一般性疾病防治"（1.5％）和"妇女职业病防治"（0.6％）分属第二和第三板块。这表明，在人文社科领域有关妇女健康的专题研究中，有关议题的研究存在着较大的离散性，而这恰恰是妇女健康研究中存在的社会性别视角短缺，妇女的客体性健康（如，作为生育/性/母亲角色的健康）获得更多关注而主体性健康（如，作为女人和/或人的健康）被较多忽视等一系列不足乃至缺陷造成的。

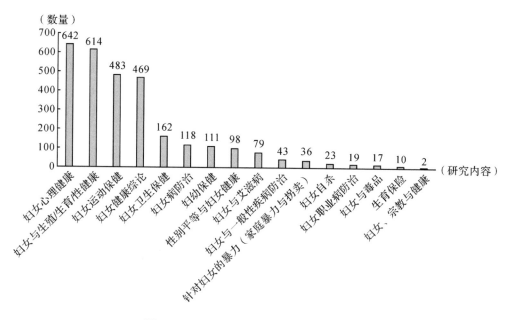

图 2-2 1995—2016 年论文和专著内容分布

3.研究对象

20 余年间,人文社科领域中有关妇女健康的研究对象呈现多元化的态势,但关注度有较大的差距。如:

(1)按民族分,研究对象包括多个民族的妇女,其中,以少数民族妇女为研究对象的共 102 篇/部,而专门以汉族妇女为研究对象的仅有 2 篇/部。可见,当论及民族时,学者们更重视少数民族。在少数民族研究中,涉及特定少数民族的研究共 61 篇,包括回族、藏族、彝族、维吾尔族、朝鲜族、蒙古族、布依族、白族、壮族、保安族、拉祜族、傣族、黎族、哈萨克族、侗族、羌族、佤族、锡伯族、哈尼族和苗族,而有关其他特定少数民族妇女健康的研究则处于空白状态。

表 2-3 以民族为研究对象的妇女健康研究论文/专著的数量分布

民族	数量（篇/部）	百分比（%）
汉族	**2**	/
少数民族：	**102**	**100.0**
少数民族（统称）	41	40.2
回族	11	10.8
藏族	10	9.8
彝族	7	6.9
维吾尔族	5	4.9
朝鲜族	5	4.9
蒙古族	3	2.9
布依族	2	2.0
白族	2	2.0
壮族	2	2.0
保安族	2	2.0
傣族	2	2.0
黎族	2	2.0
拉祜族	1	1.0
哈萨克族	1	1.0
侗族	1	1.0
羌族	1	1.0
佤族	1	1.0
锡伯族	1	1.0
哈尼族	1	1.0
苗族	1	1.0

（2）按阶层①分,研究对象包括职业上层、职业中层和职业下层妇女,其中,共有257篇/部论文和专著从阶层的角度论及妇女的健康,其分布为:有关女经理人、女领导干部、女企业家等职业上层妇女健康的,共15篇/部,占5.8%;有关职业女性、女教师等职业中层妇女健康的,共160篇/部,占62.3%;有关女性农民、女职工、女性进城务工人员、女性农民工、商业性服务妇女、失业妇女等职业下层妇女健康的,共82篇/部,占31.9%。可见,从阶层角度看,职业中层和职业下层妇女的健康是这20余年来人文社科领域妇女健康研究的重点。

表2-4 以阶层为研究对象的妇女健康研究论文/专著的数量分布

阶层	数量(篇/部)	百分比(%)
职业上层	15	5.8
职业中层	160	62.3
职业下层	82	31.9
总计	257	100.0

（3）按区域分,研究对象包括城市妇女和乡村妇女,其中,共有359篇/部论文和专著从区域的角度论及妇女的健康。具体分布为:以城市妇女为研究对象的论文和专著共167篇/部,占46.5%;以农村妇女为研究对象的论文和专著共192篇/部,占53.5%。可见,从区域角度看,相较于城市妇女的健康,农村妇女的健康更被学者们所关注。

表2-5 以区域为研究对象的妇女健康研究论文/专著的数量分布

区域	数量(篇/部)	百分比(%)
城市	167	46.5

① 中国社会科学院社会学所有关中国社会阶层的研究将中国目前的社会阶层分为国家与社会管理者、经理人员、私营企业主、专业技术人员、办事人员、个体工商户、商业服务业人员、产业工人、农业劳动者、失业半失业者这10个阶层。其中,前3种属社会上层,中间3种属社会中层,后4种属社会下层。本研究参照中国社科院社会学所的有关社会阶层的分层,将职业层次分为3类:上层、中层、下层。详见陆学艺:《当代中国社会流动》,社会科学文献出版社2004年版。

续　表

区域	数量（篇/部）	百分比（%）
农村	192	53.5
总计	**359**	**100.0**

（4）按特定人群分，研究对象包括育龄妇女、未婚妇女、流动妇女、孕产期妇女、经期妇女及有人工流产经历的妇女等，其中，共有291篇/部论文和专著从特定人群的角度论及妇女的健康。具体分布为：以育龄妇女为研究对象的论文和专著共109篇/部，占37.5%；以流动妇女为研究对象的论文和专著共60篇/部，占20.6%；以孕产期妇女为研究对象的论文和专著共58篇/部，占19.9%；以有人工流产经历的妇女为研究对象的论文和专著共32篇/部，占11.0%；以未婚妇女为研究对象的论文和专著共20篇/部，占6.9%；以经期妇女为研究对象的论文和专著共12篇/部，占4.1%。可见，从特定人群角度看，育龄妇女的健康最受关注，这从一定程度上佐证了妇女的客体性健康（作为生育/母亲角色的健康）获得更多的关注这一观点。

表2-6　以特定人群为研究对象的妇女健康研究论文/专著的数量分布

人群	数量（篇/部）	百分比（%）
育龄妇女	109	37.5
流动妇女	60	20.6
孕产期妇女	58	19.9
人工流产妇女	32	11.0
未婚妇女	20	6.9
经期妇女	12	4.1
总计	**291**	**100.0**

（5）按妇女生命周期分，研究对象包括婴幼儿、青少年、中年、更年期和老年妇女，其中，共有281篇/部论文和专著论及各生命周期段妇女的健康。具体分布为：以婴幼儿女性为研究对象的论文和专著共12篇/部，占4.3%；以青少年女性为研究对象的论文和专著共19篇/部，占

6.8%;以青年女性为研究对象的论文和专著共 45 篇/部,占 16.0%;以更年期妇女为研究对象的论文和专著共 43 篇/部,占 15.3%;以中年妇女为研究对象的论文和专著共 52 篇/部,占 18.5%;以老年妇女为研究对象的论文和专著共 110 篇/部,占 39.1%。可见,从妇女生命周期角度看,老年妇女的健康最受关注,其次为中年妇女的健康,再者为更年期妇女和青年妇女的健康。

表 2-7　以生命周期为研究对象的妇女健康研究论文/专著的数量分布

生命周期	数量(篇/部)	百分比(%)
婴幼儿	12	4.3
青少年	19	6.8
青年	45	16.0
更年期	43	15.3
中年	52	18.5
老年	110	39.1
总计	**281**	**100.0**

(6)按大环境分,以妇女健康的大环境为研究对象的研究,包括自然、社会—文化和经济环境等三方面,共有 191 篇/部论文和专著。其中,以经济环境(经济、发达、贫困、消费等因素)为研究对象的论文和专著共 34 篇/部,占 17.8%;以社会—文化环境(家庭、学校、教育、文化、宗教、风俗等因素)为研究对象的论文和专著共 152 篇/部,占 79.6%;以自然环境(自然、灾害、污染等因素)为研究对象的论文和专著为 5 篇/部,占 2.6%。可见,从大环境角度看,更多的研究关注的是社会—文化环境对妇女健康的影响。

表 2-8　以环境为研究对象的妇女健康研究论文/专著的数量分布

环境	数量(篇/部)	百分比(%)
经济环境	34	17.8
社会—文化环境	152	79.6

环境	数量（篇/部）	百分比（％）
自然环境	5	2.6
总计	191	100.0

（7）以与妇女健康相关的法律/政策/行动策略为研究对象的研究，共有85篇/部论文和专著。其中，以政策为研究对象的论文和专著共36篇/部，占42.4％；以法律为研究对象的论文和专著共15篇/部，占17.6％；以行动策略为研究对象的论文和专著共34篇/部，占40.0％。可见，在有关妇女健康的法律、政策、行动策略的研究中，最受学者关注的是有关健康政策的研究，其次是行动策略，再者是法律。

表 2-9　以策略为研究对象的妇女健康研究论文/专著的数量分布

策略	数量（篇/部）	百分比（％）
政策	36	42.4
法律	15	17.6
行动策略	34	40.0
总计	85	100.0

（8）以妇女健康的指标和模型分析为研究对象的研究，共有27篇。其中，以指标为研究对象的论文共19篇/部，占70.4％，内容涉及生育健康测量指标、主观生活质量指标、社会性别公平指标体系以及妇女健康指标等；以模型为研究对象的论文共8篇/部，占29.6％，内容涉及伊斯特林模型（生育率模型）、女性就业与生育行为动态仿真模型、KAP（知识、态度、行为）模型、性别角色和主观幸福感的关系模型等。

表 2-10　以指标和模型为研究对象的妇女健康研究论文/专著的数量分布

	数量（篇/部）	百分比（％）
指标	19	70.4
模型	8	29.6
总计	27	100.0

4.妇女健康研究的地位

(1)在人文社科学术主流中的地位

对于妇女健康研究在人文社科领域中的地位及变化的分析,可从三个层面展开:一是妇女健康研究期刊论文在人文社科类期刊论文中所占的比例及变化;二是人文社科核心期刊上发表的妇女健康研究论文在有关妇女健康研究期刊论文总体中所占的比例及变化;三是硕博学位论文中有关妇女健康专题所占的比例及变化。

第一,从妇女健康研究期刊论文在人文社科类期刊论文中所占比例及变化看,其一,就总比例而言,从表 2-11 可见,从 1995 年到 2016 年,人文社科领域的期刊论文为 1800 余万篇,妇女健康研究的论文为 1757 篇,后者仅占人文社科领域期刊论文总数的 0.10‰;其二,1995 年所占比例为 0.09‰,2016 年所占比例为 0.10‰,基本持平,保持某种稳定状态;其三,22 年间,人文社科领域的期刊论文总体增长率为 255.0%,妇女健康论文总体增长率为 290.3%,较总体增长率高 35.3 个百分点。即,妇女健康论文的增长率高于人文社科领域期刊论文的总体增长率。

如果以在人文社科期刊论文中的比例作为妇女健康研究在人文社科领域中的基础地位的呈现的话,那么,这表明,妇女健康研究在人文社科领域中的基础地位是极低的,尽管这 20 余年表现出微弱增长的态势,但这一低下地位仍保持着某种较高的稳定性。

表 2-11　1995—2016 年妇女健康研究论文在人文社科研究中所占比例

年份	人文社科研究 论文数(篇)	妇女健康研究 论文数(篇)	占本年份的 千分比(‰)
1995	356762	31	0.09
1996	373411	47	0.13
1997	388939	43	0.11
1998	412869	40	0.10
1999	471784	43	0.09

年份	人文社科研究论文数(篇)	妇女健康研究论文数(篇)	占本年份的千分比(‰)
2000	511501	34	0.07
2001	537185	40	0.07
2002	598734	35	0.06
2003	670459	53	0.08
2004	683544	67	0.10
2005	749288	83	0.11
2006	849486	95	0.11
2007	933129	99	0.11
2008	1048193	102	0.10
2009	1034418	107	0.10
2010	1152647	122	0.11
2011	1166765	115	0.10
2012	1185146	121	0.10
2013	1218701	126	0.10
2014	1217952	114	0.09
2015	1220218	119	0.10
2016	1266417	121	0.10
总计	**18047548**	**1757**	**0.10**

第二,通过比较有关妇女健康研究论文在人文社科核心期刊和非核心期刊上的发表数可得,这22年来发表的1757篇妇女健康研究论文中,在核心期刊上发表的共566篇,占32.2%;在非核心期刊上发表的共1191篇,占67.8%。这表明,相比较而言,妇女健康研究成果进入人文社科学术主流、被学术主流所认可的尚属少数。

从发表在核心期刊上的论文数量及年代分布来看,其一,最多的是2009年,为40篇;最少的是2014年,为13篇;年均25.7篇;最多年份的篇数(40篇)为最少年份的篇数(13篇)的3.08倍;其二,就年代分布看,2016 年为 24 篇,较之 1995 年的 17 篇,增长了 41.2%;在核心期刊论文总数中,2016 年占 4.2%,较之 1995 年的 3.0%增长了 1.2 个百分点,而 2009 年是所有年份中所占比例最高的年份。就总体而言,核心期刊数量呈曲折发展趋势,与 1995 年相比,在核心期刊上发表论文的数量在 2016 年有了一定的增长。其三,从在核心期刊与非核心期刊发表的论文数之比来看,2016 年为 19.8%:80.2%,较之 1995 年的 54.8%:45.2%,下降了 35.0 个百分点,且 2016 年的比例(19.8%)低于平均数(31.6%)11.8 个百分点,仅高于 2011 年、2012 年、2014 年和 2015 年,与 2013 年比例一样,为 1995—2016 年的第五低位比例。这表明,尽管22 年来妇女健康研究成果进入学术主流的数量有了较大的增长,但进入率却呈下降态势。

表 2-12 妇女健康研究核心期刊数量及其所占百分比

年份	妇女健康研究论文数(篇)	核心期刊论文数(篇)	占本年份的百分比(%)
1995	31	17	54.8
1996	47	30	63.8
1997	43	26	60.5
1998	40	20	50.0
1999	43	25	58.1
2000	34	16	47.1
2001	40	28	70.0
2002	35	15	42.9
2003	53	27	50.9
2004	67	36	53.7
2005	83	36	43.4
2006	95	38	40.0
2007	99	31	31.3
2008	102	23	22.5

续 表

年份	妇女健康研究论文数（篇）	核心期刊论文数（篇）	占本年份的百分比（%）
2009	107	40	37.4
2010	122	38	31.1
2011	115	22	19.1
2012	121	21	17.4
2013	126	25	19.8
2014	114	13	11.4
2015	119	15	12.6
2016	121	24	19.8
总计	1757	566	32.2

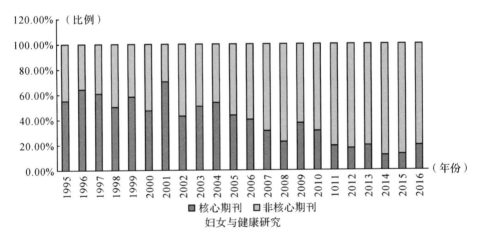

图 2-3　1995—2016 年妇女健康研究核心期刊与非核心期刊的比例分布

第三，从博硕士学位论文中有关妇女健康专题所占的比例及变化看，从表 2-13 可见，其一，从 1999 年到 2016 年，人文社科领域的博硕士论文为 130 万余篇，妇女健康研究的论文为 330 篇，后者占妇女研究论文总数的 0.25‰；其二，1999 年所占比例为 0，2016 年所占比例为 0.31‰，呈微弱增长态势，且保持某种稳定状态。这表明，在代表人文社科高学术地位的博硕士学位论文中，妇女健康研究的地位也是极低的。

表 2-13 1995—2016 年妇女健康研究博硕士学位在人文社科博硕士学位论文中所占比例

年份	人文社科博硕士学位论文数(篇)	妇女健康研究博硕士论文数(篇)	千分比(‰)
1999	267	0	0.00
2000	3514	0	0.00
2001	8805	0	0.00
2002	14786	2	0.14
2003	22847	5	0.22
2004	35609	7	0.20
2005	47393	3	0.06
2006	65678	15	0.23
2007	83460	22	0.26
2008	78015	18	0.23
2009	54548	19	0.35
2010	95209	25	0.26
2011	117964	31	0.26
2012	127089	33	0.26
2013	137163	39	0.28
2014	138116	32	0.23
2015	135984	36	0.26
2016	139691	43	0.31
总计	**1306138**	**330**	**0.25**

(2)在妇女研究中的地位

对于妇女健康研究在妇女研究领域中的地位及变化的分析,也可从三个层面展开:一是妇女健康研究期刊论文在妇女研究期刊论文中所占的比例及变化;二是核心期刊上发表的妇女健康研究论文在有关妇女健康研究期刊论文总体中所占的比例及变化;三是硕博学位论文中有关妇女健康专题所占的比例及变化。

首先,从妇女健康研究期刊论文在妇女研究期刊论文中所占的比例及变化看,从表2-14可见,其一,从1995年到2016年,关于妇女研究的期刊论文为8万余篇,妇女健康研究的期刊论文为1757篇,后者占妇女研究论文总数的2.2%;其二,各年份所占比例基本上在2%—4%之间上下波动,保持某种稳定状态;其三,22年间,妇女研究论文总体增长率为287.0%,妇女健康论文增长率为290.3%,较总体增长率高3.3%,有了微弱增长。

如果以在妇女研究期刊论文中所占的比例作为妇女健康研究在妇女研究中的基础地位的一大标示器,那么,这表明,妇女健康研究在妇女研究中的基础地位是较低的,22年来的增长也是微弱的。

表2-14　1995—2016年妇女健康研究期刊论文在妇女研究期刊论文中所占比例

年份	妇女研究 期刊论文数(篇)	妇女健康研究 期刊论文数(篇)	占本年份的 百分比(%)
1995	1796	31	1.7
1996	1182	47	4.0
1997	1095	43	3.9
1998	1085	40	3.7
1999	1227	43	3.5
2000	1471	34	2.3
2001	1616	40	2.5
2002	1764	35	2.0
2003	2160	53	2.5
2004	2524	67	2.7
2005	3002	83	2.8
2006	3682	95	2.6
2007	4202	99	2.4
2008	4634	102	2.2
2009	4803	107	2.2
2010	5417	122	2.3

年份	妇女研究 期刊论文数(篇)	妇女健康研究 期刊论文数(篇)	占本年份的 百分比(%)
2011	6093	115	1.9
2012	6119	121	2.0
2013	6358	126	2.0
2014	6516	114	1.7
2015	6750	119	1.8
2016	6951	121	1.7
总计	**80447**	**1757**	**2.2**

第二,就妇女健康专题在博硕士学位论文中所占的比例及变化看,其一,从 1999 年到 2016 年,关于妇女研究的博硕士论文为 11048 篇,妇女健康专题为 330 篇,后者占妇女研究论文总数的 3.0%;其二,1999 年所占比例为 0,2016 年所占比例为 4.3%,实现了从无到有的增长;其三,从所占比例的变化看,基本上在 0—4.3% 之间上下波动,保持某种稳定状态。

这表明,在代表妇女研究较高学术地位的博硕士学位论文中,妇女健康的研究在 2002 年有了零的突破,且呈增长态势,但就地位而言,是较低的。

表 2-15　1999—2016 年妇女健康研究博硕士学位论文所占比例

年份	妇女研究博硕士 学位论文数(篇)	妇女健康研究博硕士 学位论文数(篇)	百分比(%)
1999	2	0	0.0
2000	24	0	0.0
2001	83	0	0.0
2002	114	2	1.8
2003	177	5	2.8
2004	307	7	2.3
2005	389	3	0.8

年份	妇女研究博硕士学位论文数（篇）	妇女健康研究博硕士学位论文数（篇）	百分比（％）
2006	696	15	2.2
2007	962	22	2.3
2008	834	18	2.2
2009	582	19	3.3
2010	816	25	3.1
2011	1038	31	3.0
2012	1215	33	2.7
2013	998	39	3.9
2014	964	32	3.3
2015	842	36	4.3
2016	1005	43	4.3
总计	**11048**	**330**	**3.0**

(二)期刊论文发展态势

1.数量及年代分布

1995 年到 2016 年间,在人文社科类期刊上发表的有关妇女健康的论文共 1757 篇。

表 2-16　1995—2016 年妇女健康研究期刊论文数量分布

年份	论文数（篇）	占总发表数量的百分比（％）
1995	31	1.8
1996	47	2.7
1997	43	2.4
1998	40	2.3
1999	43	2.4
2000	34	1.9

年份	论文数(篇)	占总发表数量的百分比(%)
2001	40	2.3
2002	35	2.0
2003	53	3.0
2004	67	3.8
2005	83	4.7
2006	95	5.4
2007	99	5.6
2008	102	5.8
2009	107	6.1
2010	122	6.9
2011	115	6.5
2012	121	6.9
2013	126	7.2
2014	114	6.5
2015	119	6.8
2016	121	6.9
总计	**1757**	**100.0**

从论文分布的年份上看,首先,数量最多的为 2013 年,为 126 篇;最少的为 1995 年,为 31 篇;年均 79.9 篇;最多年份的篇数(126 篇)为最少年份的篇数(31 篇)的 4.06 倍。

第二,2016 年与 1995 年相比,增长了 290.3%,即,就总体发展态势而言,期刊论文数量的变化呈增长态势。

第三,从 2003 年起,论文整体数量的增长更快:2002 年之前每年发表的论文数量保持在 30—50 篇之间,而 2002 年之后每年发表的论文数量均超过 50 篇,2008 年开始发表的论文数量均超过 100 篇。分阶段看,从论文年平均数量看,1995—2002 年,年均数为 39.1 篇;2003—2007 年,年均数为 79.4 篇;2008—2016 年,年均数为 116.3 篇。总体而言,有关妇女健康期刊论文发表数量的增长步伐在 2003 年开始加快,且呈逐年稳步增长态势。这表明,随着 1995 年联合国世界妇女大会后续政策与行动的推进和促进,学术界对妇女健康的关注度日益提高。

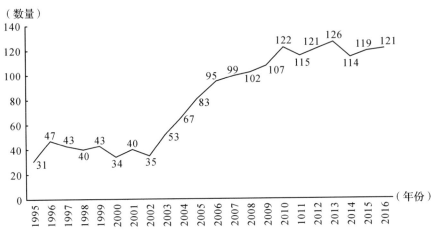

图 2-4　1995—2016 年妇女健康研究期刊论文数量变化

2.学科分布

从学科角度上看,如果以 10% 为比较多的最低标准,表 2-17 显示,有比较多数妇女健康学术研究产出的学科为体育学、心理学、人口学和社会学。其中,所占比重最大的为体育学,占总数的 21.46%;接下来依次为心理学,占 21.40%;人口学,占 17.70%;社会学,占 13.15%。妇女学所占比例为 7.91%,医学所占比例为 7.80%。其他学科均不到 5%,合计为 10.59%。所占比重超过 10% 的体育学、心理学、人口学和社会学共计比重达 73.71%。

这表明,第一,妇女健康议题更多地被学者们认为是"体育问题/议题""心理问题/议题""人口问题/议题"和"社会问题/议题",因而在体育学、心理学、人口学和社会学领域得到了更多的研究。

第二,体育学、心理学、人口学和社会学领域的学者更关注妇女健康领域,对这一领域的问题和/或议题的研究有更多的投入和产出。

表 2-17 1995—2016 年期刊论文学科分布

序号	学科	论文数(篇)	百分比(%)
1	体育学	377	21.46
2	心理学	376	21.40
3	人口学	311	17.70
4	社会学	231	13.15
5	妇女学	139	7.91
6	医学	137	7.80
7	民族学	45	2.56
8	法学	28	1.59
9	教育学	24	1.37
10	社会保障	22	1.25
11	老年学	18	1.02
12	经济学	14	0.80
13	管理学	13	0.74
14	人类学	5	0.28
15	政治学	5	0.28
16	历史学	4	0.23
17	文学	2	0.11
18	保险学	1	0.06
19	伦理学	1	0.06
20	宗教学	1	0.06
21	传播学	1	0.06
22	新闻学	1	0.06
23	图书馆学	1	0.06
/	**总计**	**1757**	**100.0**

3.研究内容

从研究内容上看,第一,1995—2016 年所发表的有关妇女健康的期刊论文中,所占比例最多的是"妇女心理健康"这一议题,占 28.5％,可见妇女的心理问题在期刊论文中获得了更多的关注;第二是"妇女与生殖/生育/性健康",占 23.4％;第三是"妇女运动保健",占 19.5％;第四是"妇女健康综论",占 10.1％。如果以 10％为较多值的最低标准,以上四者构成了 22 年来有关妇女健康期刊论文研究内容的绝对多数。

　　第二,在总数中所占比例低于 1％的为"生育保险"(0.6％)和"妇女、宗教与健康"(0.1％),这意味着在这 22 年间,有关妇女健康研究的期刊论文中,这两大议题所获得的关注度是极低的。

　　第三,心理健康与生育健康两大议题占超过 1/2 的比例进一步佐证了这 22 年间,妇女健康研究相对集中在"妇女心理健康"问题和"生殖/生育/性健康"问题上。这也在一定程度上折射出社会—文化大环境中仍存在的妇女"被生育/生殖化"状态和妇女的某种"生育/生殖化"状态,但也可见妇女的精神世界得到学者的较多关注,主体性健康所获得的关注度亦逐渐提高。

表 2-18　1995—2016 年妇女健康研究期刊论文内容分布

序号	研究内容	论文数(篇)	百分比(％)
1	妇女心理健康	500	28.5
2	妇女生殖/生育/性健康	412	23.4
3	妇女运动保健	342	19.5
4	妇女健康综论	178	10.1
5	性别平等与妇女健康	85	4.8
6	妇女与艾滋病	50	2.8
7	针对妇女的暴力(家庭暴力与拐卖)	36	2.0
8	妇女病防治	33	1.9
9	妇女与一般性疾病防治	21	1.2
10	妇女职业病防治	19	1.1
11	妇女卫生保健	18	1.0
12	妇女与毒品	17	1.0

序号	研究内容	论文数（篇）	百分比（%）
13	妇女自杀	17	1.0
14	妇幼保健	17	1.0
15	生育保险	10	0.6
16	妇女、宗教与健康	2	0.1
/	**总计**	**1757**	**100.0**

4. 期刊分布

1995—2016 年，期刊论文共发表在 475 种期刊中。如果以载文数超过 10 篇者为较多数，22 年间较多刊登过有关妇女健康论文的期刊共 23 种，占 475 种期刊的 4.8%。具体分布如下所示：

论文的期刊分布显示，第一，发表在这 23 种期刊上的论文共 520 篇，占期刊论文总数的 29.6%，即 4.8% 的期刊发表了近 32.3% 的论文；而另外 452 种期刊上共发表论文 1237 篇，即 95.2% 的期刊仅发表了 70.4% 的论文。这 23 种期刊可谓是妇女健康研究成果展示的"核心区"。

第二，从论文分布之期刊看，主要集中在如《妇女研究论丛》(65 篇，占 3.7%)、《中华女子学院学报》(28 篇，占 1.6%)、《中华女子学院山东分院学报》(13 篇，占 0.7%)这类专门研究妇女的刊物上，或是《当代体育科技》(28 篇，占 1.6%)、《体育科技文献通报》(14 篇，占 0.8%)、《体育世界(学术版)》(11 篇，占 0.6%)这类专门研究体育的学术刊物上，或是《人口研究》(49 篇，占 2.8%)、《人口与计划生育》(33 篇，占 1.9%)、《中国人口科学》(29 篇，占 1.7%)、《南京人口管理干部学院学报》(24 篇，占 1.4%)、《人口学刊》(24 篇，占 1.4%)、《人口与经济》(24 篇，占 1.4%)、《西北人口》(19 篇，占 1.1%)、《南方人口》(18 篇，占 1.0%)这类专门研究人口的学术刊物上。这表明，妇女研究期刊、体育研究期刊和人口研究期刊更多地认同妇女健康的学术研究价值，对妇女健康研究成果有较高的关注度和重视度。

第三,也有不少论文发表在一些省级社科院院刊(如《浙江学刊》)、高校学报(如《云南民族大学学报》《北京体育大学学报》)等人文社科类综合性刊物上,而国内学术界最重要的综合性学术刊物《中国社会科学》也刊登过相关论文。这表明,妇女健康研究在人文社科期刊中获得了一定的价值认同,并进入了最高学术层。

表 2-19 1995—2016 年期刊载妇女健康研究相关论文分布

序号	期刊	载文数(篇)	占期刊论文总数(1757 篇)的百分比(%)
1	《妇女研究论丛》	65	3.7
2	《人口研究》	49	2.8
3	《人口与计划生育》	33	1.9
4	《卫生职业教育》	31	1.8
5	《中国人口科学》	29	1.7
6	《当代体育科技》	28	1.6
7	《中华女子学院学报》	28	1.6
8	《南京人口管理干部学院学报》	24	1.4
9	《人口学刊》	24	1.4
10	《人口与经济》	24	1.4
11	《中国性科学》	21	1.2
12	《西北人口》	19	1.1
13	《南方人口》	18	1.0
14	《中国学校卫生》	16	0.9
15	《运动》	14	0.8
16	《体育科技文献通报》	14	0.8
17	《科技信息》	13	0.7
18	《中华女子学院山东分院学报》	13	0.7
19	《中国健康心理学杂志》	12	0.7
20	《中国心理卫生杂志》	12	0.7

序号	期刊	载文数（篇）	占期刊论文总数（1757 篇）的百分比（%）
21	《医学与哲学（人文社会医学版）》	11	0.6
22	《浙江学刊》	11	0.6
23	《体育世界（学术版）》	11	0.6
/	总计	520	29.6

（三）专著发展态势

1. 数量及年代分布

对中国国家图书馆（数字图书馆）的检索结果显示，1995 年到 2016 年间，关于妇女健康的专著共有 839 部。其中，第一，从专著出版的年份上看，数量最多的是 2009 年，为 69 部；最少的是 1996 年，为 6；年均 31.6 部；最多年份的数量（69 部）为最少年份（6 部）的 11.5 倍。

第二，2016 年与 1995 年相比，专著数量增长了 5 倍。可见，就总体发展态势而言，有关妇女健康的专著数量的变化呈现出较高的增长度。

第三，就妇女健康专著的出版数量来看，可以分为三个阶段。一是 1995—2002 年，呈现曲折发展的态势，每年出版的专著数量保持在 6—30 部之间，年平均数量为 14.4 部。二是 2003—2009 年，呈现快速增长的态势，每年出版的专著数为 30—69 部，年均数为 51.9 部，后者较之前者年均数量增加了 37.5 部，为 2.6 倍。三是 2010—2016 年，呈现波动后退、逐渐趋于平稳发展的态势，每年出版的专著数为 45—68 部，年平均 51.6 部，后者较之前一阶段平均数量减少了 0.3 部。就总体而言，有关妇女健康专著出版数量的增长步伐在 2002 年以后开始加快，在 2010 年之后，出现回落，发展速度减慢，趋于平稳发展态势。

表 2-20 1995—2016 年有关妇女健康研究的专著数量分布

年份	专著数（部）	百分比（%）
1995	8	1.0
1996	6	0.7
1997	13	1.5
1998	12	1.4
1999	18	2.1
2000	15	1.8
2001	23	2.7
2002	20	2.4
2003	33	3.9
2004	43	5.1
2005	41	4.9
2006	52	6.2
2007	57	6.8
2008	68	8.1
2009	69	8.2
2010	68	8.1
2011	56	6.7
2012	48	5.7
2013	50	6.0
2014	46	5.5
2015	45	5.4
2016	48	5.7
总计	**839**	**100.0**

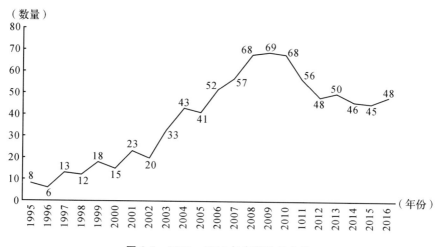

图 2-5　1995—2016 年专著数量变化

2.研究内容

从研究内容上看，在 1995—2016 年的 22 年间，第一，有关研究内容包括妇女健康综论、妇女卫生保健、妇女与生殖/生育/性健康、妇女病防治、妇幼保健、妇女心理健康、妇女与艾滋病、妇女运动保健、妇女一般性疾病防治等九大类。

第二，如果以 10％为较多值的最低标准，较多研究内容以所占比例由高到低的排序为：妇女健康综论（29.6％）、妇女与生殖/生育/性健康（16.9％）、妇女卫生保健（16.4％）、妇幼保健（11.2％）、妇女病防治（10.8％），余者均为 10％以下。

第三，专著中数量最多的为妇女健康综论，占 29.6％；其次是妇女与生殖/生育/性健康，占 16.9％；第三是妇女卫生保健，占 16.4％；第四是妇幼保健，占 11.2％；第五是妇女病防治，占 10.8％。以上五者共占 85.0％，构成了这 22 年来有关妇女健康专著研究内容的绝对多数。

可见，专著研究大多以妇幼卫生保健、生殖健康和综论等科普类研究为主。

表 2-21　1995—2016 年专著内容分布

序号	关注重点	专著数(部)	百分比(%)
1	妇女健康综论	248	29.6
2	妇女与生殖/生育/性健康	142	16.9
3	妇女卫生保健	138	16.4
4	妇幼保健	94	11.2
5	妇女病防治	91	10.8
6	妇女心理健康	57	6.8
7	妇女与艾滋病	23	2.7
8	妇女一般性疾病防治	22	2.6
9	性别平等与妇女健康	13	1.5
10	妇女运动保健	11	1.3
/	**总计**	**839**	**100.0**

3.研究类型

从专著的类型来看,在 1995—2016 年的 22 年间,第一,有关研究类型包括科普类、研究类、工具类、教材类等四大类型。第二,数量最多的是科普类,所占比例高达 70.0%,可见,科普类专著在妇女健康研究专著中占了绝大多数;其次为工具类,占 17.3%,研究类和教材类均在10% 以下。

表 2-22　1995—2016 年有关妇女健康研究的专著类型分布

序号	专著类型	专著数(部)	百分比(%)
1	科普类	587	70.0
2	工具类	145	17.3
3	研究类	80	9.5
4	教材类	27	3.2
/	**总计**	**839**	**100.0**

(四)博硕士学位论文发展态势

1. 数量及年代分布

中国学术期刊网上博士学位论文数据库和优秀硕士学位论文数据库的数据始于 1999 年,因此,此间所分析的为 1999—2016 年的数据。在 1999—2016 年这 18 年间,共有 330 篇博硕士学位论文论及妇女健康议题。

从这 330 篇博硕士学位论文看,第一,博士论文为 11 篇,占总数的 3.3％,硕士论文为 319 篇,占总数的 96.7％,即基本为硕士论文。

表 2-23　1999—2016 年妇女健康研究相关博硕士学位论文作者学历分布

学历	人数(人)	百分比(％)
博士研究生	11	3.3
硕士研究生	319	96.7
总计	**330**	**100.0**

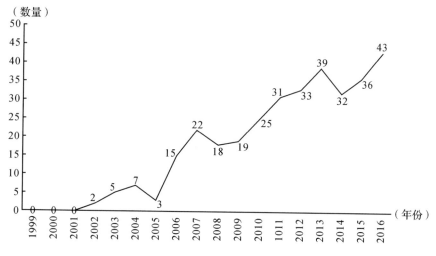

图 2-6　1999—2016 年妇女健康研究相关博硕士学位论文数量变化

第二,从发展进程和发展速度看,有关妇女健康研究的博硕士学位论文始见于 2002 年,为 2 篇,2011 年数量突破 30 篇,而至 2016 年,已增至 43 篇,总体呈现快速增长的态势;这表明,在 2010 年以后,博硕士学位论文作者对妇女健康的关注度有了较大提高。

2.学科分布

从作者的专业来看,第一,作者的学科背景包括体育学、社会学、心理学、教育学、公共卫生、管理学、人口学、历史学、法学、思想政治、民族学、经济学、统计学、传播学、医学、哲学、人类学、英语、农业推广等 19 个专业学科。

第二,从百分比的分布看,以 10% 以上为较多数的最低标准,则较多数学科包括:体育学(42.12%)、社会学(18.79%)和心理学(11.52%)。体育学、社会学和心理学等专业超专业总人数的七成,构成了绝大多数。可见,在体育学、社会学和心理学领域的博硕士学位候选人中,妇女健康议题得到了更多的研究。换言之,体育学、社会学和心理学等专业是有关妇女健康专题研究的博硕士学位论文中的"核心专业"。

表 2-24　1999—2016 年妇女健康研究相关博硕士学位论文作者学科分布情况

序号	作者专业	人数(人)	百分比(%)
1	体育学	139	42.12
2	社会学	62	18.79
3	心理学	38	11.52
4	教育学	20	6.06
5	公共卫生	11	3.33
6	管理学	11	3.33
7	人口学	10	3.03
8	历史学	9	2.73
9	法学	7	2.12
10	思想政治	5	1.52
11	民族学	4	1.21
12	经济学	3	0.91
13	统计学	2	0.61

序号	作者专业	人数(人)	百分比(%)
14	传播学	2	0.61
15	医学	2	0.61
16	哲学	2	0.61
17	人类学	1	0.30
18	英语	1	0.30
19	农业推广	1	0.30
/	**总计**	**330**	**100.00**

3.研究内容

从研究内容上看,第一,博硕士学位论文的内容包括妇女运动保健、妇女心理健康、妇女与生殖/生育/性健康、妇女健康综论、妇女与艾滋病、妇女自杀等六大内容。

第二,以10%以上为较多数的最低标准,将百分比由多到少排序,博硕士学位论文中较多数内容为妇女运动保健(39.4%)、妇女心理健康(25.8%)、妇女与生殖/生育/性健康(18.2%)、妇女健康综论(13.0%)等四大类。

第三,妇女运动保健、妇女心理健康、妇女与生殖/生育/性健康、妇女健康综论这四大内容占总数的96.4%,即,有关妇女健康专题的博硕士学位论文基本为这四大内容。

第四,以"妇女运动保健"为内容的论文所占比例为39.4%,即有关妇女健康研究的博硕士学位论文中,最关切的内容为"妇女运动保健"。

表2-25　1999—2016年妇女健康研究相关博硕士学位论文研究内容分布

序号	研究内容	论文数(篇)	百分比(%)
1	妇女运动保健	130	39.4
2	妇女心理健康	85	25.8
3	妇女与生殖/生育/性健康	60	18.2
4	妇女健康综论	43	13.0

序号	研究内容	论文数(篇)	百分比(%)
5	妇女与艾滋病	6	1.8
6	妇女自杀	6	1.8
/	总计	330	100.0

二、发展阶段

上述分析表明,1995—2016 年,中国有关妇女健康的研究大致可分为三个阶段:第一阶段(1995—2002)为缓慢平稳发展期;第二阶段(2003—2009)为快速全面发展期;第三阶段(2010—2016)为稳步发展期。本节以具有 22 年(1995—2016)完整数据的期刊论文和专著为分析对象,从数量、主要内容和学科分布这三个方面,分析对比两个发展阶段的主要特征。

(一)数量

从数量看,就期刊论文而言,在第一阶段(1995—2002),最高为 47 篇,最低为 31 篇,2002 年较之 1995 年增长了 12.9%,总体呈变化较平稳的缓慢增长态势;第二阶段(2003—2009),最高为 107 篇,最低为 53 篇,2009 年较之 2003 年增长了 101.9%,且均为正增长,总体呈持续性的较大增长态势;第三阶段(2010—2016),最高为 126 篇,最低为 114 篇,2016 年较之 2010 年减少了 0.8%,总体变化幅度较小。就专著而言,在第一阶段(1995—2002),最高为 23 部,最低为 6 部,2002 年较之 1995 年增长了 150%,总体呈较平稳的增长态势;第二阶段(2003—2009),最高为 69 部,最低为 33 部,2009 年较之 2003 年增长了 109.1%,总体呈持续增长态势;第三阶段(2010—2016),最高为 68 部,最低为 45 部,2016 年较之 2010 年减少了 29.4%,总体呈较缩减态势。

进一步将三个阶段总量和年均数进行比较,就期刊论文而言,从论文的总量上来看,第一阶段为 313 篇,第二阶段为 606 篇,第三阶段为 838 篇;从论文年平均数量上看,第一阶段为 39.1 篇,第二阶段为 86.6

篇,第三阶段为 119.7 篇。即无论总量或年均数,第三阶段均明显高于前两个阶段。就专著而言,第一阶段的总量为 115 部,第二阶段专著数量达到 363 部,第三阶段专著数量为 361 部;从年均数量上看,第一阶段为 14.4 部,第二阶段为 51.9 部,第三阶段为 51.6 部。可见,无论总量或年均数,第二、三阶段均明显高于第一阶段,但第二阶段和第三阶段差异不大,且第三阶段在增长速度上反而呈现下降态势。

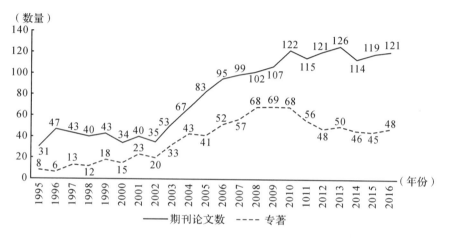

图 2-7　1995—2016 年妇女健康研究发展趋势

(二)主要内容

从研究内容看,第一,就有关妇女健康的期刊论文而言,其一,第一阶段(1995—2002):研究内容所占比重最高的为生殖/生育/性健康,共149 篇,占 47.6%;所占比重最低的为妇女与妇女一般性疾病防治和妇女、宗教与健康,均为 0 篇。如果以 10% 为较多数的最低标准,第一阶段期刊论文的较多数内容为妇女与生殖/生育/性健康(47.6%)和妇女心理健康(20.4%),余者均为 10% 以下,两者共占 69.3%,构成了第一阶段有关妇女健康期刊研究内容的绝对多数。可见,1995—2002 年,期刊论文的主要关注点首先在于妇女的生殖/生育/性健康,其次在于妇女的心理健康,其他研究内容则相对较少。

其二,第二阶段(2003—2009):研究内容所占比重最高的为心理健康,共 149 篇,占 2003—2009 年所有期刊论文总数的 24.6%;所占比重最低的为妇女、宗教与健康,共 1 篇,占 0.2%。如果以 10% 为较多数的最低标准,第二阶段期刊论文的较多数内容为妇女心理健康(24.6%)、妇女与生殖/生育/性健康(21.9%)、妇女运动保健(16.2%)和妇女健康综论(10.6%),余者均在 10% 以下,四者共占 73.3%,构成了第二阶段有关妇女健康期刊研究内容的绝对多数。可见,2003—2009 年,期刊论文的主要关注点在于妇女心理健康、生殖/生育/性健康、运动保健和妇女健康综论。相比较第一阶段而言,更多领域引起了妇女健康研究者的关注。

其三,第三阶段(2010—2016):研究内容所占比重最高的仍为妇女心理健康,共 287 篇,占 34.2%;所占比重最低的为妇女、宗教与健康和妇女卫生保健,都为 1 篇,各占 0.1%。如果以 10% 为较多数的最低标准,第三阶段期刊论文的较多数内容为妇女心理健康(34.2%)、妇女运动保健(30.0%)、妇女与生殖/生育/性健康(15.5%)和妇女健康综论(10.6%),余者均为 10% 以下,四者共占 90.3%,构成了第三阶段有关妇女健康期刊研究内容的绝对多数。可见,2010—2016 年,期刊论文的主要关注点在于妇女的心理健康、运动保健、生殖/生育/性健康和妇女健康综论。

其四,从研究内容的变化趋势看,相较于第一阶段,第二阶段内有关妇女职业病防治、针对妇女的暴力(家庭暴力与拐卖)、艾滋病、运动保健、社会性别与健康等研究内容迅速增长,受到越来越多的关注;而有关生殖/生育/性健康、卫生保健、妇女与毒品、妇女自杀、妇幼保健等的研究内容则呈现下降状态,所占比重有所降低;相较于第二阶段,第三阶段内有关心理健康、一般性疾病防治、妇幼保健等的研究内容迅速增长,受到越来越多的关注;而有关生殖/生育/性健康、妇女自杀、针对妇女的暴力(家庭暴力与拐卖)、妇女病防治、妇女与艾滋病、生育保险、性别与健康、妇女与毒品、卫生保健等的研究内容则呈现下降状态,所占比重有所降低。

其五,从增长/下降态势看,妇女运动保健、妇女心理健康、妇女健康综论、妇女一般性疾病防治、妇女职业病防治等内容，占比呈连续增长态；妇女与生殖/生育/性健康、妇女自杀、生育保险、妇女卫生保健等内容，占比呈连续下降态势。

其六，从无到有的研究内容为：妇女一般性疾病防治和妇女、宗教与健康。这说明，妇女健康研究的疆域有了进一步的拓展。

这表明，期刊论文的关注点从较单一的妇女与生殖/生育/性健康、妇女心理健康两大专题逐渐转向包括妇女心理健康、妇女运动保健、妇女与生殖/生育/性健康、妇女健康综论在内的更为多样的妇女健康专题，妇女健康研究的领域也有了进一步的扩展。而对作为研究对象的妇女来说，其"被生育/生殖化"的客体健康所获得的关注度有所减弱，主体性健康所获得的关注度逐渐提高。

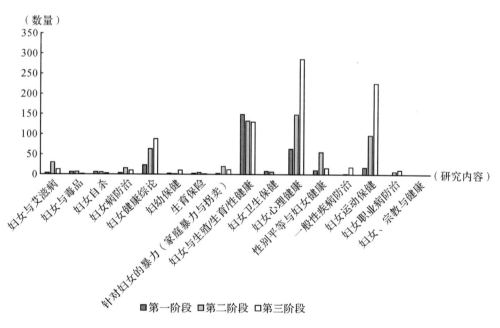

图 2-8　1995—2016 年妇女健康研究期刊论文内容变化趋势

表2-26　1995—2016年妇女健康研究期刊论文内容变化趋势

时间段	/	妇女与艾滋病	妇女与毒品	妇女自杀	妇女病防治	妇女健康综论	妇幼保健	生育保险	针对妇女的暴力（家庭暴力与拐卖）	妇女与生殖/生育/性健康	妇女卫生保健	妇女心理健康	性别平等与妇女健康	妇女一般性疾病防治	妇女运动保健	妇女职业病防治	妇女、宗教与健康
第一阶段（1995—2002）	数量（篇）	5	8	7	5	25	4	3	3	149	9	64	12	0	18	1	0
	占比（%）	1.6	2.6	2.2	1.6	8.0	1.3	1.0	1.0	47.6	2.9	20.4	3.8	0.0	5.8	0.3	0.0
第二阶段（2003—2009）	数量（篇）	31	7	6	17	64	2	5	20	133	8	149	56	2	98	7	1
	占比（%）	5.1	1.2	1.0	2.8	10.6	0.3	0.8	3.3	21.9	1.3	24.6	9.2	0.3	16.2	1.2	0.2
第三阶段（2010—2016）	数量（篇）	14	2	4	11	89	11	2	13	130	1	287	17	19	226	11	1
	占比（%）	1.8	0.2	0.5	1.3	10.7	1.3	0.2	1.7	15.5	0.1	34.2	2.0	2.2	26.9	1.3	0.1
总计	数量（篇）	50	17	17	33	178	17	10	36	412	18	500	85	21	342	19	2

第二,就有关妇女健康的专著而言,其一,第一阶段(1995—2002):研究内容所占比重最高的为妇女健康综论,共 31 部,占 27.0%;所占比重最低的为妇女一般性疾病防治和妇女运动保健,均为 1 部,占 0.9%。如果以 10% 为较多数的最低标准,第一阶段专著的较多数内容为妇女健康综论(27.0%)、妇女与生殖/生育/性健康(26.1%)、妇女病防治(13.9%)、妇女卫生保健(12.2%)和妇女心理健康(10.4%),五者共占 89.5%,构成了第一阶段有关妇女健康专著研究内容的绝对多数。可见,1995—2002 年,专著的关注点较多,主要在妇女健康综论、妇女与生殖/生育/性健康、妇女病防治、妇女卫生保健和妇女心理健康这 5 个方面。

其二,第二阶段(2003—2009):研究内容所占比重最高的为妇女健康综论,共 114 部,占 31.4%;所占比重最低的为妇女一般性疾病防治和妇女运动保健,均占 1.7%。如果以 10% 为较多数的最低标准,第二阶段专著的较多数内容为妇女健康综论(31.4%)、妇女卫生保健(17.9%)、妇幼保健(13.8%)、妇女病防治(11.8%)和妇女与生殖/生育/性健康(11.6%),五者共占 86.5%,构成了第二阶段有关妇女健康专著研究内容的绝对多数。可见,2003—2009 年间,专著的主要关注点与第一阶段相比,数量无差异,但具体内容略有变化,关注点主要在于妇女健康综论、妇女卫生保健、妇幼保健、妇女病防治和生殖/生育/性健康这 5 个方面。

其三,第三阶段(2010—2016):研究内容所占比重最高的为妇女健康综论,共 248 部,占 28.5%;所占比重最低的为妇女运动保健,占 1.1%。如果以 10% 为较多数的最低标准,第三阶段专著的较多数内容为妇女健康综论(28.5%)、妇女与生殖/生育/性健康(20.2%)、妇女卫生保健(18.0%)和妇幼保健(10.0%),五者共占 76.7%,构成了第三阶段有关妇女健康专著研究内容的绝对多数。可见,2010—2016 年,专著的主要关注点与第一阶段相比,数量无差异,但具体内容略有变化,关注点主要在于妇女健康综论、妇女与生殖/生育/性健康、妇女卫生保健和妇幼保健这 4 个方面。

其四,相较于第一阶段,第二阶段各研究内容的论文数量均呈现正增长状态,妇女与艾滋病、妇女一般性疾病防治、妇女运动保健、妇幼保健、妇女卫生保健、性别平等与妇女健康等研究内容的论文数量的增长率较大。这表明,这六大内容在第二阶段获得了较多的关注。相较于第二阶段,第三阶段在性别平等与妇女健康、妇女一般性疾病防治、妇女与生殖/生育/性健康等研究内容的数量有所增长,这三大内容获得了更进一步的关注;妇女卫生保健保持不变;而妇女心理健康、妇幼保健、妇女运动保健、妇女病防治、妇女与艾滋病、妇女健康综论等研究内容的数量则呈现下降状态,所占比重有所降低。

其五,从增长/下降态势看,妇女卫生保健、妇女一般性疾病防治、性别平等与妇女健康等内容,占比呈连续增长态势;妇女病防治、妇女心理健康等内容,占比呈连续下降态势。

其六,从无到有的研究内容为:性别平等与妇女健康。这说明,妇女健康研究的疆域有了进一步的拓展,性别平等视角开始进入专著研究领域。

以上分析显示,与期刊论文相比,专著内容的变化并不显著,但从第二阶段开始,性别平等视角开始进入专著研究领域,专著内容中妇女也从"被生育/生殖化"的客体地位开始向主体地位转变。

表 2-27　1995—2016 年妇女健康研究专著内容变化趋势

时间段	/	妇女与艾滋病	妇女病防治	妇女健康综论	妇幼保健	妇女生殖健康	妇女卫生保健	妇女心理健康	妇女一般性疾病防治	妇女运动保健	性别平等与妇女健康
第一阶段（1995—2002）	数量（部）	2	16	31	8	30	14	12	1	1	0
	占比（%）	1.7	13.9	27.0	7.0	26.1	12.2	10.4	0.9	0.9	0.0
第二阶段（2003—2009）	数量（部）	14	43	114	50	39	65	23	6	6	3
	占比（%）	3.9	11.8	31.4	13.8	10.7	17.9	6.3	1.7	1.7	0.8
第三阶段（2010—2016）	数量（部）	7	26	103	36	73	65	22	15	4	10
	占比（%）	1.9	7.2	28.5	10.0	20.2	18.0	6.1	4.2	1.1	2.8
总计	数量（部）	23	85	248	94	142	144	57	22	11	13

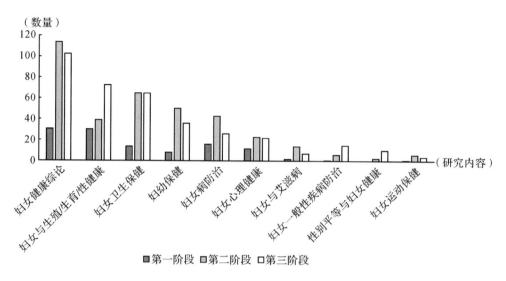

图 2-9　1995—2016 年妇女健康研究专著内容发展趋势

(三)学科分布

从学科分布看,以学科分布较明显且有 20 余年数据的期刊论文为代表,其一,第一阶段(1995—2002):学科分布所占比重最高的为人口学,共 117 篇,占 37.4%;所占比重最低的为管理学、历史学、人类学、政治学和宗教学,均为 0。如果以 10% 为较多数的最低标准,第一阶段期刊论文的学科分布主要为人口学(37.4%)、心理学(17.9%)、妇女学(15.0%)和社会学(11.8%),余者均为 10% 以下,四者共占 82.1%,构成了第一阶段有关妇女健康期刊学科分布的绝对多数。可见,1995—2002 年,期刊论文的分科分布主要集中在人口学、心理学、妇女学和社会学这四大学科,其他学科则相对较少。

其二,第二阶段(2003—2009):学科分布所占比重最高的为人口学,共 135 篇,占 22.3%;所占比重最低的为人类学和宗教学,各 1 篇,占 0.2%。如果以 10% 为较多数的最低标准,第二阶段期刊论文的学科分布主要为人口学(22.3%)、心理学(21.8%)、社会学(16.7%)和体育学(15.8%),余者均为 10% 以下,四者共占 76.6%,构成了第二阶段有关妇女健康期刊研究内容的绝对多数。可见,2003—2009 年,期刊论文的学科分布主要集中在人口学、心理学、社会学和体育学这四大学科，其他学科则相对较少。

其三，第三阶段（2010—2016）：学科分布所占比重最高的为体育学，共 264 篇，占 31.5%；所占比重最低的为宗教学和老年学，各为 0。如果以 10% 为较多数的最低标准，第三阶段期刊论文的学科分布主要为体育学（31.5%）、心理学（22.4%）、医学（11.8%）和社会学（11.1%），余者均为 10% 以下。四者共占 76.8%，构成了第三阶段有关妇女健康期刊研究内容的绝对多数。可见，2010—2016 年，期刊论文的学科分布主要集中在体育学、心理学、医学和社会学这四大学科，其他学科则相对较少。

其四，相较于第一阶段，第二阶段内法学、体育学、医学、管理学等学科受到越来越多的关注，增长迅速；而民族学则呈现负增长状态，所占比重有所减少。另外，管理学、历史学、人类学、政治学和宗教学开始进入妇女健康研究领域，跨学科的研究、多学科的融合也逐渐增多。

相较于第二阶段，第三阶段内教育学、人类学等学科受到越来越多的关注，增长迅速；历史学保持不变；而社会学、妇女学、民族学、社会保障、人口学、宗教学、老年学则呈现负增长状态，所占比重有所减少。另外，越来越多的学科，如教育学、保险学、伦理学、传播学、新闻学、图书馆学等开始进入妇女健康研究领域，妇女研究得到稳步发展。

其五，从增长/下降态势看，法学、管理学、经济学、人类学、体育学、心理学、医学、政治学等学科，其占比呈连续增长态势；妇女学、民族学、人口学等学科，其占比呈连续下降态势。

其六，从无到有的学科为：在第二阶段，管理学、历史学、人类学、政治学和宗教学开始进入研究视野；在第三阶段，教育学、保险学、伦理学、传播学、新闻学和图书馆学开始进入研究视野。这说明，妇女健康研究的学科视角有了进一步的拓展。

这表明，关于妇女健康研究的主要学科视角已从传统的妇女学、人口学、社会学、心理学，进一步扩展到教育、经济、法律、体育、新闻等其他学科，而管理学、历史学、人类学、政治学、宗教学、教育学、保险学、伦理学、传播学、新闻学和图书馆的进入,又开拓了有关妇女健康的多学科研究和跨学科综合研究的空间。

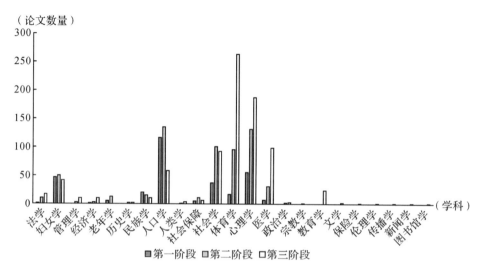

图 2-10 1995—2016 年妇女健康研究期刊论文学科发展趋势

表2-28 1995—2016年期刊论文研究学科发展趋势表

时间段	/	法学	妇女学	管理学	经济学	老年学	历史学	民族学	人口学	人类学	社会保障	社会学	体育学	心理学	医学	政治学	宗教学	教育学	文学	保险学	伦理学	传播学	新闻学	图书馆学
第一阶段 (1995—2002)	数量（篇）	1	47	0	1	5	0	20	117	0	5	37	17	56	7	0	0	0	0	0	0	0	0	0
	占本阶段的百分比（%）	0.3	15.0	0.0	0.3	1.6	0.0	6.4	37.4	0.0	1.6	11.8	5.4	17.9	2.2	0.0	0.0	0.0	0.0	0.0	0.0	0.0	0.0	0.0
第二阶段 (2003—2009)	数量（篇）	10	50	3	3	13	2	15	135	1	11	101	96	132	31	2	1	0	0	0	0	0	0	0
	占本阶段的百分比（%）	1.7	8.3	0.5	0.5	2.1	0.3	2.5	22.3	0.2	1.8	16.7	15.8	21.8	5.1	0.3	0.2	0.0	0.0	0.0	0.0	0.0	0.0	0.0
第三阶段 (2010—2016)	数量（篇）	17	42	10	10	0	2	10	59	4	6	93	264	188	99	3	0	24	2	1	1	1	1	1
	占本阶段的百分比（%）	2.0	5.0	1.2	1.2	0	0.2	1.2	7.0	0.5	0.7	11.1	31.5	22.4	11.8	0.4	0.1	2.9	0.2	0.1	0.1	0.1	0.1	0.1
总计	数量（篇）	28	139	13	14	18	4	45	311	5	22	231	377	376	137	5	1	24	2	1	1	1	1	1

三、小结

综上分析,可将 1995—2016 年中国妇女健康研究的发展态势综述如下:

1. 成果数量

1995—2016 年的 22 年间有了较快和较大的增长,尤其在 2003 年后,进入了快速发展时期,在 2010 年后,更进入了稳步发展时期。

2. 发展阶段

大致分为三个阶段:1995—2002 年为缓慢平稳发展期,2003—2009 年为快速全面发展期,2010—2016 年为稳步发展期。

3. 研究内容

可分为十六大类,按所占比例由多到少排序为:(1)妇女心理健康;(2)妇女与生殖/生育/性健康;(3)妇女运动保健;(4)妇女健康综论;(5)妇女卫生保健;(6)妇女病防治;(7)妇幼保健;(8)性别平等与妇女健康;(9)妇女与艾滋病;(10)妇女一般性疾病防治;(11)针对妇女的暴力(家庭暴力与拐卖);(12)妇女自杀;(13)妇女职业病防治;(14)妇女与毒品;(15)生育保险;(16)妇女、宗教与健康。其中,最受关注的是"妇女与生殖/生育/性健康"和"妇女心理健康"这两大议题。相较于第一阶段,第二阶段、第三阶段关于妇女健康的研究从较单一的生殖/生育/性健康和心理健康两大专题向包括妇女一般性疾病防治、性别平等与妇女健康、妇女卫生保健、妇幼保健、妇女运动保健在内的更为多样的妇女健康专题发展,而对作为研究对象的妇女来说,其作为"妇女""人"的主体性的健康也开始获得较多的关注。

4. 研究对象

呈现多元化态势,而少数民族妇女、中下层妇女、农村妇女、特定生存环境下的妇女、老年妇女等处于弱势和边缘状况的妇女及与妇女相关的社会—文化环境、经济环境及法律、政策、行动策略及指标、模型等或多或少都获得了学者的关注。

5.学科与研究视角

就学科分布而言,更多为体育学、心理学、人口学和社会学;就研究视角而言,妇女健康议题更多地被学者们认为是"体育问题/议题""心理问题/议题""人口问题/议题"和"社会问题/议题"。但近年来,新的学科视角不断加入,跨学科的研究也有所增加,学科视角从传统的妇女学、人口学、社会学、心理学学科,进一步扩展到政治、经济、教育、法律、体育、新闻等其他学科,妇女健康研究进入了多学科研究和跨学科综合研究的新阶段。

6.研究类型

包括科普类、工具类、研究类、教材类等四大类型,其中,科普类著作在妇女健康研究专著中占了绝大多数。

7.学术地位和主流化程度

无论在人文社科研究领域还是在妇女研究领域,妇女健康研究的基本学术地位均很低,主流化程度均很弱,且这一低弱状况呈现某种稳定状态。

第二节 学术研究的重要观点

1995年联合国第四次世界妇女大会以后,随着对世界卫生组织有关健康新定义的引入和接纳,随着社会性别视角的引入和应用,中国妇女健康的内涵不断扩展,研究对象逐渐多样化,研究方法突破了原有学科界限,向多学科、跨学科方向转变,研究理念出现了众多的新变化,新的理论观点和概念不断被提出,中国妇女健康研究领域形成了不少重要的、具有本土新意的学术新视角,出现了不少重要的、具有本土特征的学术新观点。以被核心期刊发表的论文和被《中国社会科学文摘》《新华文摘》《中国人民大学复印资料》《高等教育文摘》等国家权威性期刊转载的相关论文为基础,本节对 1995—2016 年中国的妇女健康研究的新视角和重要观点进行梳理和呈现。

(一) 全球化与妇女健康

全球化是自 1995 年以来,尤其自 2000 年以来中国社会发展的一个大背景,而其对中国妇女健康也产生了重大和深远的影响。

《全球化与中国妇女健康》①一文探讨了全球化与中国妇女健康的互动关系。该文认为,全球化是一把双刃剑,其积极影响表现在:第一,建立在基本人权框架中的妇女健康原则,成为中国妇女保健和计划生育(和人口)政策与法律制定或修订的重要理念;第二,在联合国社会性别主流化战略的影响下,性别平等观念成为妇女健康决策的主流;第三,国际社会特别是国际妇女健康运动对妇女健康的重新界定,促使妇女健康从传统的妇幼保健医学模式转向政治、经济、文化等社会发展模式;第四,国际妇女健康运动促进了中国妇女在妇女保健活动中从客体地位向主体地位的转变;第五,全球公民社会的活动和发展,促使中国非政府组织和社会伙伴在推进妇女健康中发挥积极作用。而负面影响则表现在:一是有关公共卫生政策和机制改革对妇女健康的不利影响;二是对中国妇女生育健康的负面影响;三是对中国妇女环境健康的影响;四是对中国妇女职业健康的影响。

《贸易自由化环境中的女性迁移流动及其对生殖健康的影响》②一文探讨了在贸易自由化过程中,就业转型与农村妇女生殖健康之间的联系。该文认为,贸易自由化促进的劳动力迁移会对妇女劳动者的生殖健康产生一定的积极影响;但同时,户籍制度的限制、工作生活环境的压力以及生殖健康服务的缺乏也在威胁着流动妇女的生殖健康;农村妇女的迁移改变了其生存环境、生活方式、社交网络;并且,计划生育

---

① 刘伯红:《全球化与中国妇女健康》,《云南民族大学学报(哲学社会科学版)》2005年第 4 期,第 9—18 页。

② 谭琳、宋月萍:《贸易自由化环境中的女性迁移流动及其对生殖健康的影响》,《人口研究》2004 年第 4 期,第 57—62 页。

服务包括安全的流产和避孕等知识和服务的获取途径、其他生殖健康服务资源的可及性也相应地被改变。

《多元交织理论框架下的女性移民健康研究——以大湄公河次区域跨国流动妇女为例》一文指出,全球移民图景呈现出女性数量增长趋势,越来越多的女性加入跨国移民行动,边缘化的社会地位和复杂的社会身份使其成为脆弱的移民群体中的更脆弱者,她们的生存健康和发展理应得到更多关注。该文在多元交织性分析框架下,通过个体、微观、中观和宏观四个层面剖析性别、种族、阶级和文化构成的交叉嵌入性因素对大湄公河次区域内女性移民多重边缘社会身份的塑造过程,发现这一区域内的跨境流动妇女深陷一个具有多重不平等性的社会结构,成为各类纵横交错的保护政策之下的隐形人,与原籍国、所在国的医疗资源和法律援助失之交臂。区域内各国、各组织应当采取更有效的合作方式与行动,促进女性移民多元社会身份平权化,从而改善和提高其生存环境和健康水平。[1]

《疾病负担、结构性挑战与政策抉择——全球化图景下中国农村妇女的健康问题》[2]从社会性别视角考察全球化时代图景下我国农村妇女的主要疾病负担和未来政策选择。无论是留守者还是外出务工者,农村妇女均面临着多重严峻的生理、心理和社会健康危机。从全球化的角度来审视,对农村妇女健康的保护和促进,归根到底是种政治化的过程而不只是个技术问题。只有消除区域、城乡、不同社会群体及农村两性之间的各种不平等,方有可能打破贫困、不公正和不健康的恶性循环。

(二) 社会性别与妇女健康

社会性别概念成为妇女健康研究的新视角,学者们以社会性别为

---

[1] 陈雪:《多元交织理论框架下的女性移民健康研究——以大湄公河次区域跨国流动妇女为例》,《云南社会科学》2017 年第 1 期,第 127—133 页。

[2] 胡玉坤:《疾病负担、结构性挑战与政策抉择——全球化图景下中国农村妇女的健康问题》,《人口与发展》2008 年第 2 期,第 54—68 页。

视角的研究涉及诸多层面,并由此建树了许多新的观点。

《社会分层与健康不平等的性别差异——基于生命历程的纵向分析》①利用中国健康与营养调查(CHNS)追踪数据发现,与男性相比,女性在各个年龄阶段都处于健康劣势,很大程度上是由教育和收入对男女健康的不平等回报引起的。对男性而言,教育和收入都能带来一定的健康回报,但对女性而言,教育基本上没有健康回报,收入带来的健康回报也比男性少。对男性而言,教育和收入对健康的影响并不随着年龄的增长而改变,但对女性而言,较高的教育与收入水平都使健康状况变化得更快。因此,此研究并不支持健康优势与劣势的累积效应,反倒在女性群体中支持"年龄中和效应假说"。

《社会性别视野中的健康公平性分析》②一文提出,女性与男性相比,健康水平更低,对卫生保健服务的利用更为有限;边远贫困地区农村妇女卫生保健水平、卫生保健服务利用与城市地区和发达地区妇女相比,相对处于劣势,中国妇女还不能完全享有卫生保健和实现健康水平的公平性。如果不能打破这种不平衡的发展趋势,就不能使所有人都公平地得到应有的健康,从而将进一步造成性别之间、地区之间、城乡之间、贫富人群之间健康水平的差距和享受基本公共卫生保健服务水平的差距。

《健康方面的性别不平等与贫困》③一文认为,健康方面的性别不平等主要体现在妇女的健康状况和保健质量处于劣势、家庭内部营养品分配的不平等及生育和节育手术的不平等三个方面。健康方面的性别不平等影响了妇女的生计选择,减少了她们获取外界信息的机会。因多胎生育增加了孩子的抚养成本,也导致妇女妇科病增多,难以承担繁

---

① 郑莉、曾旭晖:《社会分层与健康不平等的性别差异——基于生命历程的纵向分析》,《社会》2016 年第 6 期,第 209—237 页。

② 姜秀花:《社会性别视野中的健康公平性分析》,《妇女研究论丛》2006 年第 6 期,第 27—34 页。

③ 王冬梅、罗汝敏:《健康方面的性别不平等与贫困》,《妇女研究论丛》2005 年 12 月增刊,第 17—19 页。

重的体力劳动,造成家庭贫困。而贫困进一步加剧了健康方面的性别不平等。

《社会性别视角与艾滋病防治》[①]一文认为,在艾滋病防治中没有纳入社会性别视角,导致了以下问题的产生:第一,在艾滋病项目的设计和艾滋病相关政策的制订中缺乏社会性别视角;第二,在开展艾滋病防治的早期阶段,将目标定位为"高危人群"而不是"高危行为",导致认为自己不属于高危人群(静脉注射吸毒者/性服务者/性消费者/男男性行为者)的人产生安全错觉,在毫无防备的情况下被感染;第三,缺乏妇女可以控制而且方便可行的预防措施,使妇女被动面临艾滋病感染的威胁;第四,性服务者的易感性没有得到充分重视;第五,几乎没有考虑让性消费者参与到艾滋病的知识普及和行为改变等预防工作中;在容忍男子多性伴的同时,并不关注其作为性消费者/多性伴者的健康问题;第六,忽略商业性性交易以外的性关系中的艾滋病易感性,婚内和临时的性关系中,安全套的使用率非常低;第七,对普通人群及多性伴人群缺乏有效的生殖道感染治疗和性病诊疗,致使感染艾滋病病毒的危险加剧;第八,由于女性吸毒者面临更多的污名和更多的歧视,她们往往躲藏起来,得不到社会和艾滋病防治项目的关注;第九,绝大多数孕妇并不是艾滋病预防干预的对象,没有被纳入防治工作的范围;第十,男男性行为人群由于文化和社会的压力,隐藏较深,缺乏应有的关注和行为干预。

(三) 社会治理与妇女健康

促进妇女健康不仅是个体行为、社会行为,也是一种政府行为,与政府相关的公共政策制定、社会管理理念、国家行动等等密切相关,并且,在某种程度上也可以说是政府决策和行动的一大结果。

---

① 靳薇:《社会性别视角与艾滋病防治》,《科学社会主义》2007年第1期,第120—123页。

《中国妇女健康政策的社会性别分析》[①]一文运用社会性别视角分析发现,中国的妇女健康政策仍较着重于从母婴保健和计划生育的角度关注妇女健康,致使妇女健康问题与健康需要长期受到忽视,妇女健康领域的相对独立性和专门化程度尚待提高。我国政府对妇女健康促进和健康政策的重视程度和统筹能力需进一步加强,女性健康政策与健康服务体系应成为现代社会福利制度与社会政策框架的组成部分,建构具有社会性别意识的健康政策,维护女性利益。

《妇女组织与女性的参与和行动》[②]一文认为,妇女组织是改善农村地区妇女生育健康情况的重要影响因素。因此,发展农村社区中妇女组织在生育健康中的作用具有以下积极意义:第一,它是培养妇女自我意识和自觉行动最好的基地;第二,它为妇女的参与由被动变为主动提供了有利条件;第三,它能有效地促使妇女的参与和行动成为其完善自我和全面发展的过程;第四,它对农村社区以男子为中心的主导思想构成冲击并影响社会结构,使其发生某些改变。

《边缘化现象与社会整合——城市外来未婚女性生育健康问题的调查与解析》[③]一文从结构性的因素出发,探讨了外来未婚妇女的生殖健康服务体系。该文认为,道德隔离、户籍隔离和性别弱势使城市外来未婚妇女在生育健康服务方面被边缘化,而环境变化和生存压力则增加了她们在生育健康方面的脆弱性。要改变这种状况,城市在宏观管理上,要体现社会成员的平等原则,从"管理型服务"向"服务型管理"模式转换;在微观管理上,要以保障妇女生育健康为中心,促进男女生育健康权益的公平待遇。

---

① 刘春燕:《中国妇女健康政策的社会性别分析》,《华东理工大学学报(社会科学版)》2013 年第 3 期,第 20—29 页。

② 赵捷:《妇女组织与女性的参与和行动》,《云南社会科学》1996 年第 4 期,第 56—63 页。

③ 夏国美:《边缘化现象与社会整合——城市外来未婚女性生育健康问题的调查与解析》,《江苏社会科学》2004 年第 4 期,第 182—187 页。

（四）生存多样性与妇女健康

近年来,妇女生存状况的多样化决定了妇女健康状况的多样化。由此,对不同群体妇女健康的研究也不断扩大,从地位、年龄、民族、职业、经济状况、流动等视角出发的探讨不断深入。处于多元生存状况下的妇女健康,尤其是弱势妇女群体的健康问题得到越来越多的关注。

《贫困地区妇女孕产期保健服务分析——兼论国家、市场、文化在其中的角色和作用》[①]一文从国家、市场、社区以及家庭/亲属 4 个方面入手,分析了各种制度如何在一个互动的过程中对农村贫困地区妇女的孕产期保健造成不利影响,从而保持甚至加剧了贫困地区妇女的边缘化状况。该文认为,尽管国家在其发展规划中对贫困地区妇女保健提出了一系列的指标,但却没有相应的资金投入,加上贫困地区财政有限以及相关领导缺乏对妇女健康的认识,导致了贫困地区妇女保健机构和服务的停滞不前;医疗机构和市场的接轨,使基层妇幼保健机构处于瘫痪的状态;尽管市场给农村经济的发展带来了活力,但贫困地区生存环境的恶劣和自然资源的相对匮乏,使之同发达地区的差距拉大;男性劳动力外出打工致使妇女的劳动负担增大;而医疗机构的市场化,明显导致贫困地区妇女对医疗服务机构的利用相对减少。这一整个过程的互动关系,维持甚至加剧了贫困地区妇女在健康服务中边缘化的状况。

《健康的类生态化存在:民族与性别的视角》[②]一文认为,健康在社会—文化领域具有某种"生态化"的特征,而将健康视为一种类生态化的社会—文化存在,其具有民族性和性别性的特质,由此,少数民族妇女健康就是一种具有民族和性别双重特质的存在。尊重健康领域内各生命群体存在、经验经历和需求的差异,加快人际间良好关系的修复与

---

① 高小贤:《贫困地区妇女孕产期保健服务分析——兼论国家、市场、文化在其中的角色和作用》,《浙江学刊》2002 年第 2 期,第 208—211 页。

② 王金玲:《健康的类生态化存在:民族与性别的视角》,《云南民族大学学报(哲学社会科学版)》2009 年第 2 期,第 31—37 页。

发展,促进人类内部的"生态平衡",当是对整个自然界实现生态平衡追求的应有之义。

《云南少数民族对月经的认知与妇女经期护理》[①]一文在详细考察了云南少数民族受经血不洁等观念的影响而形成的各种禁忌习俗后指出,在禁忌习俗的影响下,少数民族妇女在月经期间采取了许多不恰当的护理方式。但是,从另一方面来讲,有些禁忌习俗在客观上也是有利于妇女健康的。而在与经期病痛长期斗争的历史中,云南少数民族妇女也积累了不少行之有效的护理措施。

(五) 妇女生育/生殖健康

在 1994 年世界人口与发展大会和 1995 年世界妇女大会之后,生育/生殖健康逐渐成为中国学者,尤其是人口学领域和妇女学领域研究者关注的热点。在若干年中出现了一批关于生育/生殖健康方面的学术性著作,从而奠定了生育/生殖健康,尤其是妇女生育/生殖健康研究的基础。这些著作包括云南生育健康研究会编著的《以妇女为中心的生育健康》《以社区为基础的生育健康》《传统文化与生育健康》等;陶春芳等主编的《中国妇女生育健康研究》;陶春芳、萧扬主编的《妇女生育健康促进研究》;国家计划生育委员会主编的《生殖健康与计划生育国际观点与动向》;郑晓瑛编著的《生殖健康导论》等。在此之后,妇女生育/生殖健康领域的研究范围不断扩大,并出现了跨部门、跨学科的学术研究和行动研究,所研究的内容和所采用的研究方法也日益多样化。

《计划生育、妇女地位与生殖健康——生殖健康的影响因素探讨》一文提出适合中国国情的生育/生殖健康的内涵应包括以下 6 个方面的内容:第一,人在整个生命周期生理、心理和社会适应的完好状态,而不仅仅是没有疾病和不适;第二,育龄男子和妇女均有选择生育的权力,也有调节生育的权力和能力。这包括对生育孩子的数目、生育间隔和

---

① 李金莲、朱和双:《云南少数民族对月经的认知与妇女经期护理》,《民族研究》2004年第 3 期,第 54—60 页。

避孕方法的知情选择等,而这样的权力选择应该建立在对社会负责和能够保证亲代和子代生存健康和发展的基础之上;第三,人们能够得到有关生殖健康的信息、教育、咨询,能够得到安全、有效、可负担的、方便的避孕节育技术服务以及安全人工流产和性病防治服务;第四,妇女的妊娠、分娩、哺乳过程应能保证得到最大限度的卫生保健服务,以确保母亲和胎儿、婴儿的健康和安全;第五,儿童应获得与生存、健康和发展有关的所有保健措施和法律保护;第六,消除对妇女一切形式的歧视,保护妇女免受家庭和社会暴力。提高妇女的社会地位,保障她们的身心健康。[①]

《人口流动对农村妇女计划生育与生殖健康的影响》[②]一文认为,人口流动对农村妇女在计划生育和生殖健康方面产生了一些积极的影响,但生殖健康风险仍然存在。如,相比从未外出过的妇女,外出过的妇女除了知道长效的避孕方法外,还有更多的人知道避孕药和避孕套等自己可以控制的方法。但是,无论是外出过还是从未外出过的妇女,都有近半数的人不知道现有的方法可能会产生副作用,而且受副作用影响的妇女中有 40% 的人不会主动找医生。外出过的妇女有更多的渠道了解或获得生殖保健知识,但是,她们意外怀孕和人流的风险却高于从未外出过的妇女。外出过的妇女中有更多的人听说过性病和艾滋病,但是,她们同从未外出过的妇女一样,对性病、艾滋病的传播和预防知识了解得不够全面,不够正确。并且,由于传统观念和习惯仍根深蒂固,人们的态度和行为并不是在短时间内就能够彻底改变的,当外出过的妇女回乡后,她们又会被家乡的传统文化所包围,有些人又会退回到外出前的状况。

---

① 郑晓瑛:《计划生育、妇女地位与生殖健康——生殖健康的影响因素探讨》,《人口与经济》1996 年第 6 期,第 34—38 页。

② 中国人口信息研究中心"流动人口研究"课题组:《人口流动对农村妇女计划生育与生殖健康的影响》,《人口与计划生育》2001 年第 5 期,第 37—41 页。

《影响城市女性二孩生育意愿的社会福利因素之考察》①一文运用质性研究方法，深入探讨了全面两孩政策背景下影响城市女性两孩生育意愿的社会福利因素。研究结果表明，中国当前社会福利政策的"去商品化"能力较弱，不足以缓解城市女性两孩生育所带来的经济压力，导致再生育意愿减低；老人和儿童照顾中的家庭化倾向对城市女性两孩生育意愿具有双向影响，并且出现了生育女孩的性别偏好；基于性别平等视角的社会性规制缺失使得城市女性陷入就业和生育选择的两难境地，从而影响其两孩生育意愿。为贯彻落实全面两孩政策，应提升社会福利政策"去商品化"能力，确立发展型社会政策的价值理念和政策方向。

（六）艾滋病与妇女健康

艾滋病是严重威胁人类健康和影响社会稳定与经济发展的重大传染性疾病。它在 20 世纪 80 年代被发现时，感染者主要是男男性行为者。其后，有多性伴、注射吸毒等危险行为的男子成为艾滋病感染者和患者中的绝大多数。20 世纪 90 年代以后，随着艾滋病在全球的迅速蔓延，妇女艾滋病病毒感染者和患者不断增加，艾滋病对妇女的危害日益严重。由此，近年来，艾滋病与妇女健康成为妇女健康领域学者的一个关切点。

《商业性性交易者艾滋病认知、态度与行为调查》②一文通过对不同性别者商业性性交易行为进行调查，认为由于导致中国艾滋病更广泛流行的因素已经远远超出了个人的行为范畴，涉及城乡差异、贫富差距、性别不平等、权力腐败和资源分配不公等大量社会问题，因此，如果不从根本上消除造成艾滋病易感性的深层的社会和经济根源，仅仅对女性商业性性交易人群进行处罚，不但无法改变她们的行为，甚至还会

---

① 陈秀红：《影响城市女性二孩生育意愿的社会福利因素之考察》，《妇女研究论丛》2017 年第 1 期，第 30—39 页。

② 夏国美、杨秀石：《商业性性交易者艾滋病认知、态度与行为调查》，《社会》2005 年第 5 期，第 167—187 页。

扩大性别不平等和社会不公正。

《社会性别、人口流动与艾滋病风险》[①]一文认为,流动和性别不平等的相互作用导致女性流动人口高度集中于增加其临时或商业性性行为机会的工作行业中,女性而非男性流动人口在流动中经历临时或商业性性行为者显著增加。个人认知和社会影响因素对女性流动人口感染艾滋病风险的构成具有重要的相关关系,其中行为能力是与安全性行为最接近的显著因子,而工作场所的支持则可以增强女性流动人口在性关系中的权利。因此,在针对女性流动人口的艾滋病干预中,不但要强调降低风险的行为能力和自我意识的训练,更要强调性关系中的权利和工作场所的社会支持。

《关注艾滋病对老年妇女的影响》[②]一文则探讨了艾滋病对老年妇女的影响。该文认为,受艾滋病影响的老年人主要分为两类:一类是老年艾滋病病毒感染者和艾滋病患者;另一类是艾滋病病毒感染者和艾滋病患者的老年亲属(主要是老年父母)。艾滋病对老年妇女的影响主要分为直接影响和间接影响。直接影响是指老年妇女感染艾滋病病毒对其健康及生活的影响;间接影响是指通过艾滋病病毒感染者/病人作用于他们的老年亲属,给老年人带来经济、健康等方面的影响。而在很多艾滋病的研究和行动中,公众、研究者和决策者都忽略了艾滋病对处于年龄和性别双重弱势地位的老年妇女的影响,老年妇女在艾滋病防治相关工作中很少得到应有的关注和重视。

(七) 妇女与心理健康

自 2000 年以来,妇女心理健康方面的问题引起了学者们的关注,有关妇女与心理健康的研究成果逐渐增多。这些研究所关注的人群包括女大学生、女运动员、中高级女知识分子、青年知识妇女、孕产妇、女性

---

① 夏国美、杨秀石:《社会性别、人口流动与艾滋病风险》,《中国社会科学》2006 年第 6 期,第 88—99 页。

② 徐勤、伍小兰:《关注艾滋病对老年妇女的影响》,《妇女研究论丛》2005 年 12 月增刊,第 63—67 页。

服刑人员、职业妇女、农村妇女等。其中,尤以有关农村妇女自杀的研究较为深入。

《产后抑郁症患者的社会支持研究——基于内蒙古 D 县 X 医院妇产科患者的个案访谈》[①]一文指出,产后抑郁症是妇女的一个高发病,它严重威胁了产妇及其家人的身心健康。基于患者、家人和医生的访谈资料,该文考察了产后抑郁症的负面影响、产后抑郁症患者的社会支持现状及其局限性,并在此基础上结合布朗芬布伦纳(Urie Bronfenbrenner)的人类生态学理论,建构了一个由患者、家庭、亲戚朋友、工作单位和医院、社区、社会文化氛围 6 个层次组成的社会支持系统。通过各方面力量多管齐下,从而形成共同防治产后抑郁症的良性环境。

《中国育龄妇女自杀死亡分析》[②]一文指出,自杀是我国育龄妇女的主要死因之一。育龄妇女自杀死亡率在青年组呈现高峰,而这一高峰现象在农村地区更为明显。该文认为,农村传统的家庭结构形成了与城市不同的生活方式,使得人际冲突和家庭纠纷的频度和强度远远高于城市,而农村妇女对家庭关系和人际关系的依附性又十分强,家庭矛盾和人际冲突必然会引起她们极大的心理痛苦,甚至会导致自杀;农村妇女受教育程度低,又缺乏完善的社会支持网,致使她们在遇到问题时时常想到的是自杀这一逃避方法。这可能是中国农村妇女自杀死亡率高于城市妇女的两大社会根源。

《从农村妇女自杀现象透视"三农"问题的严峻性》[③]从"三农"问题角度分析,农村妇女高自杀率的根本原因有:(1)农村教育资源的匮乏以及教育的错位使农村教育水平远远落后于城市,农村妇女由于农民和妇女的双重身份歧视,在受教育过程中处于更加不利的地位;(2)农

---

① 郇建立、孙静:《产后抑郁症患者的社会支持研究——基于内蒙古 D 县 X 医院妇产科患者的个案访谈》,《妇女研究论丛》2010 年第 1 期,第 23—31 页。

② 杨俊峰、安琳、王绍贤:《中国育龄妇女自杀死亡分析》,《人口研究》2000 年第 6 期,第 38—45 页。

③ 杨玲:《从农村妇女自杀现象透视"三农"问题的严峻性》,广西师范大学硕士学位论文,2004 年。

村的普遍贫困和农业的弱势使农业女性化带给农村妇女的弊大于利；
(3)现行的土地制度和政策无法充分保障农村妇女的土地使用权,失去
土地使用权的农村妇女容易陷入更不利的处境；(4)重男轻女的传统文
化使农村妇女在面对诸如家庭暴力等问题时,缺乏自我保护的意识和
能力,也较少得到社会的支持；(5)转型期的农村妇女虽然自主性有一
定程度的觉醒,但由于自身所受的双重歧视而很难摆脱被边缘化的命
运；(6)农村政府相关方面职责的短缺、妇女组织作用的削弱以及其他
社会组织的缺乏使农村妇女只能充当社会利益分配结果的被动接受
者,而较少有能力以主动进取者的姿态和实力影响社会利益的分配向
有利于自己的方面倾斜；(7)农村社会保障的缺失。因此,解决"三农"
问题应是降低农村妇女居高不下的自杀率这一问题的突破口。

(八) 针对妇女的暴力

针对妇女的暴力包括针对妇女的家庭暴力与拐卖妇女儿童等,都
会对妇女的身心健康造成极大威胁。

《城市夫妻间的婚内暴力冲突及其对健康的影响》[①]在对现有的理
论做出综合阐述和评论后,运用全国范围内有代表性的随机抽样调查
数据,分析中国城市夫妻间的暴力冲突及其对健康的影响。本文发现,
夫妻间的婚内暴力冲突在中国城市家庭中并不少见。其中,施暴者夸
大而受害者隐瞒其受侵犯的经历和夫妻间的嫉妒情绪显著地增加了暴
力冲突的可能性。比丈夫收入更高的女性受侵害的可能性更高。生活
压力,如家有学龄前儿童和家庭处于较低的社会经济地位,会增加暴力
冲突的发生。家庭暴力对受害者,特别是女性的健康状况有着显著的
负面影响。

《华东五省云南/广西籍未成年被拐卖/骗妇女/儿童流入地个案研

---

① 王天夫:《城市夫妻间的婚内暴力冲突及其对健康的影响》,《社会》2006年第1期,
第36—60页。

究》①一文指出,近年来,买卖/拐骗妇女儿童现象的蔓延已成为一个严重影响妇女儿童健康发展的社会问题。在对华东五省被拐卖/骗流入的婚迁妇女、性服务妇女、被收养儿童和廉价劳动力四大目标人群深入访谈的基础上,力求了解被拐卖/骗者在被拐卖/骗前后及目前的生活状况和心态,探讨目前中国大陆买卖/拐骗妇女儿童现象的特征、类型、规律、趋势,把握不同类型目标人群被买卖/拐骗的发展态势,进而提炼更具可行性和有效性的法律政策建议和行动建议。文章指出,拐卖/骗妇女儿童成婚和成为廉价劳动力将成为拐卖/骗妇女儿童的两大主体现象。

(九) 妇女的主体性健康

在社会性别视野下,在生殖/生育/性健康等工具性健康之外,妇女作为"人"的主体性健康也获得了一定的关注。

《白领女性"健康自主"行为的实践与反思——一项基于日常饮食生活的个案研究》②一文提出,城市白领女性"健康自主"的含义是通过强调身体保健来表现自我价值,其"健康自主"的实践则体现在对生活的自我控制上。而在现代风险社会中,所谓的"健康自主"仅是一种"身体物化"的过程:即使城市白领女性完成了"健康自主"的行为实践,但仍未实现其"健康"的真实价值,甚至也未能达到一种健康的身体状态。一方面,她们仅是为了迎合现代资本和消费主义的驯服而保持一种身体的自主克制,以获取奖励——肉体资本转化为经济及社会资本;另一方面,在如此充满风险(失业、污染、传染病、食品安全等)的现代社会,她们也唯有通过"身体物化"来赢得可预测的恒定安全,以便更好地获得奖励。因此,健康的获得不能仅靠个体,国家和社会的支持显得更为重要。

---

① 王金玲:《华东五省云南/广西籍未成年被拐卖/骗妇女/儿童流入地个案研究》,《浙江学刊》2005 年第 4 期,第 200—215 页。

② 黄嘉文:《白领女性"健康自主"行为的实践与反思——一项基于日常饮食生活的个案研究》,《妇女研究论丛》2010 年第 5 期,第 42—47 页。

《经历乳腺癌:从"疾病"到"残缺"的女性身体》[①]一文基于对 14 位有乳腺癌经历女性的深度访谈后发现,经历乳腺癌女性的身体与其说是一种患病的身体,不如说是一种被视为残缺(了乳房)的、不符合社会规范的性别态身体。"残缺"表现在身体机能与感受(疼痛感与行动受阻)、身体形象(掉发与切乳)、个体认同(患者身份、女性身份及正常的社会人身份)和人际关系(尤其是亲密关系)。文章展现了女性在经历乳腺癌的过程中(尤其是被切除了乳房之后)如何面对、管理被医学与社会标定为"残缺"的身体,如何努力恢复身体和"正常"的亲密关系;表达了身体从医疗空间走向社会空间时,"残缺"感与正常化过程中的阶段性特点,以及身体在日常生活中的多重性与政治性。

《苦痛的身体:一位青年女性打工者的疾病叙事》[②]从医疗人类学的视角对一个青年女性打工者的疾病叙事进行分析,从而揭示病痛的意义、个人生活世界、地方医疗系统以及外出务工这一社会过程之间的关联。研究主张,对青年女工病痛的关怀要关注结构性的不平等如何塑造个体生命历程与道德体验,但不应只是将关注点放在户籍制度上,而应将农村青年女工与城市之间的连接视为一种生命的互惠,转向更加以人为本的医疗保障体系。

从以上分析可见,1995 年至 2016 年,全球化、社会性别、社会管理、生存多样性成为妇女健康研究的新的视角,而学者们在全球化与妇女健康、社会性别与妇女健康、社会管理与妇女健康、生存多样化与妇女健康、艾滋病与妇女健康、妇女与心理健康、妇女生育/生殖健康与计划生育、妇女健康与主体性、针对妇女的暴力(家庭暴力与拐卖)这九大方面,也在具有妇女健康学术特征和本土特征的重要概念方面有诸多建树,提出了诸多具有新意的观点。

---

① 黄盈盈、鲍雨:《经历乳腺癌:从"疾病"到"残缺"的女性身体》,《社会》2013 年第 2 期,第 185—207 页。

② 何潇、何雪松:《苦痛的身体:一位青年女性打工者的疾病叙事》,《当代青年研究》2011 年第 6 期,第 34—41 页。

第三章　总体呈现:妇女健康状况

世界各地男女健康状况的差异是由三个相互关联的因素决定的:发展、生物特性和性别。所有这些因素都将导致个体在整个生命周期中形成不同的健康轨迹。发展,被理解为卫生系统的发展,也指改善获得水、卫生设施和交通基础设施的机会,为疾病负担提供了总体背景。生物特性决定了女性和男性特有的健康需求和弱点。这是导致男性罹患多种健康问题的风险增加、死亡率以及预期寿命缩短的主要原因之一。性别不平等及社会性别规范和期望仍然对影响男女的健康状况发挥强有力的作用。

——联合国《2015 世界妇女:统计与趋势》①

本章主要通过国际妇女健康状况的横向呈现,分析中国妇女健康状况的国际地位;通过中国妇女健康发展轨迹的纵向呈现,分析中国妇女健康状况的发展态势。

---

① United Nations. *The World's Women 2015*:*Trends and Statistics*,United Nations Publication,2015.

第一节　国际妇女健康状况①

本节通过梳理《2015 世界妇女：趋势与统计》及《2017 中国卫生和计划生育统计年鉴》等相关统计年鉴的数据，针对世界妇女健康相关问题进行分析，包括出生性别比及平均预期寿命、主要疾病及死因、健康风险因素、生殖健康、心理健康、暴力侵害妇女的行为等 6 个方面进行国际现况与趋势分析，以便与中国妇女的现况进行比较，以期了解中国妇女健康状况的国际地位。

一、出生性别比及平均预期寿命

就全球来看，生育率下降和寿命延长，导致世界人口中儿童所占比例降低，老年人所占比例提高。下面从人口、出生性别比，平均预期寿命，生育率等来看全球人口的总体情况。

（一）人口、出生性别比

第一，就男女人口数而言，2015 年，全世界大约有 36 亿妇女、37 亿男子，整体而言，妇女人数略少于全球人口的半数（49.6％），就全球而言，性别比例差异不大（男女人口数量比为 102∶100）。但是世界许多地区，男女性别比呈现较明显差异。在东亚、南亚、西亚和大洋洲，都是男子多于妇女。就男子相对过多而言，西亚的数值为最高，估计数为111∶100。就绝对数量而言，男子过多的情况最严重的国家是东亚的中国（男子人数为 5200 万）和南亚的印度（男子人数为 4300 万）。在撒哈拉以南非洲和北非，男女人数几乎相等。

① 第三章第一节国际妇女健康数据由南京农业大学人文与社会发展学院张逍帮助搜集并整理，姜佳将复核并补充、删减、修改，在此深表谢忱！

第二，就出生性别比而言，出生性别比偏高是一个严重的人口安全问题，意味着女婴（女胎）生存权被剥削和孕产妇生命健康权被牺牲等现象存在。从全球来看，2010—2015 年出生的婴儿性别男女比例是107：100，但区域差别明显。最不均衡的记录见于东亚和南亚，男性和女性出生比例分别为 115：100、109：100，如中国、印度等国家出生性别比较为失衡；撒哈拉以南非洲出生男孩和女孩之比为 104：100，是世界上出生性别比例最均衡的区域。

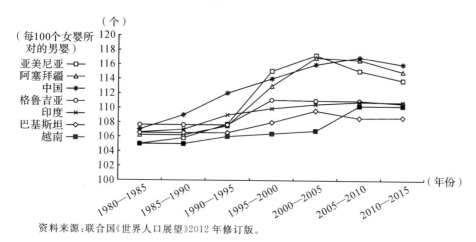

资料来源：联合国《世界人口展望》2012 年修订版。

图 3-1　1980—2015 年部分国家出生性别比

第三，依年龄层进行人数分析，全球男女人口数呈现"性别螺旋（gender spiral）"现象。所谓"性别螺旋"是指年轻男性人数大于女性，而到了较年长人群，女性人口数则高于男性。根据联合国全球人口统计显示，0 岁至 49 岁男性人口大于女性，50 岁以后，妇女所占的比例迅速增加。60 岁至 64 岁年龄组的性别比例是 95 个男子对 100 个妇女，但在 80 岁至 84 岁年龄组中却下降至 70：100，在 90 岁至 94 岁年龄组下降至 45：100。随着高龄妇女的增加，特别是超过 85 岁的妇女常伴有失能的情况，例如听觉、视觉、日常生活功能等障碍，超高龄妇女的长期照顾服务和失能医疗照护将是社会和政府面临的重要议题。

(二)平均预期寿命

平均预期寿命是衡量一个国家或地区社会经济发展水平及医疗卫生服务水平的综合指标。

第一,世界各国的两性平均预期寿命存在差距,妇女平均比男子长4.5岁。据统计,1990—2015年,世界男女平均预期寿命都呈增长趋势,妇女的预期寿命从67.1岁上升到72.3岁,男子的从62.5岁上升到67.8岁,妇女的预期寿命平均比男子的长4.5岁。目前,世界妇女最长寿排名前三位的国家和地区为:日本86岁、中国香港85岁、法国84岁。随着平均预期寿命延长,高龄妇女健康照护需求已然成为不可忽视的重要议题。

第二,世界平均预期寿命在性别差异上也拥有较大的区域差距。在拉丁美洲和加勒比、发达区域及高加索和中亚,妇女比男子多活6至8年,在撒哈拉以南非洲、东亚和南亚则只多活2至3年。两性预期寿命的最大差别见于俄罗斯联邦,那里的妇女平均比男子多活13年(74岁对61岁)。7个性别差距在10岁或10岁以上的国家有白俄罗斯、爱沙尼亚、哈萨克斯坦、拉脱维亚、立陶宛、俄罗斯联邦和乌克兰等。在这些国家里,男子吸烟喝酒是造成这种差别的关键因素。[①]

第三,虽然妇女平均寿命高于男性,但这并不意味着妇女就可以更长时间地安享余年。世界卫生组织的报告指出,以"一般平均寿命"来规划妇女健康照护需求是不足的,而是要以"健康平均寿命(healthy life expectancy)"作为依据较为适切。所谓"健康平均寿命"是以一个人的平均预期寿命为基础,扣除其不健康状态损失之年数而调整的平均寿命。诸多研究发现,妇女拥有的健康平均寿命与男子相差不多。

---

① United Nations. *The World's Women 2015: Trends and Statistics*, United Nations Publication,2015.

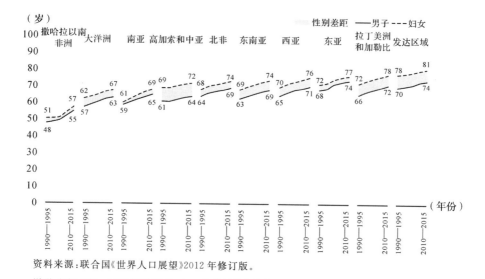

资料来源:联合国《世界人口展望》2012 年修订版。

说明:包括 1990—1995 年至 2005—2010 年期间的估计数和 2010—2015 年期间的预测(中等生育率)。

图 3-2　1990—1995 年与 2010—2015 年期间世界按区域和性别列示的出生时预期寿命

(三)生育率

从全球来看,生育率在中高生育水平的国家中略有下降,而在生育率水平低的国家则有所上升。2010—2015 年,总生育率为每个妇女生2.5 个孩子,而 1990—1995 年则为 3 个孩子。女性接受高等教育的注册人数不断增加,结果导致平均生育年龄都有增加,生育时间推迟,2010—2015 年为 29 岁。在欧洲,妇女生孩子最少,2010—2015 年平均每个妇女生育孩子不到 1.6 个。2010—2015 年,撒哈拉以南非洲至今仍然是妇女生育孩子数量最多的地区,达 4.6 个。

二、主要疾病及死因

世界卫生组织编写的《国际疾病分类》包括了三种主要类别的死亡原因:第一类包括传染病,也包括孕产妇、新生儿及营养状况导致死亡;其他两个类别是非传染病与伤害。从各年龄组和各区域的死亡率分析可以看出,男女往往死于不同的原因。在所有区域,生物因素、性别不平等和性别规范,始终在生命周期中影响着男女的健康轨迹。

世界卫生组织数据显示，全球 2/3 以上的妇女死于非传染病，近 1/3 妇女死于传染病、生产或营养状况问题，不到 1/10 妇女因伤害而死亡。①

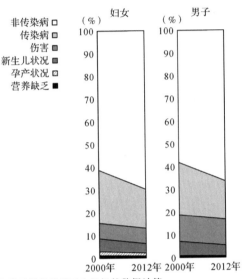

资料来源：联合国统计司根据世界卫生组织的数据计算。

图 3-3　2000 年和 2012 年全世界按死亡原因主要类别和性别列示的死亡分布

(一)非传染病

世界卫生组织数据显示，2012 年，非传染病造成世界各地 70% 以上女性死亡和 66% 男性死亡。可见，非传染病已经成为全球妇女首要死因。4 种主要非传染病是心血管疾病（如心脏病和中风）、癌症、慢性呼吸道疾病（主要是慢性阻塞性肺部疾病和哮喘）及糖尿病。联合国公布的 2012 年（60 岁或以上）男女具体原因的死亡率头 10 位死亡原因均属于非传染病。多数非传染病都深受吸烟、缺乏体力活动、饮食不健康及饮酒过度等常见可预防风险因素的影响。以下即针对近年全球妇女重要非传染性疾病的死因，包括心血管疾病、妇科癌症进行现况与趋势说明：

---

① United Nations. *The World's Women 2010：Trends and Statistics*，United Nations Publication，2010.

表3-1 2012年全世界按区域列示的(60岁或以上)男女头10位死亡原因

	妇女					男子			
世界排位	死亡原因	具体原因的死亡率(死亡人数/100000)			世界排位	死亡原因	具体原因的死亡率(死亡人数/100000)		
		世界	发达区域	发展中区域			世界	发达区域	发展中区域
1	中风	703	491	825	1	缺血性心脏病	802	858	776
2	缺血性心脏病	700	737	678	2	中风	703	416	842
3	慢性阻塞性肺部疾病	278	104	378	3	慢性阻塞性肺部疾病	414	180	528
4	下呼吸道感染	177	103	220	4	气管癌、支气管癌、肺癌	231	292	201
5	糖尿病	149	70	194	5	下呼吸道感染	201	136	232
6	高血压性心脏病	129	104	144	6	糖尿病	135	76	163
7	阿尔茨海默病及其痴呆	103	226	33	7	高血压性心脏病	107	79	121
8	气管癌、支气管癌、肺癌	88	110	76	8	胃癌	95	78	103
9	乳腺癌	65	98	46	9	前列腺癌	83	125	63
10	肾病	63	54	69	10	肝癌	82	54	96

资料来源:联合国统计司根据世界卫生组织数据计算。
说明:死亡率未按年龄调整。

1. 心血管疾病

心血管疾病是当今严重威胁人类生命健康的主要疾病之一,它不仅是男性,也是女性死亡和致残的第一位原因,严重威胁着女性的生命与健康。根据世界卫生组织统计发现,女性由于心血管疾病死亡的比例比男性还高。据统计,全球约有 32% 的妇女死于心血管相关疾病,而男性这一比例仅为 27%。[①] 死于心血管疾病的妇女比男子多,就绝对数字而言,全球死于此类疾病的 60 岁及以上的妇女多于男子(2012 年妇女为 7802 万,男子则为 6800 万)。这主要是因为老龄组(70 岁及以上)的妇女比例不断增加,而心血管疾病是这个年龄组死亡的多数原因。

相关研究发现,心血管疾病作为我国女性的第一位死因尚未得到足够关注和重视,男性与女性在心血管疾病发生的年龄、病理生理特点、临床症状、疾病诊断、药物代谢和防治策略等方面均有其差异性,女性比男性心血管疾病在发病和发生心肌梗死均要晚。[②] 一些专家结合 2000—2007 年的 98 篇有关 19 个国家心血管疾病的文献查证发现,女性第一次被诊断中风的年龄(72.9 岁)比男性(68.6 岁)晚。[③]另有专家进一步探究其原因,发现女性常出现非典型症状,如恶心、疲倦、头晕、失眠、焦虑、消化不良、背痛等,这些症状常常容易被妇女轻视、忽略而不处理,导致女性的心血管问题常延误就医或有不良预后。[④] 进一步分析,妇女罹患心血管疾病的危险因子主要包括吸烟、肥胖、高胆固醇、不运动等,而这些大多能在日常生活中改善。因此,提高防范意识,推进心血管疾病

---

① 李佳:《妇女健康现状:全球与中国比较》,《河北科技师范学院学报(社会科学版)》2016 年第 3 期,第 17—21 页。

② 中国女性心血管疾病预防专家共识组:《中国女性心血管疾病预防专家共识》,《中国心血管疾病研究杂志》2012 年第 10 期,第 321—328 页。

③ Appelros P, Stegmayr B, Terent A. "Sex Differences in Stroke Epidemiology: A Systematic Review", *Stroke*, 2009, 40(4), pp. 1082—1090.

④ Devon H A, Ryan C J, Ochs A L, et al. "Symptoms Across the Continuum of Acute Coronary Syndromes: Differences Between Women and Men", *American Journal of Critical Care*, 2008, 17(1), pp. 14—24.

防治的性别差异研究和促进,就显得尤为重要。

2.妇科癌症

由于医学常识缺乏、筛查服务缺位、预防疫苗未普及、生理结构特殊等因素,乳腺癌、子宫颈癌等成为妇女常见的癌症种类。2012年,乳腺癌占了全部新增癌症病例(全世界大约170万人)的26%,占全部癌症死亡人数(全世界522000例)的16%,乳腺癌是导致全世界20—59岁妇女死亡的主要癌症。发展中区域乳腺癌新增病例(883000例)稍微多于发达区域(794000例),但后者的发病率却是前者的2.4倍,发达区域发病率较高的部分原因是查出率较高。

就发展中国家的新增病例而言,宫颈癌是第二种妇女最常见的癌症。宫颈癌几乎总是由病毒——人乳头瘤病毒引起。人乳头瘤病毒是生殖道或外生殖器最常见的感染病毒之一,多数性活跃的男女一生至少会感染一次,极可能是在年轻的时候。宫颈癌若在早期阶段发现,可能很容易治疗甚至避免。而且,对导致大约70%宫颈癌的某些类型的病毒如今可以做疫苗接种。与其他多数癌症相反,宫颈癌在发展中区域的发病率和死亡率都远高于发达区域。这是由于许多发展中国家缺乏充分的癌症检查和疫苗接种。积极提升疫苗接种、提升子宫切片筛查等的普及率,在当前显得尤为重要。

(二)传染病

艾滋病病毒/艾滋病是导致妇女死亡的主要传染病之一。不安全性行为、生物学因素、信息不对称、性别地位失衡等是妇女(尤其年轻妇女)的染病原因。从全球来看,15—24岁的年轻妇女的艾滋病病毒新感染人数比同辈男子高50%。这种易遭艾滋病病毒感染的情况在撒哈拉以南非洲最严重,青壮年人口艾滋病病毒新感染有72%发生在那里。在撒哈拉以南非洲各次区域,2012年年轻妇女新感染人数大约是年轻男子的两倍。而在拉丁美洲、东亚和发达区域,年轻男子的新感染人数大约是年轻妇女的两倍。在发展中区域里,艾滋病所致死亡率,妇女为17/100000,男子为13/100000。在发达地区中,相应比率分别是

2/100000和4/100000。妇女罹患包括艾滋病在内的传染病的风险大于
男子,因为她们在生理上更脆弱。导致妇女感染率高的其他因素为:性
别不平等,包括暴力侵害妇女和女孩的行为;获得信息、教育和经济机会
方面的不平等;早婚习俗,包括嫁给年长伴侣;缺乏谈判能力;等等。

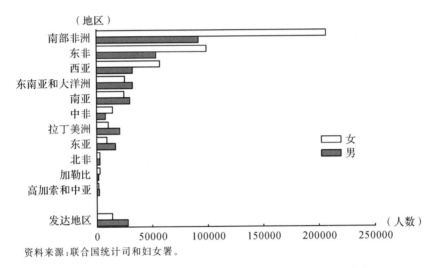

资料来源:联合国统计司和妇女署。

图 3-4 2012 年新感染艾滋病年轻男女(15—24 岁)人数分布

(三)伤害

伤害包括非故意伤害(如交通事故、摔倒、溺水或中毒)和故意伤害
(如自我伤害、人际暴力和集体暴力)。

其一,自我伤害(自杀)是年轻妇女和年轻男子第三个主要死亡原
因。就死亡人数而论,2012 年,世界各地有几乎 10 万名年轻妇女(15—
29 岁)和超过 14 万名年轻男子(15—29 岁)自杀。南亚和东亚是世界仅
有的两个年轻妇女自杀率略高于年轻男子的区域。南亚的妇女自杀率
特别高,每 100000 名女性人口中就有 28 人因自杀死亡。

其二,伤害是男女差别最大的死亡原因。在拉丁美洲可以看到最
大的不同,就伤害所致死亡的比重而言,男子比妇女高两倍(男子 18%,
妇女 6%);其次是西亚(男子 21%,妇女 8%)及高加索和中亚(男子
11%,妇女 4%)。在东亚差别最小,男性是 8%,女性是 7%。在东亚,

相较于其他地区,伤害在女性死亡原因中所占比重相对很高,主要是因为自我伤害、摔倒及交通事故所占比例高于其他区域。

其三,伤害所致的死亡率基本保持一致,长期以来居高不下。由伤害所致的女性死亡水平居高不下,特别是在南亚和东亚国家中,极可能与暴力侵害妇女行为及妇女在社会所处弱势地位有关。例如,在孟加拉国妇女暴力死亡率远高于男子的农村地区所做的一项研究表明,妇女的死亡,特别是自杀,都与无子女情况下遭受丈夫和亲人身心虐待、被未来丈夫抛弃或者未婚怀孕有关。死于暴力的离婚妇女和守寡妇女也与社会经济困难和被抛弃有关。

三、健康风险因素

健康风险因素是指任何增加个人生病或受伤可能的事物。风险因素可以是人口统计、社会、经济、环境、生物或行为等性质的因素。以下即针对影响全球妇女的健康因素进行统计和分析,包括烟草使用、酒类消费、超重和肥胖症、糖尿病流行率。

(一)烟酒消费

烟草使用是非传染病的第二大风险因素(仅次于高血压),占全球此类疾病所致死亡的 9%。它每年夺去近 600 万人的生命,其中约 150 万是妇女。烟草使用造成了 22% 的全部癌症死亡,71% 的全球肺癌死亡,也是慢性呼吸道疾病和心血管疾病的一大风险因素。[①] 尽管吸烟者多数是男子,但二手烟的多数受害者却是儿童和妇女。例如,2004 年,二手烟估计已经造成 600000 人早死。儿童占此类死亡的超 1/4 (28%),妇女占成年人死亡的 64%。这主要是由于女性非吸烟者暴露于二手烟的概率大,而且由于生理条件的差异,女性的黏膜对烟草烟雾更加敏感、更容易被诱发癌变。美国卫生基金会的调查研究也发现,吸

① United Nations. *The World's Women 2015:Trends and Statistics*, United Nations Publication,2015.

烟量相同的条件下,女性得肺癌的机会是男性的 1.5 倍;而不吸烟的人里,女性得肺癌的机会是男性的 2 倍。另外,2012 年,卫生部发布的《中国吸烟危害健康报告》显示,受二手烟影响的女性患上慢性阻塞性肺病的概率也比男性要高。

饮酒过量可引起酒精依赖、肝硬化、癌症和意外伤害。酒类的有害影响基于三个主要机制:对器官和组织的毒素影响;对认知的损害和情感功能的沉醉;会造成不良社会经济影响的上瘾。有害使用酒精每年造成大约 330 万人死亡。2012 年,全部死亡有 6%(男性死亡的 8% 和女性死亡的 4%)归咎于酒类消费,包括几种癌症、慢性肝病、心血管疾病及意外伤害。对妇女来说,使用酒精是心血管疾病最常见的死亡原因;而对男子而言,伤害和心血管疾病则极为常见。考虑到以伤残调整寿命年①表示的疾病负担,男女之间的差别甚至更大。2012 年的估计数表明,男子早死与涉及酒精使用紊乱的残疾(综合了有害使用酒精与上瘾对健康的影响)所致丧失岁数的概率比妇女高两倍。然而,妇女的酒类消费更加复杂。例如,妊娠期间饮酒的妇女可能增加其新生儿的健康状况风险。使用酒精所致死亡与发病方面的男女差别可以由所消费量与饮酒模式的不同加以解释。此外,妇女体重较轻、肝代谢酒精的能力较小、体脂比例较高等都是辅助因素,使妇女即使摄取同样量的酒精,血液酒精浓度也高于男子。

(二)超重和肥胖症

从全球来看,几乎有 300 万人的死亡与超重有关;超重是心血管疾病、糖尿病和癌症(包括乳腺癌)的一个重要风险因素。超重和肥胖症通过代谢途径导致血压上升、胆固醇和甘油三酯水平居高不下和胰岛素抗性,而这三者本身都是引发几种慢性疾病的直接风险因素。根据

---

① 伤残调整寿命年(disability adjusted life year, DALR)是指从发病到死亡损失的全部健康寿命年,包括因早死所致的寿命损失年和疾病所致伤残引起的健康寿命损失年。其是生命数量和生命质量的时间为单位的综合度量。

世界卫生组织的规定,BMI 指数(通称体重指数——一种身高体重指数)25 或 25 以上被认为是超重,一个人体重指数是 30 或 30 以上被认为是肥胖。

世界卫生组织估计,2008 年,全球约有 15 亿 20 岁及以上的成人超重,其中约 1/3(5 亿)肥胖,肥胖妇女(3 亿)多于肥胖男子(2 亿)。按照 35 岁的标准化超重流行率来计算,成年妇女和成年男子的超重比例相似(分别为 35% 和 34%),而年龄标准化肥胖症流行率是妇女高于男子(分别是 14% 和 10%)。尽管两性的肥胖症流行率都有所增加,但妇女受到的影响似乎稍大——20 岁及以上的妇女有 14% 肥胖,男子则为 10%。

超重和肥胖症流行率几乎是普遍上升,不过各个区域和国家以及男女之间的模式迥然不同。在西亚和北非发现了超重成人(20 岁及以上)最大比例,两个区域都有 66% 的妇女超重;男子分别有 63% 和 53% 超重。在两个区域的超重人口中,有半数以上的妇女和 30%—40% 的男子被认为是肥胖。拉丁美洲和加勒比、大洋洲、高加索和中亚地区,以及发达区域,超重和肥胖症流行率也很高。成年女性人口半数以上超重,四分之一肥胖。在这些区域里,超重流行率是妇女高于男子,而发达区域例外,因为发达区域有 50% 的妇女超重,59% 的男子超重。超重流行率和肥胖症流行率在南亚最低:16% 的妇女和 13% 的男子被认为超重;肥胖症流行率妇女是 4%,男子是 2%。

由此,应深入探讨妇女肥胖相关影响因素,以及深入了解分别饮食、营养、健康等相关知识、态度与行为,以作为改善妇女肥胖问题的卫生教育与政策之依据。

(三)糖尿病

糖尿病是一种慢性疾病,在身体不能产生足够的血糖调节激素胰岛素时,或者身体不能有效利用其产生的胰岛素时发生。全球所有糖尿病病例中,约 90% 是 2 型糖尿病,主要由饮食不健康、超重和身体不活动所致。因此,2 型糖尿病通常是可以预防的。过去主要是中年人和老年人患病,但如今有越来越多年轻人甚至儿童患病。糖尿病也可能对孕产妇健康造成消极影响。妊娠期糖尿病或妊娠期间患的其他糖尿病,如不治疗,可能导致生育体重较大的婴儿,增加发生难产之类并发症的风险,可能威胁母亲和新生儿双方的健康与生命。此外,患妊娠期糖尿病的母亲所生婴儿一生肥胖和患糖尿病的风险更大。

从全球来看,发现糖尿病流行率在男女之间几乎没有区别。2013年,患有糖尿病的男子比患有糖尿病的妇女稍多(1.98 亿名男子和 1.84 亿名妇女)。不过,从区域层面看,还是存在一些性别差异。在北非,流行率是妇女高于男子(妇女 13%,男子 11%);在高加索和中亚(妇女 4%,男子 7%)和东亚(妇女 8%,男子 10%)则较是妇女的流行率低。

四、生殖、生育和性健康

妇女生育期的健康状况以涉及生殖、生育和性健康的问题为主。下面对产前检查、孕妇死亡率、避孕方法的机会、人工流产、产前保健等方面进行分析。

(一)产前检查率

产前检查率的高低能反映孕产妇在生育过程中所需生殖保健服务的满意程度。产前护理可为改善妇女的健康状况提供许多机会,其中包括预防和控制艾滋病病毒和疟疾、发现和控制子痫以及补充铁和叶酸,而铁和叶酸的补充在微量营养素缺乏为常见状况的低收入和中等收入国家中尤为重要。尽管如此,世界上仅有不足半数的孕妇按世界卫生组织的建议接受至少 4 次产前检查。产前检查率(至少 4 次)最高的国家(安提瓜和巴布达、巴林、白俄罗斯、古巴、特立尼达和多巴哥)为 100%;最低的国家(阿富汗)为 10%;前者比后者高出 90 个百分点。这说明,世界各国的产前检查率有着极大的差距。

(二)孕产妇死亡率

与怀孕和分娩有关联的并发症是世界各地少女和青年妇女(15—

29 岁)死亡的主要原因。孕产妇死亡率是测量妇女健康水平的性别敏感指标,不仅反映了她们享受和支配卫生保健资源的权利和能力,还反映了一个国家或地区卫生资源和保健服务供给状况。几乎所有的孕产妇死亡(99%)都发生在发展中国家。在发达区域,孕产状况所致死亡率是发展中区域的 1/20。生产孕妇死亡率最低的国家是芬兰、冰岛、波兰和希腊,都是每 10 万名中有 3 例;最多的是塞拉利昂,每 10 万名中有 1360 例。两者相差 1357 例,说明世界各国孕妇死亡率的差距较大。

自 1990 年以来,妇女孕产状况已经有了很大改善。但在撒哈拉以南非洲,死亡水平仍然居高不下。2013 年,估计有 289000 名妇女在妊娠期间,或者分娩(或终止妊娠)后前 42 天因与妊娠或分娩有关的原因而死亡。总的来说,1990 年至 2013 年,全世界孕产妇死亡人数减少了45%。多数孕产妇死亡是可以预防的;造成孕产妇死亡的主要病症,包括产后出血、败血症、难产、不安全堕胎并发症与高血压疾患,在有训练有素的工作人员与适足设备来提供产科急诊等必要护理时,是可以管理的。然而,在发展中国家里,专业助产和产科急诊的覆盖面仍然不够,妨碍了孕产妇死亡率更快下降。

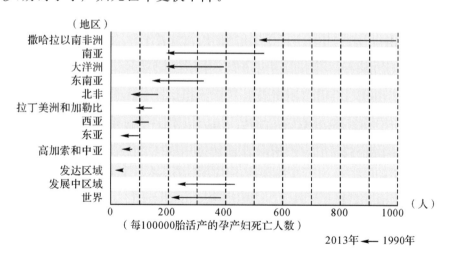

图 3-5　1990—2013 年世界按区域列示的孕产妇死亡率

已经生育过的青少年(15—19 岁)所占的百分比过去 20 年间有所

下降,但在非洲,在拉丁美洲和加勒比若干国家中依然很高。早育,特别是15岁以下女孩早育,给年轻母亲及其新生儿都带来了健康风险。这是由于少女身体没有充分发育,也由于这个年龄组中贫血和营养不足比率普遍很高。许多少女也都是意外怀孕,导致堕胎,常常是不安全堕胎,其发病和死亡风险都很高。

1.避孕药具使用

避孕药具使用能够降低妇女死亡率。最近一项研究估计,如果所有想避免怀孕的妇女都使用现代避孕方法,意外怀孕的数量就会下降70%,不安全堕胎会下降74%。另外,如果避孕需要都得到满足,所有怀孕妇女都得到世界卫生组织推荐的基本标准护理,因涉孕原因而死亡的妇女人数就会下降2/3,从290000人下降到96000人。

避孕药具使用和计划生育需求得到满足的比例在某些区域仍然很低,在撒哈拉以南非洲和大洋洲特别低。2013年,发展中区域妇女计划生育总体需求(想推迟或避免怀孕的妇女)的84%都已得到满足,在撒哈拉以南非洲,1990年至2012年期间,使用任何避孕方法的妇女所占比例增加了超1倍,从13%增加到27%。不过,这仍然只代表了计划生育总体需求的约半数(51%),而其余也想推迟或避免怀孕的妇女的计划生育需求并没有得到满足。撒哈拉以南非洲推迟或避免怀孕需求没有得到满足的水平在所有区域中是最高的。这个区域不安全堕胎比例也最高,孕产妇死亡人数也最多。大洋洲发展中国家避孕普及水平也很低(38%),未得满足的计划生育需求却较高。那里大约有40%想推迟或避免怀孕的妇女没有使用任何避孕办法。另一个极端,东亚避孕普及程度最高(84%),并且几乎所有的计划生育需求都得到了满足。

2.人工流产状况

尽管堕胎率自1995年以来已经下降,但不安全堕胎在全部堕胎中所占的比例却增加了。第一,从全球来看,2008年有4400万起怀孕以人工流产而告终。这个数字从1995年的4600万下降到2003年的4200万。2008年,由于生育年龄妇女人口的增长,再次增加到4400万。

15—44 岁妇女的人工流产率从 1995 年的 3.5％降到 2003 年的 2.9％。此后略有下降，一直降到 2008 年的 2.8％。人工流产比率在世界各区域各不相同，15—44 岁妇女的堕胎率在 2.0％到 3.0％之间，但只有东欧例外。东欧的堕胎率全世界最高，2008 年 15—44 岁妇女堕胎率为 4.3％。

第二，全球所有堕胎案例大约有一半被认为是不安全的，这些几乎全部发生在发展中区域，特别是亚洲、非洲及拉丁美洲和加勒比。与根据医学准则实施的堕胎不同，不安全堕胎对妇女来说健康风险很大。比如，2008 年，估计 2200 万起不安全堕胎事件导致了 500 多万例并发症，致使 47000 人死亡，主要是由大出血和感染所致。尽管人工流产总数自 1995 年以来已经减少，但不安全堕胎在世界各地全部堕胎中所占的比例却从 1995 年的 44％增加到 2008 年的 49％。

第三，堕胎政策在一些国家仍然具有限制性，但堕胎的发生是不管其法律地位的。2008 年估计 2200 万起不安全堕胎事件几乎全部发生在发展中国家。实施堕胎限制性法律的国家的不安全堕胎发生率是实施自由堕胎政策国家的 4 倍多（2008 年，15—44 岁妇女堕胎比例分别是 27/1000 和 6/1000）。实施限制性堕胎法律的国家的孕产妇死亡率也是实施自由堕胎政策国家的 3 倍（2013 年，100000 胎活产的孕产妇死亡人数分别是 223 人和 77 人）。

五、心理健康

妇女比男子更容易出现心理疾病。第一，据世界卫生组织统计，全球每年约有 7300 万妇女受到抑郁症的困扰，世界卫生组织预测抑郁症将成为 21 世纪 20 年代导致妇女失能的第二重要原因。产后抑郁症严重影响到低收入和中等收入国家 13％的母亲。自杀的群体中有 80％以上患有抑郁症，而抑郁症患者的自杀死亡率是一般人的 20 倍。无论是职业女性还是家庭妇女，其心理健康状况必须引起社会重视。

第二，估计每四五个年轻人就有一个会在某一年患至少是心理失常的心理疾病。因为缺乏可用信息，所以确切人数很难确定。特别是在发展中国家,因为基础研究所用方法不同,确切人数更难把握。许多心理健康失常都始于青春期,但常常是在晚些时候才查出来。这会延迟可能改善个人生活质量甚至预先阻止死亡的专业化护理。

据世界卫生组织统计,全球抑郁症发病率为3.1%,而中国的发病率高于世界平均水平,且近年来呈持续上升趋势。抑郁症等精神疾病已经超越心脏病和癌症,成为中国医疗健康体系面临的最大难题。探讨妇女罹患抑郁症之风险因子,不仅应考量生物、生理性因素,还需关注与抑郁症患者有关的心理、社会、文化因素,例如:妇女角色与角色负担、压力与压力源、与配偶的关系、所处家庭功能与负向生活经验等。因此,妇女抑郁症的预防与治疗需兼顾到个别差异、配偶与家庭相关影响因子,以期提供合适的个别治疗、婚姻咨询,以及家庭方案,达到有效地预防抑郁症、减缓症状及防止复发的目的。

六、暴力侵犯妇女行为

暴力侵害妇女行为系指任何"给妇女造成或者可能造成身体、性或心理伤害或痛苦的性别暴力"的行为,"包括行为威胁,如强制或任意剥夺自由,不论是发生在公共生活或是私生活之中"。其内涵包括家庭和一般群体中发生的身体、性、心理和情感及经济暴力,或者国家实施或纵容的此类暴力。暴力侵害妇女行为包括家庭暴力、童婚、强迫怀孕、"名誉"犯罪、残割女性生殖器官、杀害妇女、亲密伴侣以外之人实施的性及其他暴力(也称为非伴侣暴力)、(工作场所、其他机构或公共场所的)性骚扰、贩运妇女及冲突局势中的暴力。妇女受到暴力(violence against women)已是一个全球性问题,世界卫生组织在2011年指出,全球每5位妇女中就有1位妇女承受过暴力,有15%到71%的妇女曾遭受身体或性暴力,有4%—12%的妇女在怀孕期间遭受到身体上的暴力;这些暴力的加害人常是妇女的配偶或亲密性伴侣。

(一)身体暴力

身体暴力由旨在从身体上伤害受害者的行为组成,包括但不限于推,抓,扭胳膊,拽头发,扇耳光,脚踢,牙咬或拳打或物体击打,试图勒死或扼杀,故意烧伤或烫伤,或者用某些武器、枪支或刀子袭击。来自多数国家的调查结果表明,暴力的发生率几乎保持恒定,反映出这个问题的持久存在。

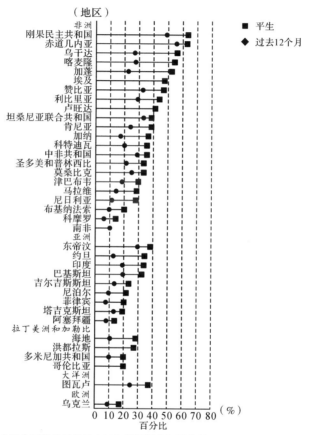

资料来源:由联合国统计司根据人口和保健调查加以编制。

图 3-6 1995—2013 年平生和过去 12 个月妇女遭过至少一次身体暴力的 15—49 岁妇女所占比例

具体而言,对有人口和保健调查数据可用的国家来说,平生遭受过身体暴力的妇女所占比例从阿塞拜疆的 13％(2006)到刚果民主共和国的 64％(2007)不等。就调查之前 12 个月中遭受过的身体暴力而论,发生率从科摩罗的 6％(2012)到赤道几内亚的 56％(2011)不等。根据现有数据,所报身体暴力盛行程度中非洲最高,有几乎一半的国家报告平生发生率在 40％ 以上。发生率范围在非洲最大,从科摩罗的 14％ (2012)至刚果民主共和国的 64％(2007)不等。亚洲的平生身体暴力发生率范围较小,从阿塞拜疆的 13％(2006)至东帝汶的几乎 40％(2009—2010)不等。

(二)性暴力

性暴力系指任何种类强加于人的有害或违愿性行为,包括虐待性性接触行为、强制从事性行为、未经妇女同意与之进行的未遂或既遂性行为、性骚扰、指涉性口头谩骂和威胁、暴露、违愿触碰及乱伦。一般来说,在调查加以测量时性暴力发生率都低于身体暴力的发生率。具体而言,在非洲区域,遭受过性暴力的妇女所占其总妇女人口比例最高。对有人口和保健调查数据可用的国家来说,平生遭受过性暴力的妇女所占比例从科特迪瓦的 5％(2011—2012)至赤道几内亚的 32％(2011)不等。调查之前 12 个月中遭受过性暴力的发生率从科摩罗的不足 1％(2012)到乌干达的 16％(2011)不等。非洲各地所报平生发生率高于其他区域——非洲有数据的国家共 19 个,其中一半以上都报告称发生率至少为 20％。终身发生率范围在亚洲区域及拉丁美洲和加勒比区域各地都较小——从 4％到 13％。

(三)亲密伴侣暴力

在许多情况下,亲密伴侣暴力占了妇女所遭暴力经历的多数。在报告过人生某个时刻遭受身体暴力、性暴力或二者皆有的妇女当中,至少有 60％都遭受过伴侣的虐待。所有国家有半数报告称亲密伴侣的身体和(或)性暴力平生发生率至少为 30％。就有人口和保健调查数据可用的国家而论,平生经受过亲密伴侣身体和(或)性暴力的妇女所占妇女总人口比例,从科摩罗的 6％(2012)到刚果民主共和国的 64％(2007)不等。平生亲密伴侣身体和(或)性暴力比率是大洋洲最高——在该区域的若干国家,达到了 60％以上。在非洲,发生率普遍高于其他区域,该区域只有 1/4 的国家报告称平生发生率至少为 50％。发生率在亚洲、拉丁美洲和加勒比及大洋洲各地较低,最大值大约为 40%。此外,在各个区域,过去 12 个月的暴力经历发生率通常类似于平生发生率,表明妇女要脱离暴力关系困难重重。

表 3-2　1995—2013 年平生和过去 12 个月至少一次经受亲密伴侣身体和(或)性暴力的妇女所占妇女总人口比例

国家	年份(年)	平生(%)	过去 12 个月(%)
阿尔巴尼亚	2013	24.6	/
亚美尼亚	2008	9.5	/
澳大利亚	2012	16.9	/
孟加拉国	2011	67.2	50.7
加拿大	2009	/	1.3
厄瓜多尔	2011	37.5	/
斐济	2010—2011	64.0	24.0
芬兰	2013	/	5.8
法国	2007	/	1.0
冰岛	2008	22.4	1.8
意大利	2006	14.3	2.4
基里巴斯	2008	67.6	36.1
马尔代夫	2006	19.5	6.4
墨西哥	2011	14.1	6.6
挪威	2008	27.0	6.0
波兰	2004	15.6	3.3
摩尔多瓦共和国	2010	45.5	/
萨摩亚	2000	46.1	/
新加坡	2009	6.1	0.9
所罗门群岛	2009	63.5	/
瑞典	2012	15.0	2.2
汤加	2009	39.6	19.0

国家	年份(年)	平生(%)	过去 12 个月(%)
土耳其	2014	38.0	11.0
瓦努阿图	2010	60.0	44.0
越南	2010	34.4	9.0

资料来源:联合国统计司根据暴力侵害妇女行为国家调查及国家统计局的通信编制。

说明:所涵盖的年龄组各国不同。联合国统计司为制作国家数据而做的调查所用方法、问题表设计及抽样规模可能与国际所做调查使用的不同。

(四)心理和经济暴力

心理暴力包括各种各样的行为,通常与亲密伴侣的身体和性暴力并存,并且本身就是暴力行为。属于心理暴力定义范围内的行为包括:情感虐待——侮辱妇女或让妇女觉得自己很坏,当着他人的面轻蔑或羞辱她,故意惊吓或恐吓她,威胁要伤害她或者她关爱的其他人;控制行为——孤立妇女,不让她见家人或朋友,监视她的行踪和社会互动,忽视她或慢待她,如果她与其他男子说话就发怒,无端指责其不忠贞,剥夺她接受保健和教育或进入劳动力市场的机会。

平生遭受心理暴力的经历在非洲及拉丁美洲和加勒比最普遍。就有人口和保健调查、生殖健康调查及多指标类集调查(多指标调查)数据可用的国家而论,平生经受过亲密伴侣情感/心理暴力的妇女所占妇女总人口比例从 11.4% 至 68% 不等。在拉丁美洲和加勒比,有数据的国家有一半以上发生率都高于 40%。

(五)人口贩运

根据《〈联合国打击跨国有组织犯罪公约〉关于预防、禁止和惩治贩运人口特别是妇女和儿童行为的补充议定书》,人口贩运系指为剥削目的而通过暴力威胁或使用暴力手段,或通过其他形式的胁迫,通过诱拐欺诈、欺骗、滥用权力或滥用脆弱境况,或通过卖淫接受酬金或利益取得对另一人有控制权的某人的同意等手段招募、运送、转移、窝藏或接收人员;剥削应至少包括利用他人卖淫或其他类型的性剥削、强迫他人劳动或服务、奴役或类似奴役的做法、劳役或切除器官。

2014年,联合国大会通过了一项关于贩运妇女和女孩的决议,呼吁各国签署和批准有关条约与公约,消除导致妇女和女孩容易更易被贩运的因素,包括通过教育使其加强防范,制订全面打击人口贩运战略,把各种形式的贩运定为犯罪,加强协调全面应对的国家机制。由于人口贩运具有地下性质,所以难以收集关于人口贩运规模的确切数据。根据联合国毒品和犯罪问题办公室公开的2014年人口贩运报告,成年妇女占全球查出的全部人口贩运受害者的几乎一半(49%)。妇女和女孩加起来占70%,女孩占儿童贩运受害者的2/3。2010—2012年,因贩运被起诉和(或)被定罪的人当中,大约3/4是男子。已知贩运受害者遭受的最普遍剥削是性剥削和强迫劳动。

全球妇女身处不同国家、不同社会环境、不同文化思维、不同医疗照护体系,加之每位妇女扮演多重角色与职责,凸显了妇女健康议题的多元化与高复杂性。以妇女为主体(women-centered),平衡社会文化观念对妇女的性别偏差所造成的健康不平等情况,强化跨领域与跨部门的整合性策略,针对妇女族群、年龄层、死因别、罹病状况、生活事件等不同健康需要与需求,提供合适的健康计划与照护,全面地促进妇女的健康服务与品质,以期整体提升全球不同族群妇女健康之目标。

附录:全球妇女健康的重要事实①

· 就全球而言,妇女的平均寿命比男性多4年。

· 2011年,46个国家的妇女出生期望寿命超过80岁,但在世界卫生组织非洲地区却只有58岁。

· 女童比男童更容易受到性虐待。

· 道路交通伤害是高收入和中上收入国家女性青少年的主要死亡原因。

· 每年约有28.7万例孕产妇死亡,几乎全部(99%)发生在发展中

---

① United Nations. *The World's Women 2015 : Trends and Statistics*, United Nations Publication,2015.

国家。

· 从全球情况看,通常被认为是"男性"问题的心血管疾病是妇女的头号杀手。

· 乳腺癌是导致全世界20—59岁妇女死亡的主要癌症。

婴儿期和儿童期(0—9岁):

在婴儿期和儿童期,男童和女童的死亡率相差无几,死因也十分类似。早产、出生窒息和感染是出生头一个月内的主要死因。出生头一个月是死亡危险指数最高的生命阶段。

在生命头5年中,肺炎、早产、出生窒息和腹泻是儿童主要死亡原因。营养不良是5岁以下儿童死亡的重要因素(45%)。

女性青少年(10—19岁):

精神卫生和伤害

自己造成的伤害、道路交通伤害和溺水位居全世界女性青少年主要死因之列。

抑郁症和(15—19岁青少年)精神分裂症属于不良健康的主要原因。

艾滋病病毒/艾滋病

2011年,低收入和中等收入国家约有82万名15—24岁的妇女和男性新感染了艾滋病病毒;其中有60%以上为妇女。

就全世界而言,15—24岁女性青少年和其他年轻妇女面临艾滋病病毒感染危险的可能性是同年龄组男性青少年和其他年轻男性的一倍。艾滋病病毒方面的这一较高风险与不安全性往往与不情愿和被迫性活动相关。

少女妊娠

早孕早育会加大母亲及其新生儿的危险。尽管在减少青少年出生率方面已经取得了进展,但目前全世界1.35亿例活产中就有逾1500万例属于15—19岁年龄段的女性青少年。

与成年人相比,青少年怀孕更容易发生不安全堕胎。据估计,全球每年有300万次不安全堕胎发生在15—19岁的少女中间。不安全堕胎会在很大程度上导致长期健康问题和孕产妇死亡。妊娠和分娩引起的并发症是低收入和中等收入国家中导致15—19岁少女死亡的重要原因之一。

物质使用

女性青少年抽烟喝酒的情况越来越普遍,这可能会危及其健康,尤其是在以后的生命阶段。在某些地方,女性青少年抽烟喝酒情况几乎与男性青少年持平。比如,在世界卫生组织美洲区,在13—15岁这一年龄段,23%的男性青少年和21%的女性青少年报告在过去一个月曾经使用烟草。

营养

在41个有数据的国家中,有21个国家的年龄在15—19岁的女性青少年中有1/3以上存在贫血情况。在贫血方面最为常见的是缺铁性贫血,它会增加分娩过程中发生出血和败血症的危险,引起年幼儿童认知和身体缺陷,使成人降低生产力。由于膳食中含铁量不足、经期失血以及处于快速生长期,少女容易出现贫血。

育龄(15—44岁)和成年妇女(20—59岁):

艾滋病病毒/艾滋病

艾滋病病毒/艾滋病是全世界15—44岁妇女的主要死因之一,而不安全性行为是发展中国家的主要危险因素。生物学原因、不能获得信息和卫生保健服务、经济脆弱性以及性关系中权力不平等,使妇女(尤其是年轻妇女)容易遭受艾滋病病毒感染。

孕产妇卫生

孕产妇死亡属于育龄妇女第二大死亡类型。每年约有28.7万名妇女因妊娠和生产并发症而失去生命,其中有99%发生在发展中国家。

尽管过去30年中避孕药具的使用有所增加,但各区域仍然有很多妇女不能获得现代避孕方法。比如,在撒哈拉以南非洲地区,1/4希望推迟或停止生育的妇女不使用任何计划生育方法。

结核病

结核病通常与艾滋病病毒感染相关,它是低收入国家育龄妇女以及年龄在 20—59 岁成年妇女的第五大死因。

伤害

自己造成的伤害和道路交通伤害是全球成年妇女(20—59 岁)死亡的十大原因之一。在世界卫生组织东南亚区域,烧伤是导致 15—44 岁妇女死亡的一个主要原因。由于烹饪事故或源自亲密伴侣和家庭的暴力,妇女因失火而受伤和死亡的情况远超过男性。

宫颈癌

宫颈癌是全世界第二位常见的妇女癌症类型,几乎所有病例都与通过性传播的生殖道感染人乳头瘤病毒有关。由于不能较好地获得筛查和治疗服务,90%以上的死亡情况发生在低收入和中等收入国家的妇女中间。

暴力

世界各地普遍存在针对妇女的暴力情况。最近掌握的数据表明,全世界有 35%的妇女在一生中曾经遭受亲密伴侣暴力或者非伴侣性暴力。平均而言,有 30%的妇女曾经遇到由其伙伴实施的某种形式身体或者性暴力。

就全球而言,高达 38%的妇女谋杀由亲密伴侣所为。

遭受身体或者性虐待的妇女,与没有遭受虐待的妇女相比具有更高的精神健康不良、意外妊娠、堕胎和流产比率。遭受伴侣暴力侵害的妇女发生抑郁的可能性会翻番,出现酒精使用障碍的可能性几乎也会翻番,出现艾滋病病毒或者其他性传播感染的可能性会增加一半。其中有 42%的妇女由此遭遇伤害。

抑郁症和自杀

女性比男性更容易出现抑郁和焦虑。抑郁症是妇女疾病负担的主要原因之一。产后抑郁症影响到低收入和中低收入国家 20%的母亲,这个数字比以前发布的出自高收入国家的报告更高。

估计全球每年有 80 万人死于自杀,多数为男性。然而也有例外情况,比如在中国农村地区,女性的自杀率要高于男性。自杀未遂是自杀数量的 20 倍,更常见于女性而不是男性,会导致不为人所知的残疾负担。同时,自杀未遂是自杀致死的一个重要原因,并显示有必要对这一人群提供适当的卫生服务。

残疾

残疾影响到全世界 15％的人口,其中女性多于男性。残疾妇女与没有残疾的妇女相比,她们的健康结果更差、学习成绩更低、对经济的参与更少并且发生贫困的比率更高。存在残疾的成年妇女成为暴力受害者的可能性至少是没有残疾的妇女的 1.5 倍。

慢性阻塞性肺病

烟草使用以及为了烹饪而燃烧固体燃料是使妇女罹患慢性阻塞性肺病这种威胁生命的肺部疾病的主要原因。在妇女所有慢性阻塞性肺病死亡和疾病负担中,有 1/3 是因接触到利用明火或者低效炉灶进行烹饪而产生的室内烟雾造成。

年长妇女(60 岁及以上):

就全球而言,男性在数量上略多于女性,但由于女性往往比男性更长寿,她们在年长成人中的比例更高:60 岁及以上人员中有 54％是妇女,在 75 岁及以上的人员中这一比例接近 60％,在 90 岁及以上的人员中达到 70％。

非传染病

心血管疾病和癌症等非传染病是年长妇女的最大死亡原因,且与其所在国家的经济发展水平无关。心血管疾病占全球年长妇女死亡原因的 46％,另有 14％的死亡由癌症引起,主要是肺、乳腺、结肠和胃部癌症。慢性呼吸道疾病(主要是慢性阻塞性肺病)另外导致 9％的年长妇女死亡。

年长妇女面临的许多健康问题在青少年和成年时期就已有原因,比如吸烟、久坐不动的生活方式和不健康饮食。

残疾

年长妇女遇到的可降低其身体和认知功能的其他健康问题包括视

力下降(包括白内障)、听力损失、关节炎、抑郁症和老年痴呆症。尽管男性也会罹患这类疾病,但许多国家的妇女接受治疗或者辅助帮助的可能性要少于男性。

年长妇女比男性遇有更多残疾,这反映出更为广泛的健康决定因素,比如:规范和政策方面的不平等情况使妇女处于不利地位;家庭结构的改变;妇女参与没有工资或者非正式部门工作的比率更高。这些因素合在一起会使妇女的社会脆弱性提高,并降低妇女获得所需的有效卫生服务的可能性。

第二节　中国妇女健康状况

根据《中国妇女发展纲要(2011—2020年)》妇女健康领域设定的主要目标,考虑数据的可得性,本节将聚焦如下三个重点议题,以呈现1995—2017年这20余年来中国妇女的健康状况的现状、趋势和挑战。

一是妇女作为主体的身心健康及保障。将妇女预期寿命、出生人口性别比、妇女营养获得状况、妇女病查治情况、心理健康知识知晓率、精神疾病预防知识知晓率和妇女经常参加体育锻炼的人数比例等列为衡量指标和分析重点。

二是妇女作为客体的生殖/性健康及保障。将孕产妇保健率、孕产妇死亡率、住院分娩率、孕产妇中重度缺铁性贫血患病率、人工流产率、艾滋病病毒感染率、性病发病率、高危产妇比重等列为衡量指标和分析重点。

三是基本医疗卫生服务及资源配置。将政府卫生支出、社会卫生支出、个人卫生支出、政府对妇女健康专项经费的投入、妇幼保健机构的建设等列为衡量指标和分析重点。

一、中国妇女健康状况及其变化趋势

(一)妇女作为主体的身心健康及保障

将妇女预期寿命、出生人口性别比、妇女营养获得状况、妇女病查治情况、对流动妇女的健康服务、心理健康知识知晓率、精神疾病预防知识知晓率和妇女经常参加体育锻炼的人数比例等列为重点监测指标进行评估,可以发现:妇女的总体健康水平在 20 余年间进一步提高,但宫颈癌、乳腺癌患病率和死亡率的情况依然不容乐观。慢性病患病率逐年提升,妇女心理健康亟待关注,妇女常见病筛查率仍有待提高。

表 3-3 《中国妇女发展纲要(2011—2020 年)》监测统计指标体系部分内容 1

总体身心健康	目前	2020 年目标	备注
人均预期寿命	77.4 岁	/	2010 年比 2000 年提高了 4.1 岁
出生人口性别比(女 = 100)	104.98	/	从 2009 年开始下降,2015—2016 年进入正常数值范围
妇女常见病筛查率	64.4%	提高至 80% 以上	2016 年数据,未达标
宫颈癌患病率	46.1/10 万	/	逐年增长,2016 年比 2000 年增长 380.2%
城市宫颈癌死亡率	5.17/10 万	降低	2016 年比 2000 年(2.21/10)增加 2.96/10 万
农村宫颈癌死亡率	5.89/10 万	降低	2016 年比 2000 年(3.91/10)增加 1.98/10 万
乳腺癌患病率	46.8/10 万	/	逐年增长,2016 年比 2000 年增长 492.4%
城市乳腺癌死亡率	9.38/10 万	降低	2016 年比 2000(8.82/10)年增加 0.56/10 万
农村乳腺癌死亡率	6.67/10 万	降低	2016 年比 2000(4.34/10)年增加 2.33/10 万
慢性病患病率	350.5‰	/	逐年增长
心理健康知识知晓率	/	提高	/
精神疾病预防知识知晓率	/	提高	/
体育锻炼率	18.9%	提高	有所增长

1. 妇女预期寿命

妇女平均预期寿命 1997 年为 73.0 岁[1]，2000 年为 73.3 岁，2005 年为 74.0 岁，2010 年为 77.4 岁，[2]2010 年与 1997 年相比，增加了 4.4 岁。而相关年份的数据变化也显示，妇女平均预期寿命呈直线增长态势。与之相对应，男子的平均预期寿命在 1997 年为 69.0 岁，2010 年为 72.4 岁，2010 年与 1997 年相比，增加了 3.4 岁。男女两性相比，1997 年的差距为 4 岁，2010 年的差距为 5 岁。这表明，1995—2010 年，妇女预期寿命呈直线增长；而较之男子，妇女的平均预期寿命增长更快，两性之间原本存在的差距也有所扩大。

2. 出生人口性别比

出生人口性别比（女＝100）在 1995 年为 115.6，2000 年为 116.9，2005 年为 118.88，2010 年为 117.94[3]，2011—2016 年分别为 117.78、117.70、117.60、115.88、105.02、104.98[4]。与 1995 年相比，2016 年降低了 9.2％，而相关年份的数据变化也显示，1995—2008 年，出生人口性别比呈直线上升态，连续超越 103—107 的正常数值范围；通过综合治理，2009 年，中国出生人口的性别比开始出现拐点，开始下降，2015—2016 年进入正常数值范围。

3. 妇女常见病筛查率

2000 年，妇女常见病筛查率为 38.6％，2005 年为 34.2％，2010 年为 61.2％，2016 年为 64.4％。与 2000 年相比，2016 年的妇女常见病筛查率增加了 25.8％，增长幅度较大，而进一步从相关年份数据的变化

---

[1]　国家统计局人口和社会科技统计司：《中国社会中的女人和男人——事实和数据（1999）》，中国统计出版社 1999 年版。

[2]　国家卫生和计划生育委员会：《2017 中国卫生和计划生育统计年鉴》，中国协和医科大学出版社 2017 年版。

[3]　国家统计局社会科技和文化产业统计司：《中国社会中的女人和男人——事实和数据（2012）》，http://www.unicef.cn/cn/uploadfile/2014/0109/20140109024405457.pdf。

[4]　国家统计局：人口普查性别比（女＝100），国家统计局网站，2016 年。

看,2005—2013 年,一直保持逐年波浪形稳定增长,2014 年又有所下降,之后 2015—2016 年继续呈现增长态势。这折射出在国家的推动下,从 2008 年开始在全国城乡开展的妇女病普查、妇女乳腺癌和卵巢癌普查的成效,但仍未达到《中国妇女发展纲要(2011—2020 年)》制定的 80％的目标。

妇女病的查出率,2000 年为 26.5％,2005 年为 27.5％,2010 年达到最高值 28.8％,2016 年又下降到最低点,为 25.6％。可见 2000—2016 年,大致维持在 25％—30％。从各地情况看,妇女病查出率的区域差异较大,其中最低的西藏仅为 16.2％,不到最高的天津市的 39.9％的一半。妇女病查出率由低至高分别为西藏、江苏、重庆、吉林、四川、山东、贵州、广东、河北、黑龙江、内蒙古、广西、海南、河南、浙江、陕西、山西、辽宁、青海、福建、宁夏、湖北、北京、上海、安徽、甘肃、云南、新疆、湖南、江西、天津。

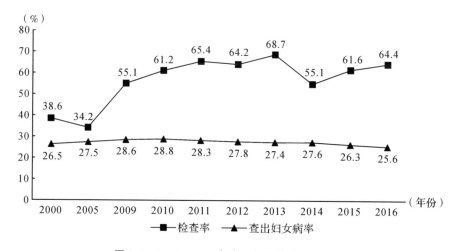

图 3-7　2000—2016 年中国妇女病查治率变化

从各类妇女病的患病率看,宫颈癌患病率 2000 年为 9.6/10 万,2005 年为 10.4/10 万,2010 年增长至 15.1/10 万,2012 年又下降至 13.3/10 万,2016 年飞升至 46.1/10 万,2016 年与 2000 年相比,增长了 3.8 倍。乳腺癌患病率 2000 年为 7.9％,2005 年为 9.1％,2010 年为 10.1％,2016 年则猛增至 46.8％,17 年间增长了 4.9 倍。卵巢癌患病率在 2009—2016 年有所下降,其中,2012 年达到最低值 2.9/10 万,2014 年则上升达到最高值 4.3/10 万,之后有所下降,2016 年为 3.1/10 万。滴虫性阴道炎患病率 2000 年为 8.1%,2005 年为 7.7%,从 2009 年开始均维持在 13%—14% 之间。宫颈糜烂患病率 2010 年开始逐年下降,2016 年最低,为 9.5%,这可能与宫颈糜烂在医学上被取消"宫颈糜烂"病名,取代以"宫颈柱状上皮异位"生理现象有关。尖锐湿疣患病率从 2000 年的 86.5/10 万下降至 2013 年的 20.7/10 万,而 2014—2016 年又出现上升情况,2016 年为 35.6/10 万。不断增长的妇女"两癌"(宫颈癌、乳腺癌)患病率可能的原因有环境污染的加重、生活压力的增大、肥胖率的增长等;也与 2008 年以来开展的城乡妇女病普查、妇女乳腺癌和卵巢癌普查的查出率相关,但宫颈癌、乳腺癌患病率的情况依然不容乐观。

表 3-4　2000—2016 年中国妇女病查治情况[①]

年份	检查率(%)	查出妇女病率(%)	滴虫性阴道炎患病率(%)	宫颈糜烂患病率(%)	尖锐湿疣患病率(1/10万)	宫颈癌患病率(1/10万)	乳腺癌患病率(1/10万)	卵巢癌患病率(1/10万)
2000	38.6	26.5	8.1	11.2	86.5	9.6	7.9	/
2005	34.2	27.5	7.7	11.7	49.1	10.4	9.1	/
2009	55.1	28.6	13.0	12.1	41.8	14.1	10.2	3.5
2010	61.2	28.8	13.2	12.1	33.8	15.1	10.1	3.4
2011	65.4	28.3	13.6	11.7	33.4	15.3	10.4	3.2
2012	64.2	27.8	13.6	11.3	28.8	13.3	10.7	2.9
2013	68.7	27.4	13.6	11.3	20.7	16.4	12.2	3.1
2014	55.1	27.6	13.4	10.7	34.1	17.6	14.3	4.3
2015	61.6	26.3	12.9	10.0	28.5	15.8	13.2	3.5
2016	64.4	25.6	12.6	9.5	35.6	46.1	46.8	3.1

---

① 国家卫生和计划生育委员会:《2017 中国卫生和计划生育统计年鉴》,中国协和医科大学出版社 2017 年版。

进一步从宫颈癌死亡率看,2016 年城市宫颈癌死亡率为 5.17/10 万,比 2000 年增加 2.96/10 万;2016 年农村宫颈癌死亡率为 5.89/10 万,比 2000 年增加 1.98/10 万;从乳腺癌死亡率看,2016 年城市乳腺癌死亡率为 9.38/10 万,比 2000 年增加 0.56/10 万;2016 年农村乳腺癌死亡率为 6.67/10 万,比 2000 年增加 2.33/10 万。妇女"两癌"死亡率的增加情况亦不容小觑。由前十位女性恶性肿瘤死亡率排名亦可见,子宫颈癌和乳腺癌死亡率不断提升。虽然 HPV 疫苗已获批上市,但由于覆盖率有限,短期内难以扭转不断增长的"两癌"比例。

表 3-5　3 个时间段导致中国妇女死亡的前 10 位恶性肿瘤[①]

顺位	2004—2005		1990—1992		1973—1975	
	疾病名称	死亡率 (1/10 万)	疾病名称	死亡率 (1/10 万)	疾病名称	死亡率 (1/10 万)
1	肺癌	19.84	胃癌	17.02	食管癌	14.11
2	胃癌	16.59	食管癌	12.34	胃癌	13.72
3	肝癌	14.44	肝癌	11.21	子宫颈癌	10.70
4	食管癌	9.51	肺癌	10.66	肝癌	7.26
5	结直肠癌	6.26	结直肠癌	4.82	肺癌	4.79
6	女性乳腺癌	5.90	子宫颈癌	3.89	结直肠癌	4.33
7	白血病	3.41	女性乳腺癌	3.53	女性乳腺癌	3.37
8	宫颈癌	2.86	白血病	3.30	白血病	2.42
9	脑瘤	2.74	鼻咽癌	1.10	鼻咽癌	1.67
10	子宫癌	2.71	/	/	/	/
/	总计	98.97	总计	80.04	总计	70.43

4. 妇女慢性病患病率

就慢性病患病率而言,妇女慢性病患病率在 2003 年为 169.0‰,

---

① 国家卫生和计划生育委员会:《2017 中国卫生和计划生育统计年鉴》,中国协和医科大学出版社 2017 年版。

2008 年为 222.5‰,2013 年增长至 350.5‰。2013 年的慢性病患病率是 2003 年的 2.07 倍。就男性而言,慢性病患病率在 2003 年为 133.5‰,2008 年为 177.3‰,2013 年增长至 310.0‰,2013 年的慢性病患病率是 2003 年的 2.32 倍。[①] 可见,2013 年女性的慢性病患病率高于男性,但增长速度则略低于男性。

按城乡和地区分,2013 年城市妇女慢性病患病率总计为 377.4‰,在东、中、西部分别为 395.5‰、369.8‰、366.0‰;农村妇女慢性病患病率总计为 322.7‰,在东、中、西部分别为 341.2‰、330.5‰、297.3‰。可见,农村妇女慢性病患病率低于城市妇女慢性病患病率,东部妇女慢性病患病率高于中部和西部地区。

就疾病类别而言,《2017 中国卫生和计划生育统计年鉴》没有分性别的疾病别慢性病患病率数据;就总体人口而言,排名靠前的主要为高血压、糖尿病、肌肉/骨骼结缔组织疾病和消化系统疾病等。

5. 妇女心理健康

针对《中国妇女发展纲要(2011—2020 年)》中的心理健康知识知晓率和精神疾病预防知识知晓率,目前没有权威数据可以引用。而对于妇女心理健康率,第三期中国妇女社会地位调查的相关数据显示,随着社会竞争的加剧及由此带来的生活和职业发展压力的增加,以及传统社会性别规范和当前社会竞争交织给女性带来的家庭和职业角色矛盾冲突的深化,城乡都有约四成妇女经受心理健康问题(城镇妇女 39.8%,农村妇女 40.3%)。其中,老年妇女特别是农村老年妇女以及弱势群体妇女的心理健康问题更为突出。[②]

---

① 国家卫生和计划生育委员会:《2017 中国卫生和计划生育统计年鉴》,中国协和医科大学出版社 2017 年版。

② 全国妇联、国家统计局:《第三期中国妇女社会地位调查主要数据报告》,http://www.wsic.ac.cn/staticdata/84760.htm。

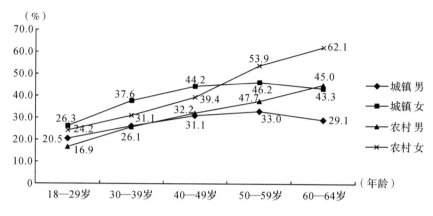

图 3-8　分年龄、分城乡两性存在心理健康问题的比例

6.妇女体育锻炼率

据第二期、第三期中国妇女社会地位调查的相关数据显示，2000 年，有意识地参加体育锻炼的女性有 14.2%，其中天天坚持体育锻炼的有 5.9%；[①]2010 年，有意识地参加体育锻炼的女性有 55.2%，其中经常锻炼的占 14.9%，分别增长 41.0% 和 9.0%。[②] 据 2013 年全国 10 省（市）城乡居民参加体育锻炼现状抽样调查数据，女性经常参加体育锻炼的人数比例为 18.9%，与 2007 年全国城乡居民参加体育锻炼现状调查相比，提高了 11.4 个百分点，而从不参加锻炼的女性比例则由 70.9% 下降到了 51.9%。可见，妇女经常参加体育锻炼的人数比例明显提高。[③]

（二）妇女作为客体的生殖/性健康及保障

将孕产妇保健率、孕产妇死亡率、住院分娩率、孕产妇中重度缺铁性贫血患病率、人工流产率、艾滋病病毒感染率、性病发病率、高危产妇

---

①　全国妇联、国家统计局：《第二期中国妇女社会地位抽样调查主要数据报告》，http://www.wsic.ac.cn/librarybook/9429.htm。

②　全国妇联、国家统计局：《第三期中国妇女社会地位调查主要数据报告》，http://www.wsic.ac.cn/staticdata/84760.htm。

③　转引自国家统计局：《2013 年中国妇女发展纲要（2011—2020 年）实施情况统计报告》，http://www.stats.gov.cn/tjsj/zxfb/201501/t20150122_672472.html。

比重等列为重点监测指标,可以发现:妇女的生殖/性健康水平在 20 年间进一步提高,但地区差异、城乡差异依然显著,西部地区的孕产妇死亡率依然较高,艾滋病、性病发病率逐年提升,高危产妇比重呈逐年稳定增长态势。

表 3-6 《中国妇女发展纲要(2011—2020 年)》监测统计指标体系部分内容 2

生殖/性健康	目前	2020 年目标	备注
孕产妇死亡率	19.6/10 万	20/10 万	2014 年提前完成目标
孕产妇中重度贫血患病率	1.64%	降低	2013 年比 2010 年降低 0.16%
人工流产率	30.7%	降低	在 30%—40% 间波动,2008 年最高,2009 年最低
已婚育龄妇女综合避孕率	83.0%	降低	2010 年后逐渐下降
住院分娩率	99.8%	98% 以上	2011 年提前完成目标
农村住院分娩率	99.6%	96% 以上	2010 年提前完成目标
孕产妇系统管理率	96.6%	85% 以上	2011 年提前完成目标
艾滋病感染率	28.2%	/	波浪形上升
梅毒发病率	32.86	/	逐年持续上升
孕产妇艾滋病检测率	/	80%	预防艾滋病、梅毒和乙肝母婴阻断重大项目,对 4698 万名孕产妇进行了检查和治疗
孕产妇梅毒检测率	/	70%	
高危产妇比重	24.7%	/	逐年增加

1. 孕产妇死亡率

监测地区的孕产妇死亡率在 1995 年为 61.9/10 万,2017 年为 19.6/10 万,20 多年间下降了 42.3/10 万,呈稳步直线下降态势,已提前达到联合国千年发展目标。城乡相比,监测地区孕产妇死亡率在 1995 年的城市为 39.2/10 万,农村为 76.0/10 万,城市较农村少 36.8/10 万;2016 年的城市为 19.5/10 万,农村为 20/10 万,城市较农村少 0.5/10

万;①农村的下降幅度显著大于城市。就地区比较而言,2000 年,东部地区为 21.2/10 万,中部地区为 52.1/10 万,西部地区则高达 114.9/10万;2013 年,东部地区为 14.8/10 万,中部地区为 23.2/10 万,西部地区为 33.5/10 万;②中西部地区的孕产妇死亡率下降幅度显著大于东部地区。这表明,20 多年来,第一,就总体而言,监测地区孕产妇死亡率有了较大的下降,且为连续性下降;第二,监测地区农村的孕产妇死亡率一直较高于城市,但随着国家政策的重视与倾斜,农村孕产妇死亡率的下降幅度明显大于城市;第三,孕产妇死亡率的地区差异依然存在,西部地区的孕产妇死亡率最高,东部地区的孕产妇死亡率最低,但随着国家政策的重视与倾斜,如"降消项目"的实施开展,中西部地区孕产妇死亡率的下降幅度明显大于东部地区。

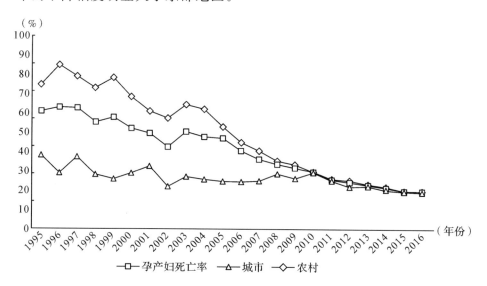

图 3-9　孕产妇死亡率城乡变化(1995—2016)

---

①　国家卫生和计划生育委员会:《2017 中国卫生和计划生育统计年鉴》,中国协和医科大学出版社 2017 年版。

②　国家统计局社会科技和文化产业统计司:《中国妇女儿童状况统计资料(2014)》,中国统计出版社 2015 年版。

2. 孕产妇中、重度缺铁性贫血患病率

孕产妇中、重度缺铁性贫血患病者的比例 1998 年为 16.4％，[①]2002 年为 27.9％，2006 年为 18.45％，[②] 2010 年为 1.8％，2013 年为 1.64％，[③]近几年的下降幅度较大。

3. 人工流产率及妇女避孕率

在计划生育手术总例数中，人工流产的比例在 1995 年为 33.6％，2000 年为 37.6％，2005 年为 36.7％，2010 年为 28.7％，2013 年为 30.7％。[④] 2013 年与 1995 年相比，下降了 2.9 个百分点。而从比例的整体变化看，最低值为 2009 年的 26.8％，2008 年达到最高值，为 40.0％，基本维持在 27％—40％之间。联系到众多的有关未婚先孕、少女怀孕的新闻报道，研究论文中提及的调查数据，卫生部有关"人工流产"统计数据也在一定程度上折射出未婚怀孕流产者比例的较大增长。[⑤]

已婚育龄妇女综合避孕率在 1997 年为 83.8％，2006 年为 84.6％，2010—2016 年分别为 89.1％、88.6％、87.9％、87.3％、86.6％、86.1％、83.0％。2016 年与 1997 年相比，下降了 0.8 个百分点。[⑥] 但总体来说，已婚育龄妇女的综合避孕率占八成以上，且具有较高的稳定性，避孕基本仍由妇女承担主要责任。2010 年开始，避孕率逐年下降，至 2016 年

① 国务院妇女儿童工作委员会办公室、国家统计局人口和社会科技统计司：《中国妇女儿童发展状况监测统计资料》，http://www.chancheng.gov.cn/fuergw/ssypg/201709/5fad4db49170490ea052e89e438a5f31.shtml。

② 国务院妇女儿童工作委员会：《〈中国儿童发展纲要（2001—2010 年）〉实施情况中期评估报告》，2007 年。

③ 国家统计局：《2013 年中国妇女发展纲要（2011—2020 年）实施情况统计报告》，http://www.stats.gov.cn/tjsj/zxfb/201501/t20150122_672472.html。

④ 中华人民共和国卫生部：《2009 中国卫生统计年鉴》，中国协和医科大学出版社 2009 年版。

⑤ 王金玲：《1995—2009：中国妇女健康状况与发展总报告》，载王金玲主编《中国妇女发展报告 No.3（2010）——妇女与健康》，社会科学文献出版社 2010 年版。

⑥ 国家卫生和计划生育委员会：《2017 中国卫生和计划生育统计年鉴》，中国协和医科大学出版社 2017 年版。

最低为 83.0%,这与 2016 年我国《中共中央　国务院关于实施全面两孩政策改革完善计划生育服务管理的决定》(以下简称《决定》)相关。《决定》提出,中国将实行生育登记服务制度,对生育两个以内(含两个)孩子的,不实行审批,由家庭自主安排生育。这是在"准生证"制度实施多年后,我国计划生育服务管理的重大变革。

　　4.住院分娩率

　　住院分娩率在 1995 年为 58.0%,2016 年为 99.8%,20 余年间增长了 41.8%,且呈直线增长态势。市县相比,在 2016 年,住院分娩率在市为 100%,县为 99.6%,市较县多 0.4%;与 1995 年相比,市增加了 29.3%,县增加了 49.4%[①]。这表明,20 余年来住院分娩率有了较大幅度的提高,呈直线增长态势,且城乡之间的差异不断缩小,农村的增长幅度大于城市。按《中国妇女发展纲要(2011—2020 年)》提出的要求,住院分娩率于 2011 年(98.7%)提前完成目标,农村住院分娩率于 2010 年(96.7%)提前完成目标。

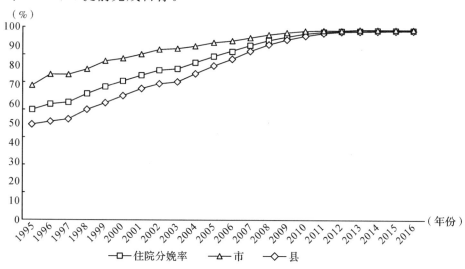

图 3-10　住院分娩率变化(1995—2016)

————————

　　① 国家卫生和计划生育委员会:《2017 中国卫生和计划生育统计年鉴》,中国协和医科大学出版社 2017 年版。

5.孕产妇保健率

孕产妇保健中的建卡率 1995 年为 81.4％,2005 年为 88.5％,2016 年为 96.6％,20 多年间增加了 15.2％。系统管理率 1996 年为 65.5％,2005 年为 76.7％,2016 年为 91.6％,20 多年间增加了 26.1％。产前检查率 1995 年为 78.7％,2005 年为 89.8％,2016 年为 96.6％,20 多年间增加了 17.9％;产后访视率 1995 年为 78.8％,2005 年为 86.0％,2016 年为 94.6％,20 多年间增加了 15.8％。[①] 从图 3-11 中可见,尽管 1995 年以来的 20 多年中,孕产妇保健率有了一定的增长,但 1999—2008 年的约 10 年间,这一增长处于徘徊状态,至 2009 年才开始则呈现稳步增长态势,尤其是孕产妇系统管理率在 2009 年开始有了较大增长。

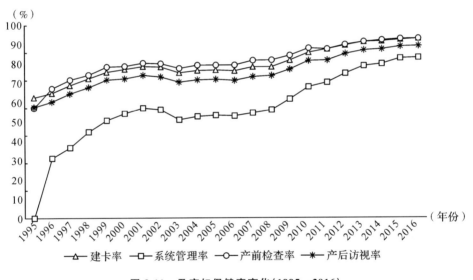

图 3-11　孕产妇保健率变化(1995—2016)

6.艾滋病病毒感染率

1997 年,艾滋病发病率为 0.01/10 万,2005 年为 0.43/10 万,2010

---

① 国家卫生和计划生育委员会:《2017 中国卫生和计划生育统计年鉴》,中国协和医科大学出版社 2017 年版。

年为 2.56/10 万,2013 年为 3.12/10 万,①艾滋病发病率呈逐年上升态势。HIV 感染者当年报告例数也不断上升,2000 年为 5201 例,男女比例分别为 80.6% 和 19.4%;2006 年为 36161 例,男女比例分别为 71.9% 和 28.1%;2011 年约 54000 例,男女比例分别为 71.8% 和 28.2%。可见,2000—2011 年,HIV 感染者数量增长了 10 倍有余。而从整体的比例变化看,女性感染者的比例呈螺旋式增长态势。

表 3-7　1998—2008 年当年报告艾滋病感染者性别分布

年份	男(%)	女(%)
1998	84.7	15.3
1999	85.7	14.3
2000	80.6	19.4
2001	77.3	22.7
2002	74.6	25.4
2003	64.4	35.6
2004	67.7	32.3
2005	73.1	26.9
2006	71.9	28.1
2007	70.9	29.1
2008	69.7	30.3
2011	71.8	28.2

注:1998—2008 年数据转引自王金玲:《1995—2009:中国妇女健康状况与发展总报告》,载王金玲主编《中国妇女发展报告 No.3(2010)——妇女与健康》,社会科学文献出版社 2010 年版。2011 年数据来源为国家统计局社会科技和文化产业统计司:《中国社会中的女人和男人——事实和数据(2012)》,http://www.unicef.cn/cn/uploadfile/2014/0109/20140109024405457.pdf。

① 国家卫生和计划生育委员会:《2014 中国卫生和计划生育统计年鉴》,中国协和医科大学出版社 2014 年版。

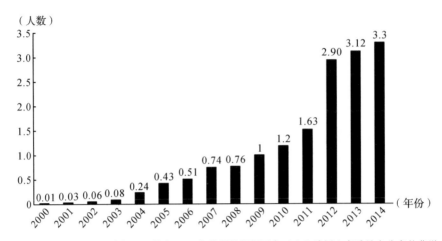

资料来源:历年《中国统计年鉴》(其中2014年数据是根据国家卫生和计划生育委员会公布的艾滋病发病人数和国家统计局公布的2014年全国人口数据测算得来的)。

图3-12　2000—2014年中国艾滋病发病率变化(1/10万)

7.梅毒发病率

1995年梅毒发病率为0.96/10万,2005年为10.96/10万,2010年为28.90/10万,2013年为32.86/10万。梅毒发病率逐年上升。[1]

8.高危产妇比重

1996年,高危产妇比重为7.3%,2000年为10.0%,2005年为12.8%,2010年为17.1%,2016年为24.7%。2016年比1996年增加了3.38倍。可见,由于高龄初产孕妇增加、单独两孩生育政策放开等原因,高危产妇比重呈逐年稳定增长态势。[2]

---

①②　国家卫生和计划生育委员会:《2017中国卫生和计划生育统计年鉴》,中国协和医科大学出版社2017年版。

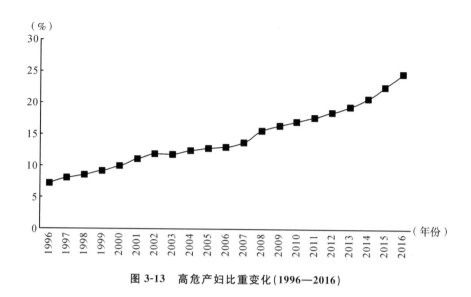

图 3-13　高危产妇比重变化(1996—2016)

(三)基本医疗卫生服务及资源配置

将政府卫生支出、社会卫生支出、个人卫生支出、政府对妇女健康专项经费的投入、妇幼保健机构的建设等列为重点监测指标，可以发现：妇女在整个生命周期基本享有良好的基本医疗卫生服务，但城乡、地区差异依然较大，存在专业人才短缺、服务质量参差不齐等问题。

表 3-8　2011—2020 年中国妇女发展纲要监测统计指标体系

医疗卫生服务	目前	2020 年目标	备注
卫生总费用占 GDP	5.57%	/	螺旋式上升态势
政府卫生支出	30.1%	/	2007—2013 年间增长较快
社会卫生支出	36.0%	/	"V"字形增长态势
个人卫生支出	33.9%	/	倒"V"字形缩减态势
专项经费投入	/	/	逐年加大投入
妇幼保健机构	3144 个	形成三级网络	基本形成三级网络

1. 卫生总费用占 GDP 的百分比

1995 年，卫生总费用占 GDP 的百分比为 3.54%，2000 年为

4.62%,2005 年为 4.68%,2010 年为 4.98%,2013 年为 5.57%,2017 年为 6.2%,呈稳步上升态。随着政府、社会对医疗卫生投入持续增长,我国卫生总费用结构不断优化。

2.卫生总费用支出的比例分配

卫生费用支出主要包括政府卫生支出、社会卫生支出和个人卫生支出。从卫生总费用投入的比例分配来看,自 1995 年以来,政府卫生费用的支出总体而言呈增长态势,政府的卫生支出从 1995 年的 18.0%(387.34 亿元)增长到 2014 年的 30.0%(35312.4 亿元),尤其在 2007—2014 年间增长较快,比例维持在 20%—30% 之间。社会卫生费用开支呈"V"字形增长态势,其中,1995 年起呈下降态,至 2001 年达 24.1% 的最低值,之后呈上升态,至 2014 年达 38.1% 的最高值。个人的卫生费用开支则呈倒"V"字形缩减态势,其中,1995 年起呈增长态,至 2001 年达 60% 的最高值,之后呈下降态势,至 2014 年达 32% 的最低值。可见,这 20 余年来,卫生总费用支出的比例中,个人支出部分呈下降态势,社会和政府支出部分则呈增长态势。

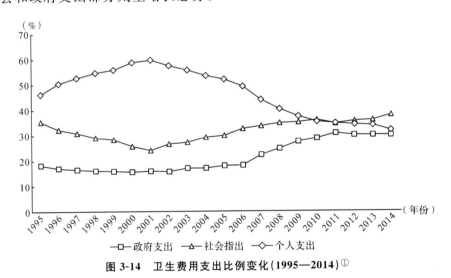

图 3-14 卫生费用支出比例变化(1995—2014)①

① 国家卫生和计划生育委员会:《2017 中国卫生和计划生育统计年鉴》,中国协和医科大学出版社 2017 年版。

3.政府的专项经费投入

自 1995 年以来,各级政府加大了对妇女健康专项经费的投入。如,2008 年,全国财政用于计划生育支出 425 亿元,其中,中央财政支出 24.2 亿元,主要用于专项补助,包括育龄妇女计划生育费、独生子女父母奖励费、计划生育服务站技术设备购置费、免费发放的避孕药具费,以农民为主要对象的农村部分计划生育奖励扶助、西部地区计划生育"少生快富"工程、计划生育特别扶助制度,支持人口与计划生育委员会开展"关爱女孩""婚育新风进万家""流动人口计划生育管理与服务""人口和计划生育生殖健康宣传活动"等项目;扩大"降低孕产妇死亡率和消除新生儿破伤风"项目中的贫困孕产妇住院分娩的补助范围、增加补助金额等的相关专项补助资金达 20 多亿元。公共卫生专项资金中,安排了 4673 万元用于支持重点地区开展妇女乳腺癌和子宫癌早诊早治工作;加大了艾滋病防治工作的资金投入,安排的经费额度为 95258 万元。2002 年开始开展艾滋病"面对面"宣传教育活动,目前宣传教育活动已在 31 个省、自治区、直辖市艾滋病综合防治示范区全面铺开。[①] 2003 年中华全国妇女联合会、国务院妇女儿童工作委员会办公室共同主办,中国妇女发展基金会承办的"母亲健康快车"项目,为贫困地区的育龄妇女、孕产妇及婴幼儿提供医疗帮助,截至 2013 年底,已发放"母亲健康快车"2023 辆,覆盖 30 个省(区、市)。针对特殊疾病、重点人群和特殊地区,国家实施了 15 岁以下人群补种乙肝疫苗、农村妇女孕前和孕早期补服叶酸等重大公共卫生服务项目,惠及人群近 2 亿人。

4.妇幼保健网络及工作

经过多年努力,至今,妇幼保健网络已覆盖全国城乡。而在 2017 年,覆盖全国的妇幼保健机构(所、站)已达 3079 个,拥有机构人员 46 余

---

① 　财政部:《财政部推进两纲全面达标情况报告》,http://www.doc88.com/p-0758368243903.html。

万人。^① 全国形成了比较健全的县、乡、村三级妇幼保健网。此外,全国目前有妇产科医院 558 家(城市 409 家,农村 149 家),儿童医院 96 家(城市 80 家,农村 16 家)^②。自 2000 年以来,医疗卫生部门以农村为重点,加强农村妇女孕产期,尤其是围产期保健,大力推行住院分娩,加强贫困地区乡镇卫生院妇产科建设,重视县、乡、村一级孕产妇转诊和急救能力建设,取得较好的成效。但是,由于医疗资源的城乡、地区分配不均衡,部分基层妇女保健机构经费匮乏,基础设施条件较差,专业人才短缺,服务质量不高,无法满足日益增长的新需求,也给妇幼保健工作带来了一定挑战。

二、妇女健康状况的特征与成就

综上所述,对 1995—2017 年中国妇女健康状况与变化趋势的特征进一步总结如下:

(一)妇女健康理念从"妇女是接受客体"向"妇女是行动主体"转变

有关妇女健康的理念基础由"妇女福利"开始并不断地向"妇女权利"转变;有关妇女健康的理念核心由"工具性健康"开始并不断地向"目标性健康"转变;有关妇女健康的理念范畴不断地由"生育健康"经"身体健康"向"身体健康、心理健康与环境良好的适应性"转变;有关妇女健康的理论实践由"妇女是接受客体"向"妇女是行动主体"转变。而正是有关妇女健康理念这一深刻而广泛的变化,为 1995 年以来中国妇女健康的大发展提供了关键性的前提条件。^③

---

①② 国家卫生和计划生育委员会:《2017 中国卫生和计划生育统计年鉴》,中国协和医科大学出版社 2017 年版。

③ 王金玲:《1995—2009:中国妇女健康状况与发展总报告》,载王金玲主编《中国妇女发展报告 No. 3(2010)——妇女与健康》,社会科学文献出版社 2010 年版。

（二）妇女健康的制度性保障从"较为分散的政策法规"向"较强刚性的框架结构和体系"转变，机构建设更加健全

有关妇女健康的保障不仅在法律和政策方面有了进一步的强化和扩展，并逐步建构和形成了制度性保障框架和体系，尤其是 2009 年新医改以来，妇幼健康作为公共卫生工作的重要组成部分，政府从法律建设健全、政策支持、政府行动计划、重大项目、网络建设、经费投入、宣传教育科研及行动等方面为其提供了更有力的保障，已形成了具有较强刚性的框架结构和体系。同时，以妇幼健康专业机构为核心，以城乡基层医疗卫生机构为基础，以大中型综合医疗机构和相关科研教学机构为技术支撑，为妇女儿童提供了全面的医疗保健服务。

（三）妇女健康促进的服务对象从"孕产妇"向"全体妇女"转变，妇女健康的经费投入和健康服务则向特定群体倾斜

一方面，有关妇女健康促进的服务对象和目标人群从注重孕产妇向全体妇女覆盖，尤其是 2009 年新医改推进之后，由城镇职工基本医疗保险、城镇居民医疗保险、社会医疗救助、新型农村合作医疗等构成的基本医疗保障制度，提高了妇女应对疾病的能力。

另一方面，经费投入和服务对象则向处于妇女健康服务薄弱环节的流动妇女、老年妇女、青少年女性、残疾妇女等特定群体倾斜，针对妇女健康的突出问题确定优先行动领域，采取特别措施。如针对特殊疾病、重点人群和特殊地区，国家实施了 15 岁以下人群补种乙肝疫苗、农村妇女孕前和孕早期补服叶酸等重大公共卫生服务项目，惠及人群近 2亿。[①] 以儿童、孕产妇、老年人、慢性疾病患者为重点人群，国家免费向全体居民提供 10 类 41 项基本公共卫生服务，经费标准从 2009 年人均15 元提高到 2015 年的 40 元，受益人群不断扩大。2017 年，我国织起了

---

① 国家卫生计生委国新办发布会背景材料一：妇幼健康工作取得显著成绩 http://www.nhfpc.gov.cn/fys/s7901/201405/2c7faba505c3492c85ecf2100c88687e.shtml。

世界上最大的全民基本医疗保障网,三项基本医保制度参保人数超过 13 亿,参保率稳固在 95% 以上。针对罹患重大疾病的妇女儿童,农村妇女宫颈癌、乳腺癌及儿童先心病、急性白血病等重大疾病报销比例不断提高,有效缓解了妇女儿童罹患重大疾病的经济负担。2009 年,卫生部联合全国妇联开展的农村妇女"两癌"免费检查项目纳入国家重大公共卫生服务项目。截至 2013 年底,累计共有 3238 万农村妇女接受了宫颈癌免费检查,477 万农村妇女接受了乳腺癌免费检查。为解决贫困患病农村妇女救治困难问题,全国妇联设立了"贫困母亲两癌救助专项基金",财政部每年从中央彩票公益金中拨付 5000 万元,对患病贫困农村妇女进行救治。2013 年底,累计共有 3238 万农村妇女接受了宫颈癌救助专项基金资助共 5000 万元。2013 年底累计为 20715 名患病妇女每人发放了 1 万元救助金。[①] 针对艾滋病人群等,2010 年开始实施的预防艾滋病、梅毒和乙肝母婴传播项目已共为 4166 万孕产妇提供了艾滋病咨询检测等服务,艾滋病母婴传播率已下降至 6.3%。[②]

(四)妇女健康促进的目标从"生殖健康"向"生理、心理和社会适应的完好状态"转变,中国妇女的身心健康水平和生殖健康水平稳步提高

中国妇女预期寿命稳步提高,生命质量不断改善。从 1995 年到 2016 年,妇女预期寿命已达 77.4 岁,出生人口性别比呈下降态势,孕产妇死亡率不断降低,提前达到联合国千年发展目标规定的指标。城乡差距也进一步缩小,特别是流动人口孕产妇死亡率近几年随着孕产保健服务提供的加强不断降低。如在 1998 年到 2002 年,北京市流动人口孕产妇死亡率为 52.2/10 万,是户籍人口孕产妇死亡率的 3 倍,通过项目干预,2007 年下降到 9.57/10 万。上海市外来流动人口孕产妇死亡

---

① 中国妇女网,http://www.women.org.cn/zdzl/cdgz/lajc/xmjs/index.shtml。
② 转引自中华全国妇女联合会、中国妇女研究会:《中国非政府妇女组织"北京+20"评估报告》(内部版),2014 年。

率从 2006 年的 51.87/10 万,下降到 2009 年的 10.93/10 万。[①] 妇女自杀死亡率,尤其是农村妇女的自杀死亡率,也得到了一定控制。2000 年,城市女性自杀死亡率为 5.85/10 万(男性为 6.07/10 万),农村女性自杀死亡率为 21.53/10 万(男性为 20.26/10 万)。[②] 2013 年,城市女性自杀率下降为 4.47/10 万(男性为 5.43/10 万),农村女性自杀率下降为 8.41/10 万(男性为 9.76/10 万)。[③]

三、妇女健康领域的问题与挑战

当然,中国妇女健康领域仍存在诸多问题与挑战,根据《中国妇女发展纲要(2011—2020 年)》妇女健康领域设定的主要目标,主要表现在四大方面:

(一)妇女保健服务与健康资源配置的公平性与普惠性尚未完全实现,主要表现为健康资源配置的地区不平衡和群体不平衡

由于妇幼卫生事业发展不平衡,我国妇女健康状况在不同区域和不同人群之间依然存在明显差距。城市与农村、沿海与边远地区、中西部与东部地区的妇幼卫生服务设施不平衡,导致不同地区妇女卫生服务的可及性、服务质量有很大差异,妇女卫生与健康状况存在较大的地区差异与群体差异。其一,西部地区、贫困地区、边远山区和少数民族地区等区域的妇幼卫生服务可及性较低。如孕产妇死亡率农村高于城市,西部地区高于东部,流动人口高于常住人口。2015 年,西部地区孕产妇死亡率为 28/10 万,是东部地区的 2 倍多;有些省份孕产妇死亡率已低于发达国家,但有些省份仍长期较高,在 31 个省(区、市)中,最高水平与最低水平间相差近 22 倍。其二,农村老年妇女、贫困妇女、残障妇

---

① 转引自姜秀花:《近年中国政府妇女健康政策与行动评析——基于〈消除对妇女一切形式歧视公约〉落实情况》,《山东女子学院学报》2012 年第 4 期,第 20—27 页。

② 国家统计局社会科技和文化事业统计司:《中国社会中的女人和男人——事实和数据(2012)》,http://www.unicef.cn/cn/uploadfile/2014/0109/20140109024405457.pdf。

③ 国家卫生和计划生育委员会:《2014 中国卫生和计划生育统计年鉴》,中国协和医科大学出版社 2014 年版。

女、流动妇女等弱势妇女群体还难以平等地享有保健的机会、资源和服务。随着城镇化进程的推进,流动妇女流动儿童的规模迅速增大,然而不少地方尚未将流动人口计划生育服务管理经费纳入经常性支出,流动人口大多对有偿医疗卫生服务的承受力低,潜在的巨大卫生保健服务需求常被服务网络遗漏,流动人口健康信息的达致性和获得性较低。因此,改善中西部地区、农村地区以及流动人口中的妇女健康状况仍然是妇女健康工作的重点和难点。

(二)妇女保健服务体系建设相对滞后,服务质量有待进一步提高,主要表现为专业人才的缺乏和服务质量的参差不齐

妇女保健服务体系在新时期的服务提供上面临新的挑战,服务质量仍需要进一步提高。在过去很长一段时期,卫生妇幼保健机构与计划生育服务机构单独设立,服务资源分散,未能发挥最大效用。部分基层妇女保健机构经费匮乏,基础设施条件较差,专业人才短缺,服务质量不高;部分妇幼保健机构重医疗、轻保健和以医养防的现象较为突出。尤其是贫困地区、边远山区和少数民族地区的妇幼卫生可及性差、利用不足的问题突出。

目前,中国妇幼卫生服务机构的专业知识和服务队伍的技能水平参差不齐,特别是基层医疗机构基础设施建设落后。未来一段时期,随着全面两孩政策的实施,累积生育需求集中释放,出生人口数量将有所增加,高龄孕产妇比例有所增高,发生孕产期并发症和出生缺陷的风险将明显增加,妇幼健康服务的数量、质量和服务水平都将面临新挑战。另外需要注意的是,中国目前有儿科执业(助理)医师15.8万人,占所有执业(助理)医师的3.9%,与儿童占人口总量16.5%的比例极不匹配。此外,儿童各个年龄阶段的身体结构与成人不同,用药研发也需另辟新路。

(三)妇女各生命周期不同阶段的健康需求未能充分满足,主要表现为青少年人群和老年人群的健康需求易被忽视

妇女各生命周期的健康需求未能充分满足。生殖健康服务虽然已逐步向青少年人群和老年人群扩展,但生殖健康服务重点关注育龄妇女,青春期和更年期女性的卫生保健服务需求未能得到充分满足。

青春期少女生殖保健不足,导致未婚少女人工流产率高。中国至今尚未将青少年性与生殖健康的全面教育纳入正规的教育体系。青少年女性不安全性行为比例上升,非意愿妊娠与人工流产使青少年妇女面临较大的健康风险。据不完全统计,每年我国人工流产数达到900万例,其中约一半为未婚青少年女性。[①] 老年妇女保健服务需求未能得到满足,老年妇女的健康状况不容乐观,老年女性两周患病率和慢性病患病率都高于男性。妇女精神健康问题依然突出,青春期、绝经期、孕期和产后都是妇女患上抑郁症的高危时期。

(四)"两癌"(宫颈癌、乳腺癌)、心理疾病、艾滋病等部分疾病成为日益突出的公共卫生问题,给女性的身心健康增加了一定风险

宫颈癌、乳腺癌、艾滋病等重大疾病,以及高剖宫产率、不孕不育、营养性疾病、心理疾患等成为日益突出的公共卫生问题。[②]

其一,妇科相关肿瘤与疾病如宫颈癌、乳腺癌的患病率逐年上升,已从2000年的9.6/10万与7.9/10万上升至2016年的46.1/10万与46.8/10万,对疾病的预防、筛查与控制工作需进一步加强。

其二,感染艾滋病、性病病毒的女性人数与比例上升。截至2011年底,估计中国存活艾滋病病毒感染者和艾滋病患者78万人,女性占28.6%,男性与女性感染者的比例从2009年的5∶1下降为2.5∶1,表明了女性感染者的比例上升快于男性。[③] 女性感染者数量增加使HIV母婴传播发生率增高,威胁到下一代的健康和生命安全。女性艾滋病

---

① 中华全国妇女联合会、中国妇女研究会:《中国非政府妇女组织"北京＋20"评估报告》(内部版),2014年。

② 中华人民共和国外交部、联合国驻华机构:《中国实施千年发展目标报告(2000—2015年)》,http://www.cn.undp.org/content/china/zh/home/library/mdg/mdgs-report-2015-.html。

③ 转引自中华全国妇女联合会、中国妇女研究会:《中国非政府妇女组织"北京＋20"评估报告》(内部版),2014年。

病毒感染者的生活与治疗服务需求尚未获得足够的重视。此外,性传播性疾病的病例大幅增加已成严重公共卫生问题,以梅毒为例,发病率逐年上升,对妇女健康构成危害。

其三,心理疾患也成为日益突出的公共卫生问题。农村妇女自杀率远高于城市特别是大城市的妇女自杀率。根据我国部分地区精神疾病流行病学调查结果估算:我国 15 岁以上人口中,各类精神疾病患者人数超过 1 亿人,其中 1600 万人是重性精神障碍患者,其余大多数是抑郁症、自闭症等精神障碍或心理行为障碍患者。但公众对精神疾病的知晓率较低,就诊率更低,说明精神保健服务的严重缺乏。

其四,市场化对妇女健康观念和行为产生的消极影响也应引起关注,如剖宫产率远远高于国际水平;母乳喂养率下降;整容整形、更年期激素替代疗法使妇女健康风险增加;意外妊娠、不孕不育、胎儿性别选择的人工引产等也危害着女性的身心健康。此外,干旱、地震、禽流感等环境变化为妇女健康带来的更多问题也在显现。

第四章　群体差异:生命历程与累积劣势

　　健康不平等既有不断建构和变迁的社会属性,也有生命体演化特征的生物属性和时间属性。由于健康状况存在一定的连续性和传递性,就如同多米诺骨牌效应,成年妇女面临的许多健康问题源自儿童期。因此,健康不平等形成机制的研究应该从当前的社会经济因素转移到生命历程的"上游",并加强累积过程的时间性分析,即需要把时间概念和时间效应引入对健康不平等的研究中。[①]

　　生命历程理论(life course theory)着重研究生命发展历程中结构性、社会性以及文化等不同因素对个体生活的影响。[②] 近几十年来,生命历程理论逐渐成为研究健康、健康行为和死亡风险的重要分析框架。简而言之,童年期是人们整个生命周期发展的基础和起始,成年妇女面临的许多健康问题可能都源自儿童期。或者说童年期是诸多疾病的起点,许多影响成年期健康状况的种子可能在几十年前就已经种下了[③],从较低的出生体重到经历虐待或经济剥夺,都会对成年后健康带来持

---

　　① 石智雷、吴志明:《早年不幸对健康不平等的长远影响:生命历程与双重累积劣势》,《社会学研究》2018 年第 3 期,第 166—192 页。

　　② Elder G H. "The Life Course as Developmental Theory", *Child Development*, 1998,69(1), pp. 1—12.

　　③ Warren J R. *Does Growing Childhood Socioeconomic Inequality Mean Future Inequality in Adult Health?*, Minnesota Population Center in the Department of Sociology, University of Minnesota,2012.

续的不利影响。① 肯尼斯·费拉罗（Kenneth Ferraro）等的研究结果显示，童年经历贫困和虐待，不仅会对儿童期的健康产生直接的影响，而且会导致成年后较低的社会经济地位和不健康的生活方式，对成年后的健康形成持续的不利影响。随着时间的推移，这一健康不平等差异会越来越大。②

琳达·乔治（Linda K. George）总结了基于生命历程健康研究的四个时间效应假说：(1)暴露时长，即个体经历某一事件的时间越长，越有可能形成某一特定的结果。即使是相同的经历时长，暴露于不同的风险或保护因素中对健康的影响效应也具有明显的差异。(2)时间顺序，即生命历程中经历生活环境、生活经验以及重要事件发生的时间顺序或所处的年龄段不同，对个体健康状况会带来不同的影响效应。(3)关键时期，即如果特定的发展任务在适当的年龄没有完成，随后发生的一系列事件将被推迟或很多机会将不再出现。(4)转折点或里程碑效应，即某些重要事件的发生可能改变个体原有的发展轨迹，或转到与以往预期完全不同的发展方向。③

近些年，学者们将生命历程理论与累积优势/劣势理论相结合，强调童年期的某些经历和事件如何使人们面临更高的健康风险、产生不良的生活方式和行为，并随着年龄的推移对个体健康产生不同的发展轨迹。如对早年不幸经历影响成年人健康的累积劣势过程的研究主要从风险、资源和行为选择三个维度展开。首先，早年经历会对未来形成机会或者障碍。比如早年家境贫困增加了成长过程中经历风险、危害或消极事件的可能性。其次，早年经历会影响个人发展路径和所能获

---

① Friedman E, Montez J K, Sheehan C M, et al. "Childhood Adversities and Adult Cardiometabolic Health: Does the Quantity, Timing, and Type of Adversity Matter?", *Journal of Aging and Health*, 2015, 27(8), pp. 1311—1338.

② Ferraro K F, Schafer M H, Wilkinson L R. "Childhood Disadvantage and Health Problems in Middle and Later Life: Early Imprints on Physical Health?", *American Sociological Review*, 2016, 81 (1), pp. 107—133.

③ George L K. "Taking Time Seriously: A Call to Action in Mental Health Research", *Journal of Health and Social Behavior*, 2014, 55(3), pp. 251—264.

得的资源。早年不幸经历会阻碍人们获得教育和职业机会，降低未来获得较高社会经济地位的概率。再者，早年经历会影响青春期的行为反应和成年后的生活方式选择。如早年不幸经历会增加以后吸烟、酒精依赖和肥胖等不良习惯的风险，进而对健康形成持续的不利影响。[1]

因此，本章将时间概念引入，旨在阐明妇女独特生命历程下的健康轨迹，探讨包括女童（幼儿期、青春期等）、中青年妇女（生育期等）和老年妇女（老年期）等在内的妇女群体在社会性别、生物特性和生命历程等因素的相互作用下的健康状况。同时，结合社会性别视角和多元交织视角，比较妇女与男性群体的性别差异，以及不同职业、阶层、收入、城乡、婚姻状况、家庭子女结构、受教育程度、居住地等社会背景下的妇女群体的健康情况，以便提出更具针对性的政策建议。

第一节　女童健康：伤害预防

让所有女孩有一个公平的开端对于妇女健康至关重要。成年妇女面临的许多健康问题源自儿童期。……防止虐待和忽略儿童，并确保在幼儿时期提供一个支持性环境，将有助于儿童在身体、社会和情感方面都达到最佳发展状态。这还将有助于避免危险的行为和一种重要的疾病负担，包括避免以后生活中的精神疾患和物质使用行为。

——世界卫生组织《妇女和健康：当今的证据，未来的议程》[2]

第四次世界妇女大会将"女童"作为一个单独议题，使其成为未来全球妇女发展的 12 个关切领域之一。在大会通过的《北京行动纲领》

---

[1]　石智雷、吴志明：《早年不幸对健康不平等的长远影响：生命历程与双重累积劣势》，《社会学研究》2018 年第 3 期，第 166—192 页。

[2]　世界卫生组织：《妇女和健康：当今的证据，未来的议程》，https://www.who.int/dg/speeches/2009/women_health_report_20091109/zh/。

中,在"女童"领域里共提出了9个目标,而健康、反暴力等问题成为女童发展的重要关切领域。根据联合国儿童基金会、世界卫生组织、联合国人口司和世界银行集团联合发布的新死亡率估计数,2017年约有630万15岁以下儿童死亡,也即每5秒钟就有1人死亡,其中大部分死于可预防的原因。大多数5岁以下儿童死于可预防或可治疗的原因,如出生期间并发症、肺炎、腹泻、新生儿败血症和疟疾;相比之下,在5—14岁儿童中,伤害是更主要的死亡原因,特别是溺水和道路交通伤害。[①] 中国青少年研究中心对中国少年儿童人身伤害的调查中也显示:游戏和运动中的伤害居校园伤害之首;课间和放学之后的自由活动时间是最容易发生中小学生伤害的时间;家庭暴力是少儿遇到的最多的暴力伤害;西部城市和中小城市少儿安全事故隐患较多;城市比农村的安全隐患更多,网络伤害已成为新的伤害源;睡眠不足已对少儿构成隐性伤害。[②] 事实表明,在当今世界,意外伤害已成为少年儿童健康和安全的最大威胁,[③]中国亦不例外。由于儿童伤害已较大地影响了儿童的生存与发展,并给社会和家庭带来了无法估量的损失和较大的负担,因此,儿童伤害不仅是一个重要的公共卫生问题,而且已成为一个严重的社会问题。

儿童伤害与其他儿童健康问题有什么关系?由于伤害是全球范围内首位的致死和致残因素,预防儿童伤害与其他儿童健康相关问题密切相关。因此,必须将解决儿童伤害问题提升为降低儿童死亡率、患病率以及提高儿童整体福祉的倡议行动中的优先问题。一般情况下,男

---

① 联合国报告称,全世界每五秒钟就有一名15岁以下儿童死亡(世界卫生组织网站),http://www.who.int/。

② 劳凯声、孙云晓:《新焦点:当代中国少年儿童人身伤害研究报告》,北京师范大学出版社2002年版。

③ 世界卫生组织、联合国儿童基金会:《世界预防儿童伤害报告概要》,https://apps.who.int/iris/bitstream/handle/10665/69871/WHO_NMH_VIP08.01_chi.pdf;jsessionid=A3DC4C994A841EC678BAE30696E08460?sequence=2。

童遭受伤害的可能性和严重程度要高于女童。① 目前人们已提出多种理论来解释男女儿童在伤害发生率方面存在的差异。一种是生物学的观点，认为男童比女童进行风险性更高的活动，而且他们的运动水平高于女童，行为更冲动。比如，这种观点认为，由于在风险、冒险行为以及寻求感官刺激等方面存在差异，男童比女童遭受道路交通伤害的风险更高。另外一种是社会性别学的观点，即男童的社会化方式异于女童。由于对男女童的角色期待和社会化要求不同，男童探索世界的欲望受父母约束的可能性较小，而且更有可能被父母允许远距离地游荡，且更有可能被允许独自玩耍，因此受伤害的风险更大，严重程度更高。如比较而言，男孩比女孩更容易发生致死性或非致死性摔落事故，而儿童养育模式、社会化、角色期待使得男孩较多参与冒险行为和嬉戏打闹。

中国政府已签署的《儿童权利公约》提出：所有儿童享有在一个安全的环境中成长、不受伤害和暴力的权利。② 虽然目前已有许多已被证明行之有效的干预措施，例如儿童汽车安全座椅、自行车头盔、儿童无法打开的药品包装、泳池围栏、热水龙头温度调节器以及窗栅栏等，但意外伤害依然不断发生。由此出发，为了解3—14周岁儿童（包括男童与女童）受到意外伤害的情况、造成儿童伤害的各种因素和相关对策，本节在社会性别视野下，以福建省为例，通过问卷调查和分析，力图把握儿童伤害因素的基本特征，进而针对儿童伤害的主要原因提出更具针对性的干预措施和行动计划，以更有效地预防和减少儿童伤害，为儿童创造一个更有利的和安全的生活环境。

---

① 世界卫生组织、联合国儿童基金会：《世界预防儿童伤害报告概要》，https://apps. who. int/iris/bitstream/handle/10665/69871/WHO_NMH_VIP08. 01_chi. pdf;jsessionid＝A3DC4C994A841EC678BAE30696E08460? sequence＝2。

② 联合国：《儿童权利公约》，http://www. un. org/zh/documents/treaty/files/A-RES-44-25. html。

一、调查概况

(一)调查概况

本研究以"福建省儿童生活环境情况调查"①的数据为基础。该调查的问卷由本项目组自行设计,本调查抽样为随机逐级抽样。2010年5月中旬,经过培训的调查员按照统一的方法、统一的调查问卷、统一的时间开展入户调查和访谈工作。本调查共发放问卷1200份,回收1200份,问卷回收率达100%;其中,城市/镇/农村调研样本比例各占1/3,即福州市台江区、龙岩市武平县和漳州市龙海市各为400份,分别占总样本量的33.3%;剔除无效问卷13份,有效问卷共为1187份,问卷有效率为98.92%。本次调查问卷设计科学,抽样方法符合社会调查的规范,样本具有代表性,所得数据可推论总体。

(二)概念界定

1. 儿童

联合国《儿童权利公约》(1989)将"儿童"定义为"18周岁以下的任何人";②《中华人民共和国刑法》(1997)将未满18周岁的妇女定义为"幼女";最高人民法院在有关拐卖儿童案件请示报告的批复件中,将婴儿、幼儿、儿童年龄界限划分为"不满一岁的为婴儿,一岁以上不满六岁的为幼儿,六岁以上不满十八岁的为儿童"③。第一,在中国抚养传统

① 本调查报告受福建省妇联资助,由浙江省社科院社会学所执行。项目组由王金玲、姜佳将组成。调查问卷由福建省妇联组织,由福州市妇联及国家统计局福州调查队、龙海市妇联及龙海统计局、龙岩市妇联及龙岩统计局执行。感谢福建省妇联及各统计局、调查员提供的支持和帮助。

② 联合国:《儿童权利公约》,https://www. un. org/zh/documents/treaty/files/A-RES-44-25. shtml。

③ 最高人民法院:《关于拐卖人口案件中婴儿、幼儿、儿童年龄界限如何划分问题的批复》,http://www. law-lib. com/law/law_view. asp? id=50673。

中,3周岁以下的婴幼儿一般都能较多地得到成人的关照;第二,小学生大多为14周岁以下者,其意外伤害发生率较高。而世界卫生组织和联合国儿童基金会《世界预防儿童伤害报告》也指出"当孩子成长至5岁时,非故意伤害成为他们健康和安全的最大威胁",意外伤害是"9岁以上儿童的首位致死因素"。[①] 由此,本研究将"儿童"年龄限定在3—14周岁,即"幼童"。

2.伤害

世界卫生组织和联合国儿童基金会将伤害定义为:"当人体突然遭受超过其生理耐受阈值的力量总和所导致物理性损伤,或由于缺乏一种或多种重要的生命元素,例如缺氧而导致的后果"。[②]从伤害者对被伤害者伤害行为的意愿出发,伤害行为可分为故意伤害和意外伤害。基于联合国上述定义,所谓意外伤害就是指因意外事件或在非故意情况下造成的人体的损伤和后果。《国际疾病分类》(ICD-10)将意外伤害作为疾病和死亡的重要外因。意外伤害是导致儿童和青少年死亡、致残和健康损害的首要原因,也是一个重要的公共卫生问题。世界卫生组织和联合国儿童基金会有关儿童伤害报告中论及的儿童伤害包括道路交通事故、溺水、火灾、暴力、摔落、中毒、窒息、动物及毒虫抓咬、高低温、自然灾害等。

二、儿童伤害总体情况

(一)对儿童生活环境安全性的感知

1.感知安全的比例

针对儿童生活环境的安全性,本调查以1,2,3,4,5的分值为顺序,以1分为最不安全,5分为最安全,让被调查者对调查问卷中有关儿童

---

① ② 世界卫生组织、联合国儿童基金会:《世界预防儿童伤害报告:概要》,https://apps. who. int/iris/bitstream/handle/10665/69871/WHO _ NMH _ VIP08. 01 _ chi. pdf; jsessionid=A3DC4C994A841EC678BAE30696E08460? sequence=2。

生活环境安全性选项打分,相关选项的比例分布见表 4-1。

表 4-1　对儿童生活环境安全性的感知

序号	儿童生活环境安全性感知	均值（分）	最不安全（%）	比较不安全（%）	一般（%）	比较安全（%）	最安全（%）
1	中国儿童生活环境的安全性	3.3885	8.4	10.0	33.5	30.7	17.4
2	福建儿童生活环境的安全性	3.4569	6.6	9.5	33.5	32.3	18.1
3	您生活所在城市或农村儿童生活环境的安全性	3.5567	7.0	9.5	26.3	35.2	22.0
4	您的居住地生活环境的安全性	3.7525	6.3	6.7	20.5	38.7	27.9
5	您家中儿童生活环境的安全性	3.9755	7.2	4.5	14.5	31.2	42.6

可见,除中国儿童生活环境的安全性这一选项外,其余选项均获得半数以上被调查者的肯定性回答,即认为比较安全和最安全者占半数以上。这些选项按所获比例由多到少排序如下:"家中儿童生活环境的安全性(73.8%)""居住地生活环境的安全性(66.6%)""生活所在城市或农村儿童生活环境的安全性(57.2%)""福建儿童生活环境的安全性(50.4%)""中国儿童生活环境的安全性(48.1%)"。进一步结合均值分布分析,数据表明:第一,大多数被调查者认为,除全国外,儿童生活环境有较高的安全性;第二,大多数人认为家中是儿童生活环境安全性最高的地方;第三,对儿童生活环境的安全感知率与儿童生活环境范围的大小成反比,范围越小者——家中所获得的安全感知率越高,范围越大者——全国所获得的安全感知率越低,且成梯级递减态。

2.感知安全程度

被调查者对儿童生活环境安全性的感知均值排序显示:第一,家中儿童生活环境的安全性感知度最高,为3.9755分;第二为居住地生活环境的安全性感知度,为 3.7525 分;第三为生活所在城市或农村儿童生活环境的安全性感知度,为 3.5567 分;第四为福建儿童生活环境的安全性感知度,为 3.4569 分;第五为中国儿童生活环境的安全性感知度,为 3.3885 分。以超过 3 分为较高值,可见,就总体而言:第一,被调查者对于儿童生活环境安全性的感知度处于中上水平,无论省内外还是家内外,均为较安全的地方;第二,相比较而言,范围越大的环境所获得的儿童安全性感知度越低,反之则越高——家中、居住地、生活所在的城乡、省、全国呈梯级递减,而家中被认为是儿童最安全之地。

(二)伤害发生率及类型

1.伤害发生率

本调查有"近三年来,您的居住地中发生过 14 周岁以下男童或女童受伤害的情况吗?"一问,从伤害发生率来看,在 942 位回答者中,有 561 人认为在近三年来发生过儿童受伤害的情况,占总人数的 59.6%;认为没有发生过这一情况者为 381 人,占总人数的 40.4%。由此可以推断,福建省近三年来 14 周岁以下儿童的伤害发生率大致为 59.6%。

2.伤害发生频度及类型

从各类伤害发生的频度看,均值分布排序从高到低分别为:摔落或碰撞事故(1.7760 分)、被动物抓咬(1.7052 分)、被家长殴打(1.5443 分)、道路交通事故(1.4878 分)、火灾或烧烫伤事故(1.3877 分)、溺水事故(1.3762 分)、被成年人殴打(1.3547 分)、医疗/医药事故(1.2498 分)、食物中毒事故(1.2078 分)、被教师殴打(1.1553 分)、触电事故(1.1454 分)、其他(1.1036 分)、被拐卖或拐骗(1.0980 分)、遭到强奸或猥亵(1.0938 分)、遭到绑架(1.0895 分)、被家人遗弃(1.0887 分)。可见,摔落或碰撞事故、被动物抓咬、被家长殴打、道路交通事故、火灾或烧烫伤事故是发生频度最高的儿童伤害;被家人遗弃、遭到绑架、遭到强奸或猥亵、被拐卖或拐骗则是发生频度最低的儿童伤害。

表4-2　被调查者论及的儿童伤害情况

序号	伤害类型	均值（分）	没有（1分）		有过1次（2分）		有过2次（3分）		有过3次（4分）		有过3次以上（5分）	
			频次	百分比（%）	频次	百分比（%）	频次	百分比（%）	频次	百分比（%）	频次	百分比（%）
1	道路交通事故	1.4878	824	69.4	234	19.7	73	6.1	25	2.1	31	2.6
2	溺水事故	1.3762	895	75.4	187	15.8	65	5.5	16	1.3	20	1.7
3	火灾或烧烫伤事故	1.3877	876	73.8	209	17.6	64	5.4	18	1.5	17	1.4
4	摔落或碰撞事故	1.7760	685	57.7	275	23.2	102	8.6	45	3.8	76	6.4
5	食物中毒事故	1.2078	1018	85.8	113	9.5	33	2.8	13	1.1	7	0.6
6	被动物抓咬	1.7052	721	60.7	259	21.8	112	9.4	32	2.7	59	5.0
7	触电事故	1.1454	1060	89.3	91	7.7	22	1.9	3	0.3	7	0.6
8	医疗/医药事故	1.2498	1009	85.0	106	8.9	35	2.9	20	1.7	15	1.3
9	被成年人殴打	1.3547	954	80.4	126	10.6	50	4.2	26	2.2	27	2.3
10	被家长殴打	1.5443	867	73.0	161	13.6	60	5.1	24	2.0	73	6.1
11	被教师殴打	1.1553	1082	91.2	60	5.1	18	1.5	12	1.0	13	1.1
12	遭到绑架	1.0895	1117	94.1	47	4.0	7	0.6	7	0.6	6	0.5
13	被拐卖或拐骗	1.0980	1119	94.3	34	2.9	17	1.4	8	0.7	6	0.5
14	遭到强奸或猥亵	1.0938	1116	94.0	45	3.8	11	0.9	4	0.3	8	0.7
15	被家人遗弃	1.0887	1121	94.4	41	3.5	11	0.9	2	0.2	9	0.8
16	其他	1.1036	1026	86.4	35	2.9	20	1.7	2	0.2	8	0.7

3.伤害的主要类型

将各类伤害的发生率由高到低排序,摔落或碰撞事故的发生率为42.3%;被动物抓咬的发生率为39.3%;道路交通事故的发生率为30.6%;被家长殴打的发生率为27.0%;火灾或烧烫伤事故的发生率为26.2%;溺水事故的发生率为24.6%;被成年人殴打的发生率为19.6%;医疗/医药事故的发生率为15.0%;食物中毒事故的发生率为14.2%;其他伤害情况的发生率为13.6%;触电事故的发生率为

10.7％;被教师殴打的发生率为 8.8％;遭到强奸或猥亵的发生率为 6.0％;遭到绑架的发生率为 5.9％;被拐卖或拐骗的发生率为 5.7％;被家人遗弃的发生率为 5.6％。

若以 20％为较大值,伤害发生率超过 20％者的排序从高到低为:摔落或碰撞事故、被动物抓咬、道路交通事故、被家长殴打、火灾或烧烫伤事故、溺水事故,伤害发生率为 24.6％—42.3％,即摔落或碰撞事故、被动物抓咬、道路交通事故、被家长殴打、火灾或烧烫伤事故、溺水事故是较多发生的儿童伤害类型;若以 10％为较小值,伤害发生率低于 10％者的排序从低到高为:被家人遗弃、被拐卖或拐骗、遭到绑架、遭到强奸或猥亵、被教师殴打,伤害发生率为 5.6％—8.8％,即被家人遗弃、被拐卖或拐骗、遭到绑架、遭到强奸或猥亵、被教师殴打是较少发生的儿童伤害类型。可见,近 3 年来 14 周岁以下儿童所受伤害主要为意外伤害,故意伤害则相对较少。

(三)伤害易发生地点

本调查有"你认为以下哪个环境中儿童容易受伤害:(1)公共场所;(2)居住地社区;(3)学校内;(4)家庭内"一问。从选项分布比例可见,被调查者认为儿童易受伤害的地点以公共场所为首位,占 87.8％;居住地社区和学校次之,分别占 5.7％和 5.3％;最后为家庭内,仅占 0.7％。这表明,绝对多数的被调查者认为,相比较而言,公共场所是儿童最易受伤害的地方,而家庭则是儿童生活环境中最安全的地方。

(四)伤害发生的可能性及原因

1.伤害发生的可能性

本调查有"以 1,2,3,4,5 排序,以 1 为最不会发生,以 5 为最可能发生,请您为您的居住地中儿童伤害发生的可能性打分"一题,被调查者认为各类儿童伤害发生的可能性分布见表 4-3。

从伤害发生的可能性强度看,其排序从高到低如下:道路交通事故(3.2428 分)、摔落或碰撞事故(2.6852 分)、被动物抓咬(2.5148 分)、溺水事故(2.4447分)、火灾或烧烫伤事故(2.3097分)、食物中毒事故(2.0059分)、触电事故(1.9165分)、医疗/医药事故(1.9013分)、被成年人殴打(1.8820分)、被家长殴打(1.8733分)、被拐卖或拐骗(1.6349分)、被教师殴打(1.5295分)、遭到强奸或猥亵(1.5265分)、遭到绑架(1.5181分)、其他(1.4226分)、被家人遗弃(1.4191分)。可见,以上均值分布可分为三个层次:一是超过3分的较高值,二是超过2分低于3分的较低值,三是低于2分的低值。其中,道路交通事故超过3分,也是唯一的超过3分的选项。摔落或碰撞事故、被动物抓咬、溺水事故、火灾或烧烫伤事故、食物中毒等伤害事故是处于较低值的五大选项;触电、医疗/医药事故、被成年人殴打、被家长殴打、被教师殴打、遭到绑架、被拐卖或拐骗、遭到强奸或猥亵、被家人遗弃等伤害事故是处于低值的九大选项。此外,最高值和最低值的分布为:道路交通事故为最高值(3.2428分),被家人遗弃为最低值(1.4191分)。这表明,被调查者认为,对儿童来说,道路交通事故伤害发生的可能性较大,摔落或碰撞事故等五大类伤害性事故发生的可能性较小,触电等九大类伤害性事故发生的可能性很小。而相比较而言,道路交通事故是最有可能发生的儿童伤害性行为,被家人遗弃是最不可能发生的儿童伤害性行为。

进一步看,处于较高值和较低值的伤害类型均为意外伤害,处于低值的则以故意伤害为主。此外,道路交通事故为最高值。这提示我们,被调查者更多地认为,对儿童来说,意外伤害中的道路交通事故发生的可能性较高,其他意外伤害发生的可能性较低,而故意伤害发生的可能性很低。

表 4-3 被调查者居住地中儿童伤害发生的可能性

序号	伤害类型	均值(分)	最不会发生(1分)		不太会发生(2分)		一般(3分)		可能发生(4分)		最可能发生(5分)	
			频次	百分比(%)	频次	百分比(%)	频次	百分比(%)	频次	百分比(%)	频次	百分比(%)
1	道路交通事故	3.2428	232	19.5	203	17.1	204	17.2	139	11.7	408	34.4
2	溺水事故	2.4447	414	34.9	276	23.3	197	16.6	150	12.6	148	12.5

序号	伤害类型	均值（分）	最不会发生（1分）		不太会发生（2分）		一般（3分）		可能发生（4分）		最可能发生（5分）	
			频次	百分比（%）	频次	百分比（%）	频次	百分比（%）	频次	百分比（%）	频次	百分比（%）
3	火灾或烧烫伤事故	2.3097	391	32.9	315	26.5	282	23.8	115	9.7	82	6.9
4	摔落或碰撞事故	2.6852	318	26.8	268	22.6	268	22.6	131	11.0	200	16.8
5	食物中毒事故	2.0059	549	46.3	302	25.4	193	16.3	80	6.7	61	5.1
6	被动物抓咬	2.5148	350	29.5	301	25.4	254	21.4	134	11.3	146	12.3
7	触电事故	1.9165	549	46.3	346	29.1	182	15.3	59	5.0	50	4.2
8	医疗/医药事故	1.9013	577	48.6	333	28.1	151	12.7	66	5.6	59	5.0
9	被成年人殴打	1.8820	589	49.6	312	26.3	174	14.7	58	4.9	53	4.5
10	被家长殴打	1.8733	641	54.0	253	21.3	144	12.1	91	7.7	55	4.6
11	被教师殴打	1.5295	805	67.8	235	19.8	77	6.5	37	3.1	32	2.7
12	遭到绑架	1.5181	828	69.8	209	17.6	78	6.6	38	3.2	34	2.9
13	被拐卖或拐骗	1.6349	757	63.8	240	20.2	101	8.5	41	3.5	47	4.0
14	遭到强奸或猥亵	1.5265	810	68.2	231	19.5	78	6.6	34	2.9	34	2.9
15	被家人遗弃	1.4191	905	76.2	159	13.4	61	5.1	28	2.4	33	2.8
16	其他	1.4226	800	67.4	157	13.2	69	5.8	26	2.2	20	1.7

2.伤害发生的原因

针对上述提问，本调查继续提出"请您解释为什么这是最有可能发生的伤害的原因"一问。对于这一开放性问题的回答，共有816个词条。运用内容分析软件（ROST Content Mining）对这816个词条的词频进行分析，以出现频次超过5的词条次为有效高频词（除去儿童伤害、的、原因等非关键词）对这816个词条进行筛选，得到表4-4所示的高频关键词（主题词2）。将这些高频词进行同类合并得到以下6个大类，并按频次由高到低排序为：道路交通，安全知识宣教与设施，儿童自身安全意识、能力和行为，动物（狗、猫等）看管，家长的儿童权利意识，防不胜防6个大类。对这6类原因的具体分析如下。

表 4-4　最有可能发生儿童伤害的原因的词频分析表

主题词1	主题词2	词频	百分比（%）
道路交通	车辆	146	16.7
	道路交通事故	73	8.3
	交通秩序	43	4.9
	交通规则	22	2.5
	交通安全	21	2.4
	交通意识	16	1.8
	交通混乱	10	1.1
	其他（交通）	38	4.3
	道路狭窄	20	2.3
	道路拥挤	20	2.3
	小计	**409**	**46.6**
安全知识宣教与设施	安全意识	57	6.5
	安全(知识)教育	24	2.7
	安全设施	25	2.9
	安全隐患	6	0.7
	安全警示	6	0.7
	小计	**118**	**13.5**
儿童自身安全意识、能力和行为	自我保护能力	26	3.0
	自我保护意识	24	2.7
	孩子贪玩	51	5.8
	孩子顽皮	15	1.7
	小计	**116**	**13.2**
动物(狗、猫等)看管	/	100	11.4
家长的儿童权利意识	家长防范意识	18	2.1
	殴打	18	2.1
	家长忙	7	0.8
	小计	**43**	**5.0**
防不胜防	/	15	1.7
总计	/	**801**	**78.2**

可见，被调查者认为儿童伤害发生的原因基本可以分为六大类。第一，道路交通存在安全隐患。46.6%的被调查者提到了这一点，主要论及两类伤害原因，一是主观上的——驾驶员不遵守交通秩序和规则、安全意识低下而造成的对儿童的交通意外伤害；二是客观上的——道路等基础设施不够完善和路况不好等造成道路交通事故，给儿童带来伤害。

第二，安全知识宣传、教育和安全警示、安全设施等方面的短缺。13.5%的被调查者认为安全知识宣传教育不够广泛和深入，从而使得大多数人安全意识低下，加之安全警示、安全设施等不够完善，存在安全隐患，从而给儿童带来伤害。

第三，儿童自身安全意识、能力的不足以及儿童心理特点降低了儿童行为的安全性。13.2%的被调查者认为，儿童自我保护意识薄弱、自我保护能力低下是儿童受伤害的主要原因，同时，儿童的好奇心理、调皮贪玩也往往造成儿童行为安全性降低，导致摔落、烫伤、溺水等伤害。

第四，成人对猫、狗等动物照看不周带来的伤害。11.4%的被调查者认为，宠物饲养者对饲养的猫、狗等照看不周或随意丢弃，是造成儿童伤害的原因之一。

第五，家长有关儿童权利意识薄弱。5.0%的被调查者认为，家长防范意识低下、"棍棒之下出孝子"的传统理念和家长工作繁忙、无暇照看小孩是儿童受伤害的原因。

第六，难以防范。1.7%的被调查者认为，很多伤害是防不胜防的，无法从源头上根除。

此外，还有若干被调查者论及外来人口多、经济落后是造成拐卖或拐骗儿童的重要原因，医院为牟利乱开药是造成儿童医疗/医药事故的主要原因。

（五）伤害因素存在的严重性与伤害行为的危险性

1.伤害因素存在的严重性

本调查有"以1,2,3,4,5分值排序，以1分为最不严重，以5分为最严重,您认为在下列儿童伤害因素中,相比较来说,哪类因素儿童所面临的严重性更大?"一问。对被调查者的回答分析如下。

从伤害因素存在的严重性均值分布看,其排序从高到低如下:道路交通事故(3.8482分)、溺水事故(3.4054分)、火灾或烧烫伤事故(3.0312分)、摔落或碰撞事故(2.9629分)、被动物抓咬(2.8498分)、触电事故(2.7477分)、医疗/医药事故(2.7230分)、食物中毒事故(2.5932分)、被拐卖或拐骗(2.5912分)、遭到强奸或猥亵(2.5612分)、遭到绑架(2.4636分)、被家人遗弃(2.3966分)、被成年人殴打(2.3336分)、被家长殴打(2.1880分)、其他(2.0741分)、被教师殴打(2.0632分)。

可见,以上均值分布可分为两个层次:一是超过3分的较高值,二是超过2分低于3分的较低值。其中,道路交通事故、溺水事故、火灾或烧烫伤事故为超过3分的三大选项,余下的13个选项(摔落或碰撞事故、被动物抓咬、触电事故、医疗/医药事故、食物中毒事故、被拐卖或拐骗、遭到强奸或猥亵、遭到绑架、被家人遗弃、被成年人殴打、被家长殴打、被教师殴打、其他)均为超过2分、低于3分的选项。此外,道路交通事故为最高值(3.8482分),被教师殴打为最低值(2.0632分)。这表明,被调查者认为对儿童来说,道路交通事故伤害等三大类伤害性因素存在的严重性较大,摔落或碰撞事故等十三大类伤害性因素存在的严重性较小。而相比较而言,道路交通事故和被教师殴打处于儿童面临的伤害因素的严重性的两极——前者为最严重,后者为最不严重。

进一步看,处于严重性较高值的均为意外伤害,处于严重性较低值的以故意伤害为主。这提示我们,被调查者更多地认为儿童面临的意外伤害因素较为严重,而故意伤害因素则较为不严重。

表 4-5 被调查者居住地中儿童伤害发生的严重性

序号	伤害类型	均值（分）	最不严重（1分）		不太严重（2分）		一般（3分）		比较严重（4分）		最严重（5分）	
			百分比（%）	频次	百分比（%）	频次	百分比（%）	频次	百分比（%）	频次	百分比（%）	频次
1	道路交通事故	3.8482	163	13.7	114	9.6	118	9.9	146	12.3	644	54.3
2	溺水事故	3.4054	216	18.2	167	14.1	174	14.7	224	18.9	402	33.9
3	火灾或烧烫伤事故	3.0312	233	19.6	211	17.8	282	23.8	204	17.2	255	21.5
4	摔落或碰撞事故	2.9629	228	19.2	238	20.1	299	25.2	190	16.0	230	19.4
5	食物中毒事故	2.5932	356	30.0	266	22.4	242	20.4	146	12.3	175	14.7
6	被动物抓咬	2.8498	264	22.2	284	23.9	272	22.9	164	13.8	198	16.7
7	触电事故	2.7477	363	30.6	228	19.2	216	18.2	129	10.9	248	20.9
8	医疗/医药事故	2.7230	350	29.5	263	22.2	213	17.9	135	11.4	221	18.6
9	被成年人殴打	2.3336	429	36.1	296	24.9	218	18.4	117	9.9	124	10.4
10	被家长殴打	2.1880	502	42.3	282	23.8	187	15.8	107	9.0	108	9.1
11	被教师殴打	2.0632	607	51.1	225	19.0	145	12.2	90	7.6	119	10.0
12	遭到绑架	2.4636	524	44.1	182	15.3	126	10.6	104	8.8	246	20.7
13	被拐卖或拐骗	2.5912	483	40.7	193	16.3	123	10.4	95	8.0	290	24.4
14	遭到强奸或猥亵	2.5612	515	43.4	177	14.9	112	9.4	75	6.3	306	25.8
15	被家人遗弃	2.3966	599	50.5	133	11.2	110	9.3	70	5.9	273	23.0
16	其他	2.0741	599	50.5	133	11.2	144	12.1	74	6.2	129	10.9

（2）伤害行为的危险性

本调查有"以 1,2,3,4,5 分值排序,以 1 分为最危险,以 5 分为最不危险,您认为在下列儿童伤害中,相比较来说,哪类伤害儿童所面临的危险性更大?"一问。对结果的具体分析如下。

从伤害行为发生危险性的均值分布看,其排序从高到低如下:被教师殴打（3.2299 分）、被家长殴打（3.1892 分）、被成年人殴打（3.0575 分）、其他（3.0521 分）、被家人遗弃（3.0085 分）、遭到绑架（2.9476 分）、医疗/医药事故（2.8882 分）、遭到强奸或猥亵（2.8808

分)、被拐卖或拐骗(2.8649 分)、食物中毒事故(2.8225 分)、被动物抓咬(2.8110 分)、摔落或碰撞事故(2.7631 分)、触电事故(2.7208分)、火灾或烧烫伤事故(2.6731 分)、溺水事故(2.4203 分)、道路交通事故(2.1114 分)。

　　可见,以上均值分布可分为两个层次:一是超过 3 分的较高值,二是超过 2 分低于 3 分的较低值。其中,被教师殴打、被家长殴打、被成年人殴打、其他、被家人遗弃为超过 3 分的五大选项,余下的 11 个选项(遭到绑架、医疗/医药事故、遭到强奸或猥亵、被拐卖或拐骗、食物中毒事故、被动物抓咬、摔落或碰撞事故、触电事故、火灾或烧烫伤事故、溺水事故、道路交通事故)均为超过 2 分、低于 3 分的选项。此外,被教师殴打为最高值(3.2299 分),道路交通事故为最低值(2.1114 分)。这表明,被调查者认为对儿童来说,所面临的被教师殴打等五类伤害行为的危险性较高,遭到绑架等十一大类伤害行为的危险性较低。而相比较而言,被教师殴打和道路交通事故处于儿童伤害行为危险性的两极——前者为最危险,后者为最不危险。

　　进一步看,处于危险性较高值的均为故意伤害,处于危险性较低值的以意外伤害为主。这提示我们,被调查者更多地认为故意伤害对儿童有较高的危险性,而意外伤害的危险性则较低。

表 4-6　被调查者居住地中儿童伤害发生的危险性

序号	伤害类型	均值(分)	最不危险(1分)		不太危险(2分)		一般(3分)		比较危险(4分)		最危险(5分)	
			频次	百分比(%)	频次	百分比(%)	频次	百分比(%)	频次	百分比(%)	频次	百分比(%)
1	道路交通事故	2.1114	660	55.6	158	13.3	112	9.4	85	7.2	170	14.3
2	溺水事故	2.4203	466	39.3	245	20.6	163	13.7	132	11.1	179	15.1
3	火灾或烧烫伤事故	2.6731	342	28.8	230	19.4	289	24.3	159	13.4	163	13.7
4	摔落或碰撞事故	2.7631	268	22.6	263	22.2	291	24.5	210	17.7	154	13.0
5	食物中毒事故	2.8225	296	24.9	211	17.8	278	23.4	203	17.1	195	16.4

序号	伤害类型	均值（分）	最不危险（1分）		不太危险（2分）		一般（3分）		比较危险（4分）		最危险（5分）	
			频次	百分比（%）	频次	百分比（%）	频次	百分比（%）	频次	百分比（%）	频次	百分比（%）
6	被动物抓咬	2.8110	269	22.7	256	21.6	292	24.6	206	17.4	161	13.6
7	触电事故	2.7208	370	31.2	198	16.7	225	19.0	172	14.5	216	18.2
8	医疗/医药事故	2.8882	297	25.0	205	17.3	245	20.6	201	16.9	233	19.6
9	被成年人殴打	3.0575	244	20.6	197	16.6	245	20.6	241	20.3	256	21.6
10	被家长殴打	3.1892	238	20.1	186	15.7	222	18.7	190	16.0	348	29.3
11	被教师殴打	3.2299	261	22.0	165	13.9	187	15.8	181	15.2	389	32.8
12	遭到绑架	2.9476	376	31.7	155	13.1	158	13.3	145	12.2	350	29.5
13	被拐卖或拐骗	2.8649	413	34.8	144	12.1	147	12.4	150	12.6	330	27.8
14	遭到强奸或猥亵	2.8808	419	35.3	136	11.5	146	12.3	131	11.0	351	29.6
15	被家人遗弃	3.0085	398	33.5	130	11.0	126	10.6	120	10.1	408	34.4
16	其他	3.0521	323	27.2	128	10.8	145	12.2	128	10.8	351	29.6

（六）对预防儿童伤害的认知

1.知识认知

本调查有"您知道下面的知识吗?"一问,设置了 30 个知识点,以了解被调查者对儿童伤害行为的知晓情况。总体来看,被调查者对儿童伤害因素的知晓率较高——以 90% 为界,在 30 个预防伤害的知识点中,有 22 个知识点的知晓率达到 90% 以上,未达到 90% 知晓率的为 8 个知识点。

进一步将 30 个知识点分类为道路交通、医药/医疗、家居和环境、生活照料、卫生知识、急救、反暴力（遗弃、拐卖、殴打）七大类,对"知道""不知道"进行赋值（知道为 100 分,不知道为 0 分）后可以发现,家长对七大类知识点的知晓率得分从高到低排序为:急救（96.8 分）、反暴力(94.9分)、生活照料(94.2分)、医药/医疗(93.4分)、卫生知识(92.6分)、家居和环境(89.3分)、道路交通(82.2分)。以90分为较高值,可见,被调查者有关道路交通、家居和环境这两大类预防儿童伤害的知识是较为不足的。

表 4-7　家长对儿童伤害预防知识点的知晓率排序表

知识点大类	知识点	知道(%)	不知道(%)	分数
道路交通	儿童骑自行车要戴安全头盔	67.1	32.6	82.2
	幼儿应坐在小轿车的后排,并系上安全带	80.8	18.8	
	儿童在公路上玩游戏危险性很大	98.7	0.9	
家居和环境	有的花草是有毒的,不能种在家里	77.5	22.3	89.3
	要根据儿童的身高设计阳台、楼梯等栏杆间的间距	80.4	19.5	
	家中如有幼儿,家具的角最好做成圆角,以防儿童撞伤	86.5	13.2	
	公共场所和家庭中的电插座要有安全装置	93.4	6.4	
	有幼儿的家庭最好不要饲养大型宠物	93.6	6.1	
	儿童要远离电流变压器	96.3	3.5	
	儿童在池塘边玩耍,应有大人陪同	97.6	2.3	
卫生知识	有的食物不能一起吃	87.3	12.6	92.6
	馊的饭菜不能回锅再食用	92.1	7.8	
	饭前便后要洗手	98.3	1.3	
医药/医疗	药品、家庭常用的管制品、农药等包装应有儿童防护式装置,并用明显的标志说明	87.3	12.6	93.4
	不能给儿童服用带有激素的滋补品	91.2	8.6	
	儿童疾病要有儿科医生治疗	94.4	5.4	
	孩子病了,家长不能随便找药给他吃	96.9	2.9	
	药品、洗涤剂、鼠药、农药等应放在儿童拿不到的地方	97.4	2.4	

续　表

知识点大类	知识点	知道(%)	不知道(%)	分数
生活照料	热水袋使用不当会烫伤儿童	89.0	10.7	94.2
	幼儿上下电梯一定要有大人陪伴	90.8	8.9	
	家中的浴缸放水后，不要让儿童独自进入	92.4	7.2	
	小孩不要戏弄动物	95.3	4.5	
	家中如有幼儿，炉子上正在烧煮食物时家长不能离开	95.7	4.1	
	暑假是孩子游泳溺水事故的高发期	97.9	1.9	
	小孩玩火是火灾的一大隐患	98.3	1.3	
反暴力	家长殴打未成年孩子是违反《中华人民共和国未成年人保护法》的	90.1	9.6	94.9
	要把父母的姓名和联系方式告诉孩子，以便孩子走失或被拐卖后有希望被找回	96.8	3.0	
	贩卖或遗弃自己的孩子是犯罪行为	97.8	1.8	
急救	把触电者拉离电流要用竹棍、木棒等绝缘体，不要用手拉	95.3	4.5	96.8
	被狗等宠物咬了，要到医院打狂犬疫苗	98.4	1.4	

2. 面临困难

本调查有"在预防儿童伤害中，您认为的最大困难是什么？"一问，对于这一开放性问题的回答，共有1030个词条。运用内容分析软件（ROST Content Mining）对被调查者的回答词频进行分析，结果如表4-8所示。

表4-8　预防儿童伤害的最大困难的词频分析表

主题词1	主题词2	词频	百分比(%)
儿童	自我保护/安全防护意识	109	10.5
	自我保护能力	93	9.0
	不听话/调皮	32	3.1
	小计	**234**	**22.6**

主题词1	主题词2	词频	百分比（%）
家长	安全防范意识	94	9.1
	家长没有时间	52	5.0
	家长疏忽	32	3.1
	其他	22	2.1
	小计	**200**	**19.3**
道路交通	道路交通事故	78	7.6
	交通安全	26	2.5
	车辆多	22	2.1
	交通拥挤	9	0.9
	其他	10	1.0
	小计	**145**	**14.1**
政府	公共设施	57	5.5
	儿童安全政策制定/落实	28	2.7
	政府重视	25	2.4
	政府监管	16	1.6
	小计	**126**	**12.2**
学校	安全教育	64	6.2
	安全宣传	28	2.7
	学校重视	10	1.0
	学校环境	6	0.6
	其他	13	1.3
	小计	**121**	**11.8**
社会	网吧	34	3.3
	社会治安	16	1.6
	动物	11	1.1
	社会关注/关心	11	1.1

续　表

主题词1	主题词2	词频	百分比(%)
社会	社会环境	10	1.0
	社会服务	7	0.7
	其他	15	1.5
	小计	**104**	**10.3**
总计	/	**930**	**90.3**

对于出现频次超过100次的有效高频词(除去伤害、的、预防、改善等词)进行筛选,高频词分类排序依次为儿童、家长、道路交通、政府、学校、社会这六大类。可见,被调查者认为,在预防儿童伤害中,主要存在这六大类困难。其具体论述如下:

第一,儿童因素——儿童的自我保护/安全防护意识不强,自我保护能力低下,好奇、贪玩、调皮、不听话等儿童自身因素,是预防儿童伤害的第一大困难。

第二,家长因素——家长安全防范意识不强、家长工作忙没有时间照看孩子、家长疏忽等,是预防儿童伤害的第二大困难。

第三,道路交通因素——交通事故、驾驶员交通安全意识低下、不遵守交通规则、车辆繁多、马路拥挤等是预防儿童伤害的第三大困难。

第四,政府因素——公共设施不够完善、儿童安全政策制定/落实的力度尚待加大、政府重视和政府监管力度不足是预防儿童伤害的第四大困难。

第五,学校因素——学校的安全教育和宣传力度薄弱、学校环境存在安全隐患等是预防儿童伤害的第五大困难。

第六,社会因素——黑网吧、网络游戏致使孩子沉迷,社会治安尚待加强,动物放养咬伤儿童,针对儿童的社会服务不足等是预防儿童伤害的第六大困难。

虽然存在诸多困难,但在回答"你认为儿童伤害是可以预防的吗?"一问时,81.3%的被调查者认为儿童伤害是可以预防的,仅有11.9%的被调查者认为儿童伤害是没办法预防的,另有6.3%的被调查者选择

"不知道"。

这表明,绝大多数的被调查者有信心预防儿童伤害的发生,但也有18.2%的被调查者对预防儿童伤害的发生或不抱希望或处于迷惘之中。

3.对预防儿童伤害的需求

(1)成人对预防儿童伤害的需求

本调查有"针对儿童伤害现状,你认为是否有必要开展下列活动?"一问,对问卷所列"政府制定相应的政策和行动计划并加以实施""开展多种宣传教育活动,提高成年人的预防意识和能力""从保障儿童安全出发,改善公共设施""加强邻里之间的相互支持、帮助""在幼儿园、小学开设相关课程,提高儿童自我保护能力""加强对受伤害儿童的医保服务和社会服务""加强有关儿童伤害的研究""建立预防儿童伤害的工作机制和行动体系"8项措施和行动,90%以上的被调查者选择"有必要"。这表明,被调查者对这8项措施和行动的需求度很高。

表 4-9　针对儿童伤害现状开展活动的必要性调查结果

序号	活动类型	有必要		没必要		不清楚	
		频次	百分比（%）	频次	百分比（%）	频次	百分比（%）
1	政府制定相应的政策和行动计划并加以实施	1132	95.4	10	0.8	42	3.5
2	开展多种宣传教育活动,提高成年人的预防意识和能力	1159	97.6	15	1.3	10	0.8
3	从保障儿童安全出发,改善公共设施	1158	97.6	14	1.2	12	1.0
4	加强邻里之间的相互支持、帮助	1160	97.7	16	1.3	8	0.7
5	在幼儿园、小学开设相关课程,提高儿童自我保护能力	1159	97.6	12	1.0	13	1.1

序号	活动类型	有必要		没必要		不清楚	
		频次	百分比（%）	频次	百分比（%）	频次	百分比（%）
6	加强对受伤害儿童的医保服务和社会服务	1144	96.4	19	1.6	20	1.7
7	加强有关儿童伤害的研究	1107	93.3	36	3.0	41	3.5
8	建立预防儿童伤害的工作机制和行动体系	1111	93.6	33	2.8	38	3.2

（2）儿童对预防儿童伤害的需求

本调查有"请帮助我们询问一位13周岁以下的儿童,如果开展预防儿童伤害工作,他/她最希望首先做的事是什么?"[①]一问,对于此问的回答,共有901个词条。运用内容分析软件（ROST Content Mining）对这901个词条的词频进行分析,结果如表4-10所示。

表 4-10　儿童对预防伤害的需求的词频分析表

主题词1	主题词2	词频	百分比（%）
学校	安全教育	117	13.0
	安全宣传	91	10.1
	学校开设课程	52	5.8
	小计	**260**	**28.9**
儿童	自我保护能力	108	12.0
	自我保护/防护意识	90	10.0
	小计	**198**	**22.0**

---

①　中国文化传统中对年龄有"足岁"和"虚岁"之分。为方便被调查者询问,该次问题对被询问儿童的年龄设为13周岁以下。

主题词1	主题词2	词频	百分比（%）
家长	家长多陪同	33	3.7
	家长关心/关怀	23	2.6
	不被家长殴打	30	3.3
	其他（家长尊重等）	22	2.4
	小计	**108**	**12.0**
政府	公共设施	53	5.9
	政策制定/落实	17	1.9
	警察保护/打击坏人	17	1.9
	政府关心/重视	10	1.1
	其他（行动计划等）	8	0.9
	小计	**105**	**11.7**
交通	交通安全	23	2.6
	道路交通事故	18	2.0
	车辆	15	1.7
	交通规则	15	1.7
	马路	8	0.9
	其他（不闯红灯等）	13	1.4
	小计	**92**	**10.3**
社会	动物	31	3.4
	社会关心/保护	27	3.0
	网吧	23	2.6
	小计	**81**	**9.0**
总计	/	**844**	**93.9**

对于出现频次超过 80 次的有效高频词（除去伤害、的、预防、改善等词）进行筛选，高频词分类排序依次为：学校、儿童、家长、政府、道路交通、社会。可见，被调查儿童对于预防儿童伤害的需求主要为以下 6 个方面：

第一，对于学校而言，要加强对学生的安全教育和宣传力度，并开设相关安全课程，以提高儿童的安全意识和自我保护能力。

第二，对于儿童自身而言，要努力提高自我保护/安全防护意识，加强自我保护能力。

第三，对于家长而言，要多花时间陪护孩子，关心、爱护、尊重孩子，不要以暴力作为教育孩子、解决孩子教育问题的手段。

第四，对于政府而言，要重视儿童保护工作，制定相应的政策并加以落实；要改善现有的公共设施，并加大对伤害儿童的不法分子的打击力度。

第五，对于道路交通而言，要提高社会公众的交通安全意识，使之能自觉遵守交通规则；改善交通设施，提高道路交通的安全性，从而降低道路交通事故的发生率。

第六，对于社会而言，要关心、保护儿童，加强对动物（包括宠物）的监管，关闭非法经营的网吧和色情网站，减少不良社会因素对儿童的伤害。

三、儿童伤害的分层比较

本研究根据控制变量的样本分类数，分别采用独立样本 T 检验和单因素方差分析。对居住地、文化程度、职业层次、家庭年收入、儿童性别等控制变量，利用单因素方差分析(one-way ANOVA)方法进行了比较分析；对儿童身份这一控制变量，则利用独立样本 T 检验(Independent-Samples T Test)方法进行了比较分析，力图研究不同背景下儿童生活环境安全性感知、伤害发生率、伤害可能性、伤害严重性、伤害危险性、对儿童生活环境的安全感、对预防儿童伤害的需求等方面的差别和相关性因素，分析结果如下。

(一)居住地比较

对于被调查者的地域身份，本研究设置了户籍所在地和居住地两个变量。从百分比分布看，这两个变量的频数分布十分接近（其中，城市为

39.5％∶40.6％,镇为 29.4％∶28.6％,农村为 31.1％∶30.6％),而被调查者中有孩子者大多与孩子同住(79.8％)。鉴于本调查中被调查者居住地的比较更具地域比较的代表性,因此,本研究的地域比较为被调查者居住地的比较。

对居住在城市、镇、农村的被调查者的分层分析显示,第一,无论城/镇/乡被调查者,对居住地所在的城/镇/乡及所居住的社区的儿童生活环境的安全性均有较高评价,无显著性差异,但对儿童生活的国内大环境、省内大环境和家庭环境安全性的评价则差异显著。其中,城/镇/乡被调查者对家庭环境安全性评价均较高,对省内大环境安全性评价居中,对国内大环境安全性评价最低。相比较而言,一是农村被调查者对儿童生活环境安全性的总体评价较高,城市次之,镇居末位;二是随着儿童生活环境的范围由国内经省内、居住地、社区到家内逐渐缩小,对儿童生活环境安全性,城市、镇和农村被调查者的评价均逐渐提升,呈上行趋势;尤其是农村被调查者,对省内、家内安全性的评价均高于城镇,对国内安全性的评价高于镇。这提示我们,相比较而言,城市被调查者对身边环境对于儿童生活的安全性有较大的担忧,而农村被调查者对于儿童生活环境的安全性有较高的认可度。

第二,将调查表中所列 15 种儿童伤害行为进行合并分类[①]为如下 6 类:(1)道路交通事故;(2)家居事故;(3)医疗/医药事故;(4)家长暴力;(5)成人暴力;(6)刑事伤害。比较不同居住地儿童伤害的发生率发现,镇最高,农村次之,城市较低。从具体类型看,除刑事伤害发生率均较低,无显著性差异外,总体伤害、道路交通事故、医疗/医药事故、成人暴力,镇的发生率均高于城乡;家居事故和家长暴力,农村的发生率高于城镇;而对城市来说,这六大类儿童伤害的发生率均为最低。

---

① 根据国际分类惯例,本研究将伤害类型分为 6 类:(1)道路交通事故;(2)家居事故(包括溺水事故、火灾或烧烫伤事故、摔落或碰撞事故、食物中毒事故、被动物抓咬事故、触电事故)(3)医疗/医药事故;(4)家长暴力伤害(包括被家长殴打、被家人遗弃);(5)成人暴力伤害(包括被成年人殴打、被教师殴打);(6)刑事伤害(包括遭到绑架、被拐卖或拐骗、遭到强奸或猥亵)。

第三，就不同居住地者对不同类型儿童伤害发生的可能性的认知而言，在总体伤害及道路交通事故和家居事故这两大类伤害上表现出城、镇、乡之间的显著差异，且均表现为农村的可能性较高，镇次之，城市最低的态势。

第四，不同居住地者的儿童生活环境中总体和各类伤害因素存在的严重性的认知不同。在总体伤害及道路交通事故、医疗/医药事故和家居事故这三大类伤害上存在城、镇、乡之间的显著差异，具体表现为：在总体伤害及道路交通事故和家居事故这两大类伤害上城市居住者认知的严重性较低，镇居住者次之，农村居住者最高；在医疗/医药事故严重性的认知上，城市居住者最低，农村居住者次之，镇最高。

第五，不同居住地者对儿童生活环境中总体和各类伤害行为的危险性的认知不同，尤其在总体伤害及道路交通事故、医疗/医药事故、家居事故和成人暴力这四大类伤害上存在显著差异。其中，城市居住者对成人暴力危险性的评价为中等，余者为最高；镇居住者对道路交通事故危险性的评价为中等，余者为最低；农村居住者对道路交通事故危险性的评价为最低，对成人暴力危险性的评价为最高，余者为中等。相比较而言，城市居住者更多地认识到儿童生活环境中伤害行为的危险性，农村居住者次之，镇居住者这方面认知最弱。

第六，就最易发生伤害的地点而言，城镇居住者和农村居住者在学校和家庭上的认知较为一致，均认为发生儿童伤害的可能性较低，但在公共场所和居住地社区这两者上存在显著差异。具体来说，城镇居住者对公共场所中易发生儿童伤害的认知率显著高于农村居住者，而农村居住者对居住地社区易发生儿童伤害的认知率显著高于城镇居住者。

第七，就预防儿童伤害的需求而言，不同居住地者在有关政府政策和行动、改善公共设施、加强对受伤害儿童的医保和社会服务、加强相关研究、构建儿童安全体系这些方面的需求表现出较大的差异，具体表现为农村居住者的需求水平均显著低于城镇居住者，镇居住者的需求水平大多显著高于城市居住者，城市居住者的需求基本处于中等水平。

（二）家长文化程度比较

不同文化程度的被调查者的分层分析显示，第一，不同文化程度的被调查者对于儿童生活环境安全性感知的差异主要表现在对儿童生活环境的安全性的感知上——大专及以上文化程度者的安全性感知率显著低于其他文化程度者，即这一文化程度的家长对儿童生活环境的不安全感显著强于其他文化程度者。

第二，对儿童伤害发生率认知的差异，主要表现在对道路交通事故、医疗/医药事故、成人暴力这三大类伤害发生率的认知上。其中，大专及以上文化程度者认知的交通事故发生率高于其他文化程度者，医疗/医药事故发生率高于文盲和识字很少、初中文化程度者；初中文化程度者认知的成人暴力发生率高于高中/中专、大专及以上文化程度者。

第三，对儿童伤害发生可能性认知的差异，主要表现在对医疗/医药事故伤害发生可能性的认知上。其中，文盲和识字很少者认知的医疗/医药事故发生可能性显著高于小学和初中文化程度者，初中文化程度者则显著低于高中/中专和大专及以上文化程度者。

第四，对儿童伤害因素存在的严重性认知的差异，主要表现在对家长暴力伤害因素的严重性的认知上——文盲和识字很少者认知的儿童面临的家长暴力因素的严重性强于其他文化程度者。

第五，对儿童伤害行为的危险性和儿童伤害易发生地点的认知上，各文化程度者之间均无显著差异。

第六，对预防儿童伤害的需求差异，主要表现在对政府有关政策和行动、改善公共设施、加强对受伤害儿童的服务及建立相关预防工作机制和行动体系这四大类需求的必要性的认知上——大专及以上文化程度者对其必要性的认知率均为最高，且基本表现为文化程度越高者对这四大类需求必要性的认知率越高的态势。

(三)家长职业层次比较

参照中国社科院社会学所的有关社会阶层的分层方法,本研究对被调查者的职业进行合并分类后,将职业层次分为三类:上层、中层、下层。其中,行政事业单位领导、企业领导、私营企业主为上层;科技文教卫专业人员、一般办事人员、个体工商户为中层;商业服务员工作人员、产业工人、农民和无业者为下层。本调查中,被调查者(在业或曾就业)的职业层次在职业上层的占 10.4%,职业中层的占 47.5%,职业下层的占 42.0%。

不同职业层次的被调查者的分层分析显示,第一,不同职业层次者对于儿童生活环境安全性感知的差异主要表现在对儿童生活环境安全性的感知上——职业中层者的安全性感知率显著低于下层,其排序为下层最高,上层次之,中层最低。即职业中层者对福建儿童生活环境的不安全感强于职业下层和上层者。

第二,对儿童伤害发生率认知的差异,主要表现在对医疗/医药事故和成人暴力这两大类伤害发生率的认知上,且均为职业中层者认知的发生率显著高于职业上层和下层者,均表现为职业中层认知的发生率最高,上层次之,下层最低。

第三,对儿童伤害发生可能性认知的差异,主要表现在对道路交通事故伤害发生可能性的认知上——职业下层者所认知的道路交通事故发生的可能性显著大于职业中上层者,其排序为职业下层最大,中层次之,上层最小。

第四,在对儿童伤害因素存在的严重性、儿童伤害行为的危险性、儿童易受伤害地点的认知上,各职业层之间无显著差异。

第五,在预防儿童伤害需求的差异上,主要表现在对"加强受伤害儿童医保服务和社会服务"必要性的认知上——职业中层者对这一需求必要性的认知率显著高于职业上层和下层者。

(四)家庭年收入比较

鉴于儿童主要生活在家庭之中,家庭是儿童生活的主要保障,本研究有关收入分层的分析在家庭收入层面上进行。对不同家庭年收入者的分层分析显示,第一,在儿童生活环境安全性评价、儿童伤害发生率认知、儿童伤害发生可能性认知、儿童伤害因素存在的严重性认知、儿童伤害行为危险性认知和儿童伤害易发生地点认知上,不同家庭收入层次者之间均不存在显著差异,具有较高的相同性。

第二,对预防儿童伤害的需求上,在政府政策和行动、加强邻里互助、加强受伤害儿童医保服务和社会服务这三大项上存在显著差异,均表现为家庭收入在8万及以下者的需求度显著高于家庭年收入在8万以上者。

(五)同住儿童身份比较

本研究将与被调查者同住儿童的身份分为3类,一是以与被调查者共同生活的儿童人数分类,共分为有1个共同生活的儿童者和有2人及以上共同生活的儿童者两类(3人及以上者极少,故并入2人及以上);二是以与被调查者共同生活儿童的关系分类,共分为被调查者的子女、被调查者的第三代两类(其他关系者很少,缺乏比较性,故不列入比较);三是以与被调查者共同生活的儿童的性别分类,共分为男、女、男女都有三类。据此,本研究按同住儿童身份进行分层比较。

对同住儿童身份的分层比较显示,第一,同住儿童人数、关系、性别不同的被调查者之间,对儿童生活环境安全性的感知无显著差异。

第二,在对儿童伤害发生率的认知上,同住儿童人数、性别不同的被调查者之间无显著差异,但在同住儿童关系不同者之间差异显著,具体表现为在儿童伤害总体发生率及医疗/医药事故、家居事故、家长暴力、成人暴力、刑事伤害五大类伤害发生率上,同住儿童为子女者的认知率明显高于同住儿童为孙子女/外孙子女者。

第三,在对儿童伤害发生可能性的认知上,同住儿童性别不同者之间无显著差异，但在同住儿童人数不同者、同住儿童关系不同者之间差异显著，具体表现为同住儿童为多孩者认为家居事故伤害发生的可能性高于同住儿童为单孩者，同住儿童为子女者认为家长暴力伤害发生可能性高于同住儿童为孙子女/外孙子女者。

第四，在对儿童伤害因素存在严重性的认知上，同住儿童人数、关系、性别不同的被调查者之间存在显著差异，具体表现为：对家居事故伤害因素存在严重性的认知率，同住儿童为多孩者高于同住儿童为单孩者；对儿童伤害因素总体严重性及医疗/医药事故、家居事故、家长暴力、成人暴力、刑事伤害五大类伤害因素存在严重性的认知率，同住儿童为子女者高于同住儿童为孙子女/外孙子女者；对医疗/医药事故伤害因素存在严重性的认知率，同住儿童为男孩女孩都有者高于单一性别者，为女孩者高于为男孩者。

第五，在对儿童伤害行为危险性的认知上，同住儿童关系、性别不同的被调查者之间无显著差异，但同住儿童人数不同者之间差异显著，具体表现为同住儿童为多孩者对成人暴力伤害危险性的认知率显著高于同住儿童为单孩者。

第六，在对儿童伤害易发生地点的认知上，同住儿童人数、关系不同的被调查者之间无显著差异，但同住儿童性别不同者之间差异显著，具体表现为，对儿童易受伤害地点为公共场所的认知率，同住儿童为女孩者高于同住儿童为男孩者；对儿童易受伤害地点为居住地社区的认知率，同住儿童为男孩者高于同住儿童为女孩者。

第七，在对预防儿童伤害的需求的认知上，同住儿童人数、关系、性别不同的被调查者之间无显著差异。

四、研究结论及对策建议

(一)研究结论

综上所述，儿童伤害的现状与特征如下：

第一，儿童生活环境的安全性处于中上水平。而相比较而言，人们所感知的儿童生活环境的安全性水平,家庭内最高,社区居第二,居住地为城乡居第三,省内居第四,国内最低。

第二,3—14周岁儿童的伤害发生率近六成。其中,摔落或碰撞事故、被动物抓咬、道路交通事故、被家长殴打、火灾或烧烫伤事故、溺水是发生率最高的六大伤害事故;这六大伤害事故中,除溺水外,余者也是多次发生率最高的五大伤害事故。而被家人遗弃、被拐卖或拐骗、遭到绑架、遭到强奸或猥亵、被教师殴打则是发生率最低的五大伤害事故;这五大伤害事故中,除被教师殴打外,余者也是多次发生率最低的四大伤害事故。相比较而言,近3年来,3—14周岁儿童意外伤害的发生率和频度较高,故意伤害的发生率和频度较低,儿童所受到的伤害主要是意外伤害。

第三,成年人(包括家长)认为,对3—14周岁儿童来说,家庭内是生活环境中最安全之地,公共场所则是最易受到伤害的地方。结合成年人(包括家长)有关家居环境安全知识相对欠缺、被家长殴打是发生率最高的五大儿童伤害行为之一和不少儿童意外伤害事故(如摔落或碰撞、火灾或烧烫伤)是在家庭中发生的情况,这提示我们,成年人(包括家长)对于在家庭内预防儿童伤害的意识薄弱,能力有所不足。

第四,对3—14周岁儿童来说,道路交通事故、摔落或碰撞事故、被动物抓咬、溺水事故、火灾或烧烫伤五大伤害类型事故发生的可能性较大,其中,道路交通事故是最有可能发生的儿童伤害事故;触电、医疗/医药事故、被成年人殴打、被家长殴打、被教师殴打、遭到绑架、被拐卖或拐骗、遭到强奸或猥亵、被家人遗弃等九大伤害类型发生的可能性很小,其中,被家人遗弃的可能性是最低的。相比较而言,意外伤害事故,尤其是道路交通事故有较高的发生可能性;故意伤害事故,尤其是被家长遗弃发生的可能性则很小。尽管人们认为被家长殴打是发生可能性很小的儿童伤害行为之一,但事实上,被家长殴打却是发生率最高的五大儿童伤害行为之一,这表明,公众对家长暴力存在严重的认识不足。

第五,公众认为,儿童受伤害的原因主要为道路交通安全隐患、安全知识宣教不足、儿童自我保护意识和能力薄弱、动物(包括宠物)看管不力、家长防范意识低下、难以防范。其中，道路交通安全隐患是导致儿童伤害的最主要原因。

第六，公众认为，道路交通事故、溺水、火灾或烧烫伤、摔落或碰撞、被动物抓咬等是目前严重危害儿童生活安全的五大伤害因素；被教师殴打、被家长殴打、被成年人殴打、被家人遗弃、遭到绑架等是各类伤害行为中最具危险性的五大伤害行为。相比较而言，意外伤害因素的存在更具严重性，故意伤害行为更具危险性。

第七，公众有关儿童伤害预防知识的知晓率较高，但相比较而言，对有关针对儿童的道路交通安全知识和家居环境安全知识的了解有较大的不足。

第八，公众认为，要进一步预防儿童伤害事故的发生，主要在儿童自我防范意识和能力、家长的意识和精力、道路交通、政府政策和管理、学校教育、社会环境治理和公共意识六大方面面临较多的困难。其中，儿童自我安全防范意识和能力的薄弱是最大的障碍。由此，成年人对"政府制定相应的政策和行动计划并加以实施""开展多种宣传教育活动，提高成年人的预防意识和能力""从保障儿童安全出发，改善公共设施""加强邻里之间的相互支持、帮助""在幼儿园、小学开设相关课程，提高儿童自我保护能力""加强对受伤害儿童的医保服务和社会服务""加强有关儿童伤害的研究""建立预防儿童伤害的工作机制和行动体系"8项措施和行动，均有极高的需求；而儿童则提出有关"在学校加强安全教育""提高儿童自我防范意识和能力""家长关爱""政府重视""减少道路交通隐患""减少社会中伤害儿童的不良因素"六大需求。

第九，居住地的分层分析表明，其一，无论是城镇还是农村，公众对儿童生活环境的安全性均有较高评价，但相比较而言，农村居住者的认可度最高，城市次之，镇最低。其二，近3年来，3—14周岁儿童伤害的发生率，镇最高，农村次之，城市较低。其三，农村发生儿童伤害事故的可能性最大，镇次之，城市最小。其四，对农村儿童来说，存在较为严重的总体伤害及道路交通事故、家居事故这两大类伤害因素；对镇的儿童来说，医疗/医药事故伤害的严重性最大。其五，城市居住者更多地认识到儿童生活环境中各类伤害行为的危险性,农村居住者次之,镇居住者最小。其六,对于儿童易受伤害的地点,城镇居住者更倾向于认为是公共场所,而农村居住者则更多地认为是居住地社区。其七,对于儿童伤害的预防,镇居住者的需求度最高,城市居住者次之,农村最低。

第十,文化程度的分层分析表明,其一,大专及以上文化程度者对生活安全性的不安全感明显高于其他文化程度者;其二,大专及以上文化程度者身边的儿童中,道路交通事故和医疗/医药事故发生率较高,高中文化程度者身边的儿童中,成人暴力发生率较高;其三,文盲和识字很少者身边的儿童中,医疗/医药事故发生的可能性较高,面临的家长暴力的严重性更强;其四,在儿童伤害行为的危险性和易受伤害地点上,不同文化程度者身边的儿童之间无显著性差异;其五,对儿童伤害的预防,大专及以上文化程度者的需求度最高,并基本表现为需求度与文化程度呈正相关增长关系的态势。

第十一,职业的分层分析表明,其一,职业层次的中层者对儿童生活环境的认知度低于上层和下层;其二,职业中层者身边的儿童中,医疗/医药事故和成人暴力的发生率显著高于职业上层和下层者身边的儿童;其三,职业下层者身边的儿童中,发生道路交通伤害事故的可能性显著高于职业上层和中层者身边的儿童;其四,对儿童伤害因素存在的严重性、儿童伤害行为的危险性、儿童易受伤害地点的认知,不同文化程度者之间无显著差异;其五,职业中层者对"加强受伤害儿童医保服务和社会服务"的需求明显强于职业上层和下层者。

第十二,对不同家庭收入者的分层分析表明,首先,不同家庭收入者对儿童生活环境安全性的评价、不同家庭收入者身边儿童伤害发生率、伤害因素存在的严重性、伤害行为的危险性及儿童伤害易发生地点,均不存在显著差异,相似度较高;其次,在预防儿童伤害需求上,对"政府制定相应的政策和行动计划并加以实施""加强邻里之间的相互支持、帮助""加强对受伤害儿童的医保服务和社会服务"这3个方面,家庭年收入在8万及以下者的需求度明显高于家庭年收入在8万以上者。

第十三,儿童身份不同,伤害发生的情况也有所不同。首先,多孩家庭家居事故发生的可能性、伤害因素存在的严重性和成人暴力的危险性高于单孩家庭，就其余伤害因素而言，同住人数不同儿童之间无显著差异。其次，与父母同住儿童伤害总体发生率和医疗/医药事故、家居事故、家长暴力、成人暴力、刑事伤害五大类伤害的发生率、伤害因素存在的严重性和家长暴力发生的可能性显著高于与祖父母/外祖父母同住儿童。余者，与父母、祖父母/外祖父母同住儿童之间无显著差异。再者，男孩女孩都有的家庭中儿童面临的医疗/医药事故因素存在的严重性显著强于单一性别孩子家庭中的儿童，而单一性别孩子家庭中，女孩面临的伤害因素的严重性又显著强于男孩。女孩的易受伤害地点为公共场所，男孩的易受伤害地点为居住区社区。余者，不同性别儿童之间无显著差异。其四，对预防儿童伤害的需求，同住儿童人数、关系、性别不同者之间无明显差异。

（二）对策建议

根据上述分析，为进一步提升儿童伤害的预防水平，改善儿童生活安全环境，本研究提出以下对策建议：

第一，随着流动儿童、留守儿童、单亲家庭儿童、隔代抚养儿童人数的急剧增长，儿童伤害问题日益严重化，减少和预防儿童伤害应成为新一轮儿童发展规划的一大重要内容。

第二，在预防儿童伤害中，减少意外伤害事故的发生应成为首要内容。同时，对减少故意伤害事故的发生也需给予应有的重视。

第三，降低摔落或碰撞、被动物抓咬、道路交通事故、被家长殴打、火灾或烧烫伤、溺水六大伤害的发生率，削弱这些伤害因素存在的严重性，降低这些伤害行为发生的可能性应成为预防儿童意外伤害的关键点，而减弱儿童被教师殴打、被成年人殴打、被家人遗弃、遭到绑架的危险性，应成为预防儿童故意伤害的关键点。

第四，减少道路交通隐患、加强安全知识宣传教育、提高儿童自我安全防范意识和能力、加强对流浪动物（包括宠物）的管理、提升家长保护儿童安全的意识，应成为预防儿童意外伤害工作的五大主要突破点，尤其是减少道路交通隐患对儿童的伤害,更应成为工作的重中之重。具体措施包括:制定(并实施)最低饮酒年龄的法律,对新手驾驶员设定(并执行)血液酒精含量极限值并对违规者零容忍,使用适宜的儿童约束措施并使用安全带,戴摩托车头盔或自行车头盔,在校园、居住区和游戏场所周围强制减速,分道行驶,引入(并实施)摩托车昼间行驶灯开启制度,引入驾照分级制度等。

第五,在儿童安全知识宣传中,针对儿童道路交通安全知识、家居环境安全知识和儿童权利知识的宣传教育应成为重点内容,儿童和家长应成为重点宣传人群,学校和社会应成为重点宣传阵地。

第六,镇和农村应成为预防儿童伤害的重点之地;大专及以上文化程度者、职业中层者、家庭年收入较低者身边的儿童,多孩家庭中的儿童、与父母同住的儿童、男孩女孩都有家庭中的儿童和女童应成为预防儿童伤害,尤其是意外伤害的重点目标人群。

第七,要有针对性地进行不同儿童伤害事故的预防工作。其中,农村儿童、大专及以上文化程度者身边的儿童、职业下层者身边的儿童应成为道路交通安全事故预防的重点目标人群;农村儿童和多孩家庭儿童、与父母同住儿童应成为家具事故预防的重点目标人群;乡镇儿童、大专及以上文化程度者身边的儿童、文盲和识字很少者身边的儿童、职业中层者身边的儿童、与父母同住儿童、男孩女孩都有家庭儿童应成为儿童医药/医疗事故预防的重点目标人群;初中文化程度者身边的儿童、职业中层者身边的儿童、多孩家庭中的儿童和与父母同住的儿童应成为儿童的成人暴力和家长暴力预防的重点目标人群;与父母同住的儿童应成为刑事伤害预防的重点目标人群。而对于易发生伤害地点的预防工作而言,对城镇儿童和女孩应以公共场所伤害因素的预防为主,对农村儿童和男孩,应以居住地社区伤害因素的预防为主。

第八,预防儿童伤害的具体方法有:立法与执法,产品改良,环境改良,支持性的家庭访视和推广安全器具,教育、技能开发和行为转变,开展基于社区的项目,院前救护、急救医疗和康复等。

第二节　中青年妇女健康：工作—家庭平衡

"我不知道怎么的，我感到空虚……不充实。我觉得我根本就不存在……是一种疲乏的感觉……我对孩子们大发脾气，对自己都害怕……我觉得像在毫无根据地哭叫（克利夫兰的一位医生称之为'家庭主妇综合征'）"。当这种感情变得极其强烈，她会跑出房间，朝街的尽头走去；要么就待在自己的房子里，哭个不停；或者她的孩子给她讲笑话，她却没有笑，因为她根本就没有听。

——弗里丹《女性的奥秘》中的"无名的问题"①

一、负重陀螺：工作—家庭冲突

著名女性主义者弗里丹（Betty Friedam）在《女性的奥秘》（*The Feminine Mystique*）中提出过"无名的问题"（the problem that has no name）；文艺一点说，就是"是谁来自山川湖海，却囿于昼夜、厨房与爱"；通俗一点说，就是妈妈们由于没人带娃而被困于家中不得不沦为家庭主妇，安于现状、苦于困境，囿于"幸福家庭主妇"的无形枷锁之中。因为社会文化强迫妇女适应"女性的奥秘"去生活，她们只有通过丈夫和孩子达到自己的生活目标而没有自主权，她们无法认识到自己的潜力，丧失了自我存在，这些就是导致"无名的问题"的原因。

虽然中国妇女的劳动参与率较高，但受到"男主外、女主内"等传统文化观念的影响，妇女在工作之余依然需要承担繁重的家务劳动，而工作角色和家庭角色并不是完全独立的。资源守恒理论指出：时间和精力是消耗性的资源，一旦消耗就不能再继续完成另外的同领域或其他

---

① ［美］弗里丹：《女性的奥秘》，程锡麟、朱徽、王晓路译，广东经济出版社 2005 年版。

领域的任务。也就是说，尽管工作和家庭分属两个不同的领域，但二者的边界却比较模糊，这导致当个体没有足够的时间和精力完成家庭领域的任务时，就会调用原本分配给工作领域的资源，进而产生工作—家庭冲突，并带来收入上、时间上和心理上的紧张感和焦虑感，最终影响他们的身心健康和生活质量。工作家庭冲突存在于不同的职业当中，影响着个人的身心健康，导致焦虑和抑郁、身体不适、低生活满意度等。而大多来自老年妇女的代际支持，也不过是"压力后置"的假象。当上需照顾老人，下要照顾孩童和配偶，还有繁杂工作需要处理，对一个家庭的主要照顾者，守望，抑或逐梦，这是一个纠结的选择。若什么都要兼顾，那必将如陀螺般不停旋转，负重难行。

二、工作—家庭平衡面临的六大挑战

工作和家庭是当今社会绝大多数人生活中最为重要的两个领域，因两者对个体角色要求的冲突性和不可调和性而被大部分研究者认为是相互冲突的，是影响福利获得的一种新社会风险。在欧洲，从20世纪80年代起就开始关注工作—生活冲突现象及两者如何平衡的问题，并积极调查和探索工作—生活冲突的现状、前因、后果及相关影响因素。随着社会转型的进一步深入，经济社会新常态不断出现，我国也同样面临工作—生活冲突这一个社会问题。随着全面两孩政策在我国的推广落实，工作—家庭冲突问题必将成为一个亟须解决的社会政策新议题，尤其对于生育承载主体——妇女来说，职业发展和家庭平衡的矛盾将更为凸显。由此，在"全面两孩"的背景下，探究工作—家庭平衡将面临的挑战，深入探讨工作和家庭平衡的路径，对于推动全面两孩政策、促进性别平等和平等就业、引导家庭和谐发展均具有重要的现实意义。

（一）家庭结构转变和人口老龄化趋势加重家庭照顾责任

随着社会转型和经济转轨，中国的人口和家庭结构发生转变。在"全面两孩"背景下，我国家庭将面临更大的照顾责任。而随着城乡人口流动、家庭规模小型化以及人口老龄化等趋势的发展，传统家庭的功能将不断弱化,而照顾责任则将不断加重①。可以说,近几十年来我国家庭在面临更大照顾责任的同时,自身的功能却不断弱化,由此将导致整个社会缺乏拥有足够时间的照顾者,老年人和儿童都无法获得合理的照料,工作与家庭之间的冲突日益明显。

(二)儿童照料家庭化和生育成本单位化阻碍女性职业发展

随着改革开放进程的推进,公共托儿机构逐渐取消,生育和儿童照料的家庭化使得女性的家庭负担不断加重,两孩生养成为女性职业发展和工作绩效提升的重要阻碍,也产生了对更灵活工作方式的现实要求。同时,当前生育保险待遇落实过程中还存在产假待遇和男性护理假待遇为用人单位负担等方面的问题,生育成本的单位化也将成为女性职业发展的重要阻碍。

(三)隔代抚育和养育教育不平衡可能导致家庭矛盾和养老困境

随着城镇化的推进和工作压力的增加,隔代抚育已成为一种十分普遍的社会现象。据相关统计显示,1990 年,我国隔代户规模为 183 万,2000 年,该数量上升至 644 万,2010 年,我国隔代户规模达至 908 万,且农村比例增长迅速,在 2010 年已反超城镇。随着"全面两孩"政策的推进,若没有相关政策配套出台,这一数据必将呈现不断增长的态势,且农村的矛盾将更为严重。而由于父母和祖辈之间存在教育理念的差异,隔代抚育带来的"重养轻教"现象导致的养育与教育不平衡问题也会招致各种家庭矛盾。更进一步来说,隔代家庭的运作往往建立在祖辈的经济压力和健康问题之上,由此将带来祖辈健康状况和养老困境的隐患。由于人口现象往往存在"滞后"效应——养老问题的缓解要在"两孩"这一代逐渐长大后才可能实现,在这之前,两孩生育带给中

---

① 刘伯红、张永英、李亚妮:《工作和家庭的平衡:中国的问题与政策研究报告》,见全国妇联、国际劳工组织北京局、日内瓦办公室、曼谷办公室编《平衡工作和家庭研讨会论文》,2008 年 5 月 14—15 日。

国家庭的并非养老问题的缓解。尤其对于双独夫妇家庭来说,将面临两个成人同时需要照顾四个老人和两个孩子的经济压力和心理压力。

(四)子女数量增多和亲子关系变化带来家庭关系复杂化

首先,夫妻关系可能受到影响。从决定是否要生育两孩到孩子出生后的抚养和教育,均涉及夫妻关系的变化和协调,夫妻关系必然需要新的调适。其次,子女增多要求父母正确面对和调适与两个孩子之间的亲子关系,同时,两个孩子之间的关系也需要有效处理,有必要引导第一个孩子接受事实,并努力完成哥哥或者姐姐的角色转换,引导两个孩子之间友好相处。再者,三代人之间产生的代际矛盾也可能受到影响,导致家庭关系复杂化。

(五)性别平等意识和家庭责任分配加剧责任分担矛盾

随着工业化的推进和社会性别意识的提升,女性出于满足自身及家庭经济需要或出于实现自我发展的愿望,大量进入劳动力市场参加有报酬的劳动;另一方面,男性也被要求承担更多的家庭责任和照顾职责。因而,当女性由过去单一的家庭角色逐渐发展到需要扮演各种社会角色同时兼顾家庭角色,当男性由过去单一的社会角色逐渐发展到需要更多承担家庭责任时,男女两性均肩负有薪劳动和家务劳动双重负担,家庭责任如何在不同成员之间分配成为困扰家庭成员尤其是女性的现实问题。

(六)全球市场环境和竞争压力凸显工作—生活平衡压力

全球经济一体化进程的加速使得市场竞争日趋激烈,企业开始倡导工作至上伦理和加班文化,从而导致劳动者的工作压力增大和工作时间延长。从各种统计数据和研究来看,中国劳动者实际的平均日工作时间和周工作时间均超过国家法律规定。可见,在组织环境日趋复杂的背景下,人们一方面必须面对工作时间延长和工作压力增加的现实压力,另一方面也产生了对更灵活的工作方式的现实要求和对工作—家庭平衡的现实需求。

可见,随着越来越多国家、组织和个人的关注,工作—生活平衡正日益成为一项重要的社会政策和公共管理议题。在新常态背景下,当工作—生活冲突作为一种新社会风险出现并日益普遍化时,社会政策就应该对这种新社会风险保持足够的敏感,并及时回应相应的社会需要。① 综上所述,为了解处于社会转型期的我国在业人口的工作—家庭冲突状况的性别差异及相关影响因素,本章以浙江省为例,利用第三期中国妇女社会地位调查中有关浙江省的数据进行研究分析。

三、理论视角与研究假设

工作—家庭冲突的定义最早由学者于 1964 年提出,他们认为工作家庭冲突是指角色间在某种程度上不得同时兼顾而产生的冲突与压力,主要指工作和家庭角色。② 有研究认为工作—家庭冲突由时间冲突、紧张冲突和行为冲突组成。当多重角色对个人时间的需求发生争夺或竞争的情形时,时间冲突的情形就会发生;当某一领域的角色压力使个人产生生理或心理上紧张,因而阻碍他完成另一领域的角色期望时,紧张冲突就会发生;在工作及家庭领域中,合适的行为模式不尽相同,当这些模式之间产生矛盾,而必要的行为调整已无法完成时,行为冲突就会发生。③ 对于妇女来讲,在家庭生命周期的较早阶段(孩子的年龄在出生到 8 岁),家庭中的妇女要比男子经历更多的家庭—工作冲突和工作—家庭冲突。因为她们不能和男子一样,把职业置于家庭之上,因为妇女,尤其是那些有高度自我尊重和竞争意识的人,经受着更多的角色冲突和较差的精神健康。

---

① 岳经纶、颜学勇:《工作—生活平衡:欧洲探索与中国观照》,《公共行政评论》2013年第 6 期,第 14—37 页。

② Kahn R L, Wolfe D M, Quninn R, et al. Organizational Stress: Studies in the Role Conflict and Ambiguity, Wiley, 1964。

③ Stephens G K, Sommer S M. "The Measurement of Work to Family Conflict", *Educational and Psychological Measurement*, 1996, 56(3), pp.475—486.

由于关注焦点不同，形成了工作—家庭冲突的多种理论视角，如角色冲突、边界理论、社会认同、文化相关、社会支持等理论。如表4-11所示：

表4-11　工作—家庭冲突研究多视角的争论焦点、对应研究领域和代表作者[①]

理论视角	冲突焦点	相关研究领域	代表作者
角色冲突 （role conflict）	个体的工作角色压力与家庭角色压力的不兼容	工作—家庭卷入 工作—家庭增益	Greenhaus and Beutell(1985) Kahn et al. (1964) Katz and Kahn(1978) Frone and Rice(1987) Rothbard(2001)
边界理论 （boundary theory）	工作和家庭有各自的域，域的边界的模糊造成了工作—家庭冲突问题	工作干扰家庭和家庭干扰工作 工作—家庭界面边界溢出	Staines(1980) Burke and Greenglass(1987) Edwards and Rothbard(2000)
社会认同 （social identity）	多重身份背后的不同价值观重叠部分的减少，造成了工作—家庭冲突问题	工作—家庭角色 工作时长	Lobel(1991) Meyer et al. (2006)
文化相关 （culture）	文化影响工作—家庭冲突的方式和程度	性别 跨文化研究 个人主义和集体主义	Duxbury and Higgins(1999) Gutek et al. (1991) Yang et al. (2000) Powell et al. (2009)
社会支持 （social support）	社会支持能够缓解工作—家庭冲突的行为结果	社会支持 组织支持 家庭友好 家庭支持型主管行为 家庭支持	Thoman and Ganster (1995) Carlson and Perrewé(1999) Hammer et al. (2009)

其中，角色冲突（role conflict）理论关注于角色卷入问题。此类研究的焦点问题是工作和家庭卷入对工作—家庭冲突形成的作用。角色冲突理论认为，由于个体所拥有的时间、精力和能力等资源表现为一定

———————

[①]　林忠、鞠雷、陈丽：《工作—家庭冲突研究与中国议题：视角、内容和设计》，《管理世界》2013年第9期，第154—171页。

的稀缺性,一种角色责任的履行可能会影响到另一个或多个其他角色责任的履行,来自工作和家庭两方面的压力和矛盾使得工作或家庭角色运用起来变得困难。如职业女性因为加班不能够陪自己的孩子和丈夫的压力,就是女性工作角色和母亲角色之间的冲突。也就是说,工作—家庭冲突是个体有限的时间精力无法同时满足工作和家庭双重需求的结果,因而工作时间和家务劳动时间成为引发工作家庭冲突的基本因素。国内外诸多研究者探索了工作时间、家务劳动时间与工作—家庭冲突之间的关系,但结论存在分歧[①②];对工作时间与工作—家庭冲突之间关系的性别差异也结论不一,如有研究者认为女性在工作域的时长增加时更容易感受到工作对家庭的冲突[③④],但也有研究者认为不存在性别差异。因此,本研究提出如下假设:

H1:工作时间对工作—家庭冲突具有正向影响,即工作时间越长,工作—家庭冲突越大。

H2:工作时间对工作—家庭冲突的影响存在性别差异,即女性在工作时长增加时更容易感受到工作对家庭的冲突。

H3:家务劳动时间对工作—家庭冲突具有反向影响,即家务劳动时间越长,工作—家庭冲突越小。

H4:家务劳动时间与工作—家庭冲突的影响存在性别差异,即女性在家务劳动时长增加时更不容易感受到工作对家庭的冲突。

社会支持(social support)理论主要从调节和缓解工作—家庭冲突问题出发,从社会支持、组织支持、家庭友好、家庭支持型领导行为、家

① DiRenzo M S, Greenhaus J H, Weer C H. "Job Level, Demands, and Resources as Antecedents of Work Family Conflict", *Journal of Vocational Behavior*, 2011, 78, pp. 305—314.

② Major V S, Klein K J, Ehrhart M G. "Work time, Work Interference with Family, and Psychological Distress", *Journal of Applied Psychology*, 2002, 87(3), pp. 427—436.

③ 金家飞、刘崇瑞、李文勇、Patricia Mary Fosh:《工作时间与工作家庭冲突:基于性别差异的研究》,《科研管理》2014 年第 8 期,第 44—50 页。

④ Gutek B A, Searle S, Klepa L. "Rational Versus Gender Role Explanations for Work-Family Conflict", *Journal of Applied Psychology*, 1991, 76(4), pp. 560—568.

庭支持等具体支持方式入手探讨缓解工作—家庭冲突的途径。社会支持主要是指来自组织的支持和家庭的支持。组织支持表现在对员工幸福感的关心，同时企业也愿意提供资源来满足员工的某些需要，具体的形式主要包括弹性的工作制度、福利服务及上司支持等；家庭支持表现在家人的理解和支持，能够很大程度上降低其来自家庭方面的压力[①]。例如，如果丈夫在家庭中较多地替妻子分担一些责任，妻子的工作压力就会降低。由于数据的局限性和代际支持的中国特色，本研究不考虑组织支持对工作—家庭冲突的影响，只考虑家庭支持的影响。因此，提出如下假设：

H5：家庭支持对工作—家庭冲突具有反向影响，即所获得的家庭支持越多，工作—家庭冲突越小。

H6：家庭支持对工作—家庭冲突的影响存在性别差异，即女性获得的家庭支持越多，越不容易感受到工作对家庭的冲突。

文化(culture)相关理论视角引入多种文化要素，主要涉及对性别观念、跨文化、个人主义和集体主义等问题的关注。在传统文化的影响下，人们认为男性和女性应该是分工明确的，男性要承担主要的工作任务，而对家人的照顾、整理家务等是女性的主要责任，因而她们就越容易受到工作对家庭的干扰，也可以认为，来自传统性别观念和家庭的压力，使女性更容易体验到工作与家庭的冲突。[②] 鲍威尔(Gary N. Powell)和格林豪斯(Jeffrey H. Greenhaus)也发现工作家庭关系的性别差异不再单纯体现为生理差异，引入性别角色态度(gender-role attitude)视角，可以更深入地揭开了工作家庭关系中性别差异的神秘面纱，进一步诠

---

① Carlson D S, Kacmar K M, Williams L J. "Construction and Initial Validation of a Multidimensional Measure of Work-Family Conflict", *Journal of Vocational Behavior*, 2000, 56, pp. 249—276.

② Duxbury L E, Higgins C A. "Gender Differences in Work-Family Conflict", *Journal of Applied Psychology*, 1991, 76(1), pp. 60—73.

释了工作家庭关系的性别差异。[①]　因此，本研究提出如下假设：

H7：性别观念对工作—家庭冲突具有正向影响，即持传统性别观念者，工作—家庭冲突较大。

H8：性别观念对工作—家庭冲突的影响存在性别差异，即女性的性别观念越传统，越容易感受到工作对家庭的冲突。

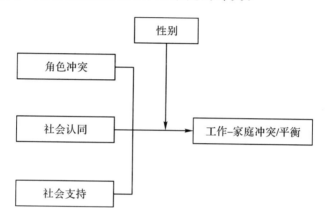

图 4-1　工作—家庭冲突/平衡的理论框架

四、数据处理与模型分析

（一）数据来源

本研究使用 2010 年全国妇联和国家统计局共同完成的"第三期中国妇女社会地位调查"中有关浙江省的数据。中国妇女社会地位调查是全国妇联和国家统计局联合开展的重要的国情、妇情调查，最新一期中国妇女社会地位调查以 2010 年为调查时点，在全国范围内采用省、县、村/居委会三阶段 PPS 抽样方法，调查内容丰富，数据质量高、代表性强。其中，浙江省调查以 2010 年 12 月 1 日为时点，调查共回收个人

---

　　① Powell G N，Greenhaus J H. "Sex，Gender，and the Work-to-Family Interface：Exploring Negative and Positive Interdependences"，*Academy of Management Journal*，2010，53(3)，pp.513—534.

问卷 3264 份。为了更好地分析城乡家庭工作—家庭冲突及平衡的状况,本书把研究对象确定为 18—65 周岁、已婚、有工作的且正好处于工作日的在职男女,样本共计 1171 人。其中男性 649 人,占 55.4%;女性 522 人,占 44.6%。

(二)变量界定

关于工作—家庭平衡,格林豪斯和彼特尔(Nicholas J. Beutell)提出了两个具有指向性的概念,即因工作方面的要求而产生的工作家庭冲突为工作—家庭冲突;因家庭方面的需要而产生的工作家庭冲突为家庭—工作冲突[①]。本调查分别设计了"因为工作太忙,很少管家里的事"和"为了家庭而放弃个人的发展机会"来测算"工作—家庭平衡"和"家庭—工作平衡",数据显示,男性偶尔/有时/经常感到"因为工作太忙,很少管家里的事"的比例为 61.9%,偶尔/有时/经常感到"为了家庭而放弃个人的发展机会"的比例为 24.0%;女性偶尔/有时/经常感到"因为工作太忙,很少管家里的事"的比例为 53.3%,偶尔/有时/经常感到"为了家庭而放弃个人的发展机会"的比例为 29.3%。可见,被调查者无论男女感知到的工作—家庭冲突均高于家庭—工作冲突;男性被调查者所感知到的工作—家庭冲突高于女性,而女性被调查者所感知到的家庭—工作冲突高于男性,且差异均显著。由于现实中女性若因家庭放弃个人机会,很有可能已放弃就业机会辞职在家,即退出了劳动力市场;负有家庭照顾责任的女性也可能会寻求非正式就业或者工作要求并不高的职位,以避免参与劳动与照顾家庭发生冲突。[②] 因此,为避免测算上的误差,本书将以工作影响家庭即工作—家庭冲突/平衡为例,分析工作—家庭平衡状况的性别差异及相关影响因素。

[①] Greenhaus J H, Beutell N J. "Sources of Conflict Between Work and Family Roles", *The Academy of Management Review*, 1985, 10(1), pp.76—88.

[②] Yi C C, Chien W Y. "The Linkage Between Work and Family: Female's Employment Patterns in Three Chinese Societies", *Journal of Comparative Family Studies*, 2002, 33(3), pp.451—474.

表 4-12 工作家庭平衡的性别差异(%)

/	工作—家庭平衡		家庭—工作平衡	
/	男	女	男	女
从不	38.1	46.7	76.0	70.7
偶尔	27.1	25.5	16.9	17.4
有时	17.3	15.3	5.5	9.4
经常	17.6	12.5	1.5	2.5
合计	100.0	100.0	100.0	100.0
N	649	522	649	522

注:$X_1^2=11.106, df=3, P<0.05, X_2^2=8.338, df=3, P<0.05$

本研究的变量界定如下:

因变量。根据问卷中"因为工作太忙,很少管家里的事"的问题,将其界定为因变量——工作—家庭冲突。该问题的回答有四个选项:从不、偶尔、有时、经常。在模型分析中为二分因变量,将"偶尔""有时""经常"选项合并,"0"表示为没有工作—家庭冲突,"1"表示有工作—家庭冲突。

自变量。从角色冲突、家庭支持和性别观念 3 个方面测量影响工作—家庭冲突的相关因素。

(1)角色冲突。主要由工作时间和家务劳动时间测量。其中,工作时间指有收入的工作/劳动/经营活动时间;家务劳动时间指受访者在受访前一天用于家务劳动(含做饭、清洁、照顾家人、日常采购等)的时间。回答格式为填写××小时××分钟,但在编码时折合成分钟。

(2)家庭支持。家庭支持主要通过"最后一个孩子 3 岁以前白天主要由谁照顾"的问题来测量,该问题的回答有 4 个选项:自己、配偶、父母和其他。在模型分析中,"0"表示没有家庭支持,将"配偶"和"父母"合并为"1"表示有家庭支持,将"其他"设置为缺失值。

(3)性别观念。即对性别分工的态度。有学者将其区分为传统主义取向和现代主义取向①。本研究以"男人应该以社会为主,女人应该以家庭为主"的观点进行测量,该问题的回答有 4 个选项:非常同意、比较同意、不太同意、很不同意。在模型分析中,"非常同意"与"比较同意"经合并为"同意"类别,表示传统性别观念;"不太同意"与"很不同意"合并为"不同意"类别,表示现代性别观念。

控制变量。陶西格(Mark Tausig)和芬威克(Rudy Fenwick)的研究显示:"有无子女"与"工作—生活平衡"的程度有关联,"有子女"与低"工作—生活平衡"显著相关。除此之外,研究结果还显示:年轻且受过良好教育的人感受到了更多的"工作—生活失衡"。② 因此,将年龄、家庭子女结构和受教育程度作为控制变量,其中,家庭子女结构包括孩子数量和最小孩子年龄结构,最小孩子年龄结构分为无孩子、有 6 岁以下孩子和 6 岁及以上孩子。

表 4-13 为模型分析变量的基本特性。

表 4-13　研究变量基本特征与描述

变量	男性($N=649$)		女性($N=522$)	
	频次	比例	频次	比例
工作—家庭冲突	/			
从不冲突	247	38.1	244	46.7
偶尔/有时/经常冲突	402	61.9	278	53.3
家庭支持	/			
没有家庭支持	59	9.7	274	56.5
有家庭支持	549	90.3	211	43.5

---

① Greenstein T N. "Husbands' Participation in Domestic Labor: Interactive Effects of Wives' and Husbands' Gender Ideologies", *Journal of Marriage and the Family*, 1996, 58(3), pp.585—595.

② Tausig M, Fenwick R. "Unbinding Time: Alternate Work Schedules and Work-Life Balance", *Journal of Family and Economic Issues*, 2001, 22(2), pp.101—119.

变量	男性($N=649$)		女性($N=522$)	
	频次	比例	频次	比例
性别观念		/		
传统性别观念	386	60.7	264	51.4
现代性别观念	250	39.3	250	48.6
家庭子女结构		/		
没有孩子	18	2.8	12	2.3
有0—6岁子女	117	18.2	118	22.7
有6岁及以上子女	509	79.0	390	75.0
教育程度		/		
初中及以下	416	64.1	320	61.3
高中/中专	135	20.8	84	16.1
大专及以上	98	15.1	118	22.6
/	平均值	标准差	平均值	标准差
工作日工作时间(分钟)	510.5	125.7	504.8	130.8
工作日家务劳动时间(分钟)	30.5	45.1	84.5	65.0
年龄(岁)	44.1	9.1	40.3	8.3
家庭子女数(名)	1.3	0.6	1.3	0.6

(三)模型分析

分性别的以工作—家庭冲突为因变量的二分类对数回归分析,其结果见下表。

表 4-14　分性别工作—家庭冲突的 logistic 回归分析(回归系数)

/	总体 ($N=1157$)	男性 ($N=680$)	女性 ($N=477$)
女性	-0.337^{*}	/	/
年龄	0.001	-0.004	0.000
教育	0.413^{***}	0.319^{**}	0.544^{***}

/	总体 （N＝1157）	男性 （N＝680）	女性 （N＝477）
子女数量	−0.174	−0.143	−0.144
最小孩子年龄结构	0.353	0.337	0.133
工作时间	0.002**	0.002*	0.002*
家务劳动时间	0.001	0.001	0.001
家庭支持	0.220*	0.171	0.225*
性别观念	0.166*	0.218*	0.100
常数项	−2.738*	−2.005*	−2.256*
Log pseudo likelihood	1327.113	779.434	542.539

说明：(1)参照类：教育程度：初中及以下；家庭子女结构：有 0—6 岁子女；家庭支持：无父母/配偶支持；性别观念：传统性别观念者；(2)$p^* < 0.05, p^{**} < .01, p^{***} < .001$；(3)模型分析时，对数据进行了加权。

总体而言，角色冲突理论（工作时间）、社会支持理论（家庭支持）和文化相关理论（性别观念）都不同程度地影响了男女两性对工作—家庭冲突的感知，具有较强的解释力。具体而言，工作时间对工作—家庭冲突具有正向影响，即工作时间越长，工作—家庭冲突越大——H1 得到验证。家庭支持对工作—家庭冲突具有正向影响，即所获得的家庭支持越多，工作—家庭冲突越大——H5 验证不通过，且得到反向结果。性别观念对工作—家庭冲突具有正向影响，即性别观念越现代，工作—家庭冲突越大——H7 验证不通过，且得到反向结果。

分性别而言，以男性为样本的模型发现：本人的教育程度、工作时间和性别观念对男性产生工作—家庭冲突感知有显著影响。而年龄、子女结构、子女数量、家务劳动时间和性别观念皆对男性工作—家庭冲突的感知没有显著作用。具体的发现为：(1)男性中教育程度越高者，越容易感受到工作—家庭冲突；(2)男性中工作时间越长者，越容易感受到工作—家庭冲突；(3)男性中性别观念越现代者，越容易感受到工作—家庭冲突。

以女性为样本的数据模型发现：本人的教育程度、工作时间和家庭支持对女性产生工作—家庭冲突感知有显著影响。而年龄、子女结构、子女数量、家务劳动时间和性别观念皆对女性工作—家庭冲突的感知没有显著作用。具体的发现为：(1)女性中教育程度越高者，越容易感受到工作—家庭冲突；(2)女性中工作时间越长者，更容易感受到工作—家庭冲突；(3)女性获得的家庭支持越多，越容易感受到工作—家庭冲突。

男女两性的数据模型对比发现：(1)工作时间对工作—家庭冲突的影响不存在性别差异。也就是说，男女两性在工作时长增加时均更容易感受到工作对家庭的冲突。(2)家庭支持对工作—家庭冲突的影响存在性别差异。也就是说，女性获得的家庭支持越多，更不容易感受到工作对家庭的冲突。而男性在家庭支持上差异并不显著。(3)性别观念对工作—家庭冲突的影响存在性别差异。也就是说，男性获得的家庭支持越多，越容易感受到工作对家庭的冲突。而女性在性别观念上差异并不显著。

表 4-15　假设检验结果

假设	检验结果
H1:工作时间对工作—家庭冲突具有正向影响。	通过
H2:工作时间对工作—家庭冲突的影响存在性别差异。	不通过
H3:家务劳动时间对工作—家庭冲突具有反向影响。	不通过
H4:家务劳动时间与工作—家庭冲突的影响存在性别差异。	不通过
H5:家庭支持对工作—家庭冲突具有反向影响。	不通过,反向结果
H6:家庭支持对工作—家庭冲突的影响存在性别差异。	部分通过
H7:性别观念对工作—家庭冲突具有正向影响。	不通过,反向结果
H8:性别观念对工作—家庭冲突的影响存在性别差异。	部分通过

五、研究结论与对策建议

(一)研究结论

综上所述,研究结果表明:

1.男女两性均感受到工作和家庭的双向冲突,女性比男性更容易受到家庭压力源的影响

总体而言,职业男女均感受到了工作和家庭的双向冲突,且工作—家庭冲突(工作干扰家庭)均高于家庭—工作冲突(家庭干扰工作)。分性别而言,男性(61.9%)所感知到的工作—家庭冲突高于女性(53.3%),而女性(29.3%)所感知到的家庭—工作冲突高于男性(24.0%)。可见,女性较男性而言,更容易受到家庭压力源(如抚育、照料等)的影响。且相较于男性而言,女性更容易从劳动力市场中退出或者从事低收入、非正式的工作。

这也许可以用性别角色期望(gender role expectations)理论来解释,即文化对于性别角色的定位会引发工作—家庭冲突。传统的性别角色规定了男性和女性的不同任务重点:工作是男性承担的,对家人的责任和家务则是女性承担的[1]。如果承担了相反性别的责任,则被称为非传统性别角色卷入。非传统性别角色卷入是引发工作—家庭冲突的关键问题。[2] 在传统性别角色定位中,男性被期待获得客观物质成功,女性被期待更关注主观生活质量。[3] 在非传统性别角色中,因工作时间

---

[1] Gutek B A, Searle S, Klepa L. "Rational Versus Gender Role Explanations for Work-Family Conflict", *Journal of Applied Psychology*, 1991, 76(4), pp. 560—568.

[2] Dierdorff E C, Ellington J K. "It's the Nature of the Work: Examining Behavior-Based Sources of Work-Family Conflict Across Occupations", *Journal of Applied Psychology*, 2008, 93(4), pp. 883—892.

[3] Emrich C, Denmark F L, Hartog D N D. "Cross-Cultural Differences in Gender Egalitarianism: Implications for Societies, Organizations, and Leaders" in *Culture, Leadership, and Organizations: The GLOBE Study of 62 Societies*, edited by Robert J. House, et al., Sage Publications, 2004, pp. 343—394.

延长而引发的工作—家庭冲突会高于在传统性别角色中的概率。这也就是说，女性工作者在工作域的时长增加时更容易感受到工作对家庭的冲突，进一步说，来自家庭的冲突是女性工作—家庭冲突的主要来源，即女性比男性更容易受到家庭压力源的影响。

2.工作时间、家庭支持和性别观念是影响工作—家庭冲突的三大因素

对于工作—家庭冲突（工作干扰家庭）而言，工作时间、家庭支持和性别观念是影响工作家庭冲突的三大主要因素，工作时间增长、拥有家庭支持和持现代观念者，其感知到的工作—家庭冲突更强烈。

分性别来说，对男性而言，本人的教育程度、工作时间和性别观念对男性产生工作—家庭冲突感知有显著影响。具体来说，教育程度对工作—家庭冲突有正向影响，即教育程度越高者，其感知到的工作家庭冲突越强烈；工作时间对工作—家庭冲突具有正向影响，即工作时间增长，工作家庭冲突越强烈；性别观念对工作—家庭冲突具有正向影响，即持现代性别观念者感知到的工作—家庭冲突越强，这可能是由于持现代性别观念者对性别平等和家庭照顾的责任意识更强，对于工作—家庭平衡的意识也更为强烈，因而其感知到的工作—家庭冲突也就越大。

对女性而言，本人的教育程度、工作时间和家庭支持对女性产生工作—家庭冲突感知有显著影响。具体来说，教育程度对工作—家庭冲突有正向影响，教育程度越高者，其感知到的工作家庭冲突越强烈；工作时间对工作—家庭冲突具有正向影响，即工作时间越长，工作家庭冲突越强烈；家庭支持对工作—家庭冲突具有正向影响，即有家庭支持者更容易因为工作而影响家庭，这可能是由于有家庭支持者拥有父母/配偶支持作为后盾，可以不受或少受家庭束缚而投入工作，但由于女性对家庭责任、子女照顾的意识较为强烈，当其将大量时间投入工作时，对于家庭照顾的时间相应减少，而受传统性别意识和性别角色的影响，其主观上的内心焦虑感反而增加，因而其感知到的工作—家庭冲突也就越大。

通过男女两性对比可以发现:(1)工作时间对工作—家庭冲突的影响不存在性别差异。也就是说,男女两性在工作时长增加时均更容易感受到工作对家庭的冲突。(2)家庭支持对工作—家庭冲突的影响存在性别差异。也就是说,女性获得的家庭支持越多,更容易感受到工作对家庭的冲突,而男性在家庭支持上差异并不显著。这可能是由于有家庭支持者拥有父母/配偶支持作为后盾,可以不受或少受家庭束缚而投入工作,但由于女性对家庭责任、子女照顾的意识较为强烈,当其将大量时间投入工作时,对于家庭照顾的时间相应减少,而受传统性别意识和性别角色的影响,其主观上的内心焦虑感反而增加,因而其感知到的工作—家庭冲突也就越大。这可能是由于持现代性别观念者对性别平等和家庭照顾的责任意识更强,对于工作—家庭平衡的意识也更为强烈,因而其感知到的工作—家庭冲突也就越大。(3)性别观念对工作—家庭冲突的影响存在性别差异。也就是说,男性持现代性别观念者,更容易感受到工作对家庭的冲突,而女性在性别观念上差异并不显著。

3.孩子数量、孩子年龄和家务劳动是影响家庭—工作冲突的三大因素

对于家庭—工作冲突(家庭干扰工作)而言,相关研究发现,孩子数量、孩子年龄和家务劳动时间对城镇青年平衡工作家庭具有显著影响。男女两性对比发现:城镇青年女性家庭冲击工作的风险是男性的2倍左右。在公共托幼服务短缺情况下,生育两孩和有3岁以下孩子的城镇青年女性,家庭冲击工作的比例更高,性别差距更大,部分女性被迫中断工作。[①] 也就是说,在公共托幼服务短缺下,孩子年龄越小,需要的家庭照料越多,城镇青年女性"为了家庭而放弃个人的发展机会"的风险越大,尤其是符合两孩政策的城镇青年妇女要么选择放弃生育两孩,要么再次承担家庭冲击工作的风险。

---

① 杨慧、吕云婷、任兰兰:《二孩对城镇青年平衡工作家庭的影响——基于中国妇女社会地位调查数据的实证分析》,《人口与经济》2016年第2期,第1—9页。

　　本研究的不足在于：第一，由于数据的局限性无法对家庭—工作冲突的性别差异与影响因素进行分析。第二，对于文化相关理论的验证主要采用了性别意识这一单一指标，因而无法检验其他文化因素如传统儒家文化等对于工作—家庭冲突的影响。第三，对于社会支持理论只验证了家庭支持对于工作—家庭冲突的影响，而没有验证政府家庭友好政策支持、组织支持等其他社会支持的影响。如在组织支持上，组织对家庭的支持是缓解工作—家庭冲突的主要支持方式，组织支持可以缓解工作—家庭冲突带来的消极后果，家庭友好环境可以降低工作—家庭冲突带来的压力等结果。组织家庭支持主要包括家庭支持政策、家庭支持型领导、同事支持等。组织家庭支持政策除了身体或心理上的健康福利、保险计划或员工辅助项目外，最关键的是提供使员工履行日常家庭责任变得容易所提供的各种服务，包括照料孩子、老人，灵活的工作时间安排，提供信息和咨询，对生病孩子的照料、家庭办公、工作分担、育儿研讨会、探亲假等。① 家庭支持型领导侧重关注员工工作—家庭的责任平衡，包括为员工安排灵活的工作计划，允许在特殊情况下带孩子上班，甚至在孩子安静地坐着时对孩子说一些友善的话。另外，来自同事的支持也能调节工作—家庭冲突引发的消极行为结果。这些都有待于下一步继续深入研究。第四，除了"工作—家庭冲突"假定下的"资源稀缺视角"（the scarcity perspective，资源稀缺视角认为工作和家庭的需要之间因为个体时间和精力等资源有限而相互竞争，进而会导致工作家庭冲突的情况）之外，Marks 等学者则提出与资源稀缺假说相反的"扩张—加强视角"（the expansion-enhancement perspective）②，认为个体身兼的多重角色之间可以互相促进，个体在角色表现中积累的收益可能超过由于投入造成的资源损耗，同时，个体还

　　① Thomas L T, Ganster D C. "Impact of Family-Supportive Work Variables on Work-Family Conflict and Strain: A Control Perspective", *Journal of Applied Psychology*, 1995, 80 (1), pp.6—15.

　　② Marks S R, MacDermid S M. "Multiple Roles and the Self: A Theory of Role Balance", *Journal of Marriage and Family*, 1996,58(2), pp.417—432.

可以从多重角色的表现中获得可以用来克服角色压力的相关收益(如，角色特权、地位保障等资源)。这种多重角色间的相互促进可以通过多种形式来实现。例如，从某一角色活动中学到的知识和技能可以在其他的角色活动中加以利用；因为某一角色活动而产生的积极情感也可以给其他角色活动带来积极的影响。另外，同时承担多重角色任务还可以增加获得更多社会支持的可能性。[①] 在"工作—家庭增益/促进"视野下，妇女和男子的差异和内在机制如何，也有待于下一步研究继续深入探索。

(二)政策建议

综上所述，在全面两孩政策的背景下，政府应提供强有力的政策支持和财政支持，尽快将保育事业、养老事业和家庭服务事业纳入政府的公共服务范畴，在协调工作和家庭矛盾的基本公共服务中发挥主导作用，建立和完善涉及工作时间、休假政策、儿童照顾和其他社会基础设施[②]的关爱家庭、以人为本的家庭政策，大力发展多种形式的家庭照顾服务，在制度领域中应当明确承认照顾劳动的价值，并为家庭照顾提供经济支持、时间支持和服务支持，为照顾者提供必要的税收补贴、亲职假期以及照顾服务等。研究所得的实践启示和具体政策建议如下：

1. 大力发展公共托幼服务，鼓励营建多种类型的托幼机构

儿童照料尤其是0—3岁婴幼儿入托，是影响全面两孩政策真正落地的现实问题，如何进一步恢复、完善和规范现有的公共托幼服务，是目前需要解决的重点问题之一。如明确0—3岁托幼服务工作的政府主管部门，明确托儿所的准入标准、运营规范和收费标准，明确托幼师资的培训、认证与管理等。鼓励营建多类型、多层次的托幼机构，实现"四

---

① Barnett R C, Hyde J S. "Women, Men, Work, and Family: An Expansionist Theory", *American Psychologist*, 2000, 56 (10), pp. 781—796.

② 刘伯红、张永英、李亚妮：《工作和家庭的平衡：中国的问题与政策研究报告》，见全国妇联、国际劳工组织北京局、日内瓦办公室、曼谷办公室编《平衡工作和家庭研讨会论文》，2008年5月14—15日。

个立足":立足市场鼓励多种早教机构的发展,立足社区开设社区托幼和托管项目,立足企业开设托幼机构,立足家庭实行政府购买服务和政府补贴的方式。

2. 推广普及积极养老理念,鼓励养老和托幼服务功能的融合

根据人口老龄化、老年人口高龄化和老年家庭"空巢"化的态势,在全社会推广普及"积极养老"理念,政府养老保障工作应尽最大努力解决生存型养老问题,改善老年人口生活条件,提升老年人口生活质量。鼓励养老和托幼服务功能的融合,推广"养老设施和托幼机构邻居计划",开设"隔代人日托所"等托幼和托老综合机构。如将养老设施和托幼设施相结合成立老幼看护一体化机构,如德国的"隔代人日托所"和美国的"跨代学习中心"模式;如养老机构与托幼机构的邻居固定互访模式,老人定时去托幼机构和孩子们共处,如日本的"老幼邻居互访"模式。

3. 积极规范家政市场,促进家庭照顾市场体系的专业化运作

当前儿童、老人等的照顾危机主要源于市场化、工业化以及人口流动加剧等导致的集体照顾体系的瓦解,照顾责任日趋家庭化和市场化。但目前家政市场仍处于专业化、职业化、产业化发展水平参差不齐的状况,具体而言,一是从事家政服务的人员没有职业规范的约束,职业化、专业化水平亟待提升;二是家庭服务业企业大部分从事的是中介行为而不是管理行为;三是家政服务培训缺乏标准和师资,培训质量有待提升。因此,一是应加大政府宏观管理监督调控,通过行业管理,建立家政服务行业完善的管理和运行标准;二是进行长期护理保险制度的顶层设计,开展实践探索和试点工作;三是加快对家政从业人员进行营养学、护理学、心理学、管理学等相关专业知识的培训。

4. 完善促进平等就业的法律法规,推进工作家庭平衡计划

完善《中华人民共和国就业促进法》等促进平等就业的相关法律法规,推动弹性工作制和员工救助等工作生活平衡计划的出台和实施,强化企业社会责任,倡导建设家庭友好型企业。

首先,弹性工作制是指在规定的任务和时间条件内,员工可以自主、灵活安排自己工作的时长、工作地点、工作方式的一种方法,具体措施包括:弹性工作时间、弹性工作地点、远程办公、兼职等。员工救助计划是指企业在员工家庭和心理上提供相应的帮助,以提高员工的工作效率和保持良好的工作氛围。

其次,如何降低用人单位雇用女性可能增加的用工成本,激励用人单位成为性别平等的家庭友好单位,以及如何提升妇女的就业能力,也是目前需要解决的重点问题。如对女职工产假期间需要用人单位交纳的社会保险费用及产假期间的工资津贴,予以适当的财政补贴;对雇用女性超过一定比例的用人单位,进行适当的税费减免等。

再者,保障托幼、养老服务设施的用地供应,规范托幼、养老服务设施用地开发利用管理,大力支持托幼、养老服务业发展,明确房产企业关于托幼养老服务用房的指标。同时,加强对社会力量办托幼、养老机构的土地保障。

5.倡导男女共同承担社会责任和家庭责任,大力推动性别平等

卡罗尔·吉列姆(Carol Gilligan)指出,两性自我发展是建立在迥然不同的路径上的,女性的自我概念是依附在社会关系中,以关怀及响应他人需求为主,可是男性的自我概念则是以自我为中心,在强调个体的自主性及社会关系的客观与公正性中逐渐发展而成;因此,女性在成长过程中不断被教育要去关心及满足他人的需求,所以当女性进入婚姻关系后,自然而然地也会要求自己去满足家人的需求,当自我与家人的需求产生冲突时,往往就会选择满足家人需求放弃自我的追求①。而当妇女将工作和家庭"双肩挑"时,就会感受到强烈的工作—家庭冲突。因此,必须通过各种传媒和教育,消除一直存在于中国社会的根深蒂固"男主外、女主内"的陈旧定型观念,倡导男女共同承担家庭责任和社会责任的文化,强调政府在儿童照顾上的普遍责任,通过国家提供高质量

---

① Gilligan C. *In a Different Voice*: *Psychological Theory and Women's Development*, Harvard University Press,1993.

的儿童照顾服务让父母特别是女性从家庭照顾中得到解放，以更充分地参与到劳动力市场；同时，强调对家庭照顾的政策支持，如提供父亲育儿假、亲职假期、家庭津贴、税收补贴等，鼓励男性参与照顾活动，提升女性在就业和家庭生活中的选择自主性程度，大力推动性别平等的发展。

总而言之，全面两孩政策只是生育新政的起点，而要达成人口均衡发展的预期目标，政府还需要出台更多的托幼、教育、医疗、养老等配套政策，形成政府、社会、市场、企业、家庭的多方联动和支持，从而更好地促进工作—家庭平衡，真正实现均衡发展、和谐美好、多方共赢的最终目标。

第三节　老年妇女健康：养老、照料和生活质量

寿命延长所带来的好处的多少取决于一个关键因素：健康状况。如果人们在延长的生存时间内健康良好，那么他们去做想做的事情的能力就与年轻人几乎毫无差别。但如果延长的生命中始终伴随着脑力和体力的严重衰退，就会对老人和社会产生更多的负面影响……由于个体特征如性别、家庭出身等的不同，相当一部分老年人的能力和现状的巨大差异很可能是由伴随其整个生命过程中的日积月累的健康不平等所导致的。

——世界卫生组织《关于老龄化与健康的全球报告》[1]

老龄化是当前面临的一大社会问题。根据 1982 年联合国的人口老龄化评价指标——一个国家或地区 65 岁及以上人口在总人口中所占比

---

[1]　世界卫生组织：《关于老龄化与健康的全球报告》，https://apps. who. int/iris/bitstream/handle/10665/186463/9789245565048_chi. pdf? sequence＝9。

例超过 7%，或 60 岁以上人口超过 10%，即为人口老龄化社会①。可见，中国也已经步入老龄化社会。更重要的是，世界人口正在快速老龄化。2000 年至 2050 年，全世界 60 岁以上人口的占比将翻倍，从 11% 增长至 22%。也就是说，到 2050 年，60 岁以上老人将占全世界人口 1/5。预计在同一时期内，60 岁及以上老人的绝对数量将从 6.05 亿增长到 20 亿。②

由于在老年人，尤其是高龄老年人中妇女占了绝大多数，所以，老年妇女是老龄化问题研究中的一个关键领域。全世界的男性比女性多 6200 万。在年轻群体中，男性的数量超过女性；而在老年人群中，女性比男性多，形成了"性别螺旋"现象③。所谓"性别螺旋"现象，是指在年轻族群男性人数大于女性，而到了较年长人口族群，女性人口数则高于男性。世界"性别螺旋"现象图和世界卫生组织的相关研究显示，0—49 岁男性人口多于女性人口，而 50 岁及以上女性的人数则超过男性，呈现显著"性别螺旋"现象。且大多数住在单人家庭的老年人是妇女，尤其 60 岁至 64 岁的妇女，寡居率大约是同一年龄段男子的 3 倍。④ 从中国"性别螺旋"现象图亦可知：第一，女性在 60 岁及以上老年人口中占绝大多数且基本呈逐年上升态势，0—59 岁男性人口多于女性人口，而 60 岁及以上女性的人数则超过男性；第二，60 岁及以上者在女性人口中的比例在近年来逐年上升，且将继续快速上升。亦即，老年人口的女性化和女性人口的老龄化是老龄化进程的主流。虽然数据显示，妇女平均期望寿命高于男子，但这并不意味着妇女就拥有比男子更长时间的健康寿命。世界卫生组织的报告指出，以"平均期望寿命"来规划妇女健康照护需求是不足的，而是要以"健康期望寿命"作为依据较为适合。"健

---

① 孙常敏：《世纪转变中的全球人口与发展》，上海社会科学出版社 1999 年版。

② 世界卫生组织：《老龄化与生命历程议题》，http://www.who.int/ageing/zh/。

③ 李佳：《妇女健康现状：全球与中国比较》，《河北科技师范学院学报（社会科学版）》2016 年第 3 期，第 17—21 页。

④ 世界卫生组织：《关于老龄化与健康的全球报告》，https://apps.who.int/iris/bitstream/handle/10665/186463/9789245565048_chi.pdf?sequence=9。

康期望寿命"的计算方式是以一个人原有平均期望寿命为基础,扣除其不健康状态损失的年数而调整的期望寿命。国际相关研究将平均期望寿命和健康期望寿命做比较,可清楚发现女性拥有的健康平均余命与男性相差不多。综上所述,在今天以及未来若干年中,老年人口问题中更多的是并且将继续更多的是老年妇女问题,而老年妇女的健康与生活质量对经济社会发展的影响也将不断扩大。因此,将老年妇女的健康与生活质量列为妇女发展的重大关切领域,已势在必行。

事实上,日常生活无疑是老年妇女生存、发展的基础和基本面。老年妇女群体常处于依附、贫困、社交隔离的生活情境中,特别是超过85岁的老年妇女常伴有失能、失智的情况,具有例如老年痴呆、听觉视觉障碍、交流障碍等日常生活功能障碍和社会适应性障碍。而老年妇女的健康在很大程度上源自其所处的社会环境的差异,包括家庭、邻里和社区。这些因素可以直接影响健康,或者作为促进或阻碍因素影响其机遇、决策和行为。为此,本节将老年妇女的健康与生活质量类型化为以下5个方面的内容:(1)老年妇女生活现状的性别特征;(2)老年妇女生活满意率和满意度;(3)影响老年妇女日常生活的相关因子和多元回归模型;(4)对老年妇女生活状况的分层分析;(5)对改善老年妇女生活状况的需求。就这5个方面展开相关分析。本研究将以福建省老年妇女为例,力图从老年妇女生活现状和需求调查入手,了解老年妇女的基本生活状况,探讨影响老年妇女健康与生活质量的决定性因素,明晰老年妇女对于改善自身生活状况的需求,进而更有针对性地提出相关的对策建议,为有关老年妇女及老年人的学术研究提供一种新的思路,为有关妇女/老年妇女健康发展政策的制定、完善和进一步落实提供一种具有较大适用性的基础资料。

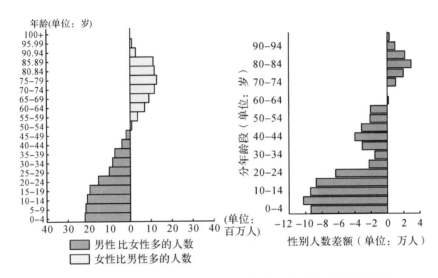

图 4-2　2015 年世界和中国男女性人口数分布呈现"性别螺旋"现象

数据来源:左图转引自李佳《妇女健康现状:全球与中国比较》,《河北科技师范学院学报(社会科学版)》2016 年第 3 期,第 17—21 页、第 38 页。右图为研究者自制,数据来自 2015 年全国 1‰人口抽样调查样本数据,抽样比为 1.55‰。

一、调查概况

本研究基于福建省老年妇女生活状况和需求问卷调查的数据[①],问卷由本项目组设计。在中国传统文化中,50 岁即被视为老年——所谓"年过半百"即是。而在联合国关于人口年龄段的最新划分标准中,44 岁以下为青年、45—59 岁为中年、60 岁以上为老年。鉴于本研究是在国际大背景下对老年妇女的研究,且具有较大的老年妇女需求前期评估的意义,因此,项目组设计的调查问卷将 50—59 岁视为"老年前期",将被调查者的年龄设置为 50 岁及以上者。

---

① 本调查报告受福建省妇联资助,由浙江省社科院社会学所执行。项目组由王金玲、姜佳将组成。问卷调查由福建省妇联组织,福州市妇联及国家统计局福州市调查队、龙海市妇联及龙海市统计局、龙岩市妇联及龙岩市统计局具体执行。感谢福建省妇联及各统计局、调查员提供的支持和帮助。

本调查抽样为随机逐级抽样。2010 年 5 月中旬，经过培训的调查员按照统一的方法、统一的调查问卷、统一的时间开展入户调查工作。本调查共发放问卷 1200 份，回收 1200 份，问卷回收率达 100％；其中，城市/镇/农村调研样本比例各占 1/3；剔除无效问卷 4 份，有效问卷共为 1196 份，问卷有效率为 99.67％。本调查的方法符合社会调查的规范，所得数据可推论总体。

二、老年妇女生活与健康现状的性别特征

老年妇女是相对于老年男子的一个性别—年龄群体。因此，本研究首先对老年妇女的生活现状进行性别比较分析，以提炼老年妇女生活现状的性别特征。据此，以问卷为基础，本研究将老年（含老年前期）妇女生活现状细分为以下 7 个方面：(1)就业状况；(2)经济状况；(3)婚姻状况；(4)健康状况；(5)生活照料资源状况；(6)心理愉悦状况；(7)生活满意状况。就这 7 个方面进行性别比较。

(一)就业状况

在现代社会，就业是人们实现劳动权利和获得较高、较可靠收入的主要途径，而来自就业的工薪收入是今天中国老年人养老和健康保障的主要自我经济保障。数据显示，50 岁及以上的老年前期妇女和老年妇女的在业率低于老年男子，这一年龄段中在业的妇女少于男子——这恰恰是妇女早于男子 5 年退休的结果。当在业意味着有工薪收入，工薪收入在今天中国仍是人们最稳定和可靠的养老经济保障时，可见，老年妇女养老自我经济保障的稳定性和可靠性弱于老年男子。

参照中国社会科学院社会学所的有关社会阶层的分层标准，被调查妇女（在业或曾就业）的职业层次在职业上层的占 4.95％，职业中层的占 18.93％，职业下层的占 76.12％（包括 7.18％的无业者）；男子（在业或曾就业）的职业层次在职业上层的占 17.47％，职业中层的占 27.11％，职业下层的占 55.42％（包括 5.42％的无业者）。将性别与职业分层进行交叉分析发现，被调查者的职业层次在性别上存在统计学

的显著差异。其中,妇女的职业层次分布在职业上层的比男子少12.52%,在职业中层的比男子少8.18%,在职业下层的比老男子多20.7%。而妇女在职业上层、职业中层的总比例仅为23.88%,远远低于男子的44.58%。也就是说,被调查妇女的职业相比较于被调查男子而言,更多地聚合在下层。在今天的中国,职业层次较多地与经济收入、福利待遇等密切相关。当妇女的职业层次较大地低于男子,更多地聚合在下层时,这也就意味着老年妇女养老的自我保障程度和可获得性低于男子。

(二)经济状况

就个人经济收入而言,个人经济收入是个人生活的物质基础,它对人们的晚年生活质量往往具有决定性作用。因此,个人经济收入的高低是老年养老自我保障能否实现、实现程度如何的一大关键因素。本调查中,妇女平均收入为8318.1元,男子平均收入为14325.3元,妇女的个人年收入显著低于男子,平均少6007元。可见,第一,妇女中无收入和低收入者的比例相较男子较高;反之,中高收入者的比例则较低。第二,男子以中低等收入者为主体,妇女以低等收入者为主体。也就是说,妇女的养老和健康的自我保障实现率和实现度较大地低于男子。

家庭经济收入为家庭生活的物质基础。中国家庭具有"经济共同体""福利保障混合体"的传统,虽然在工业化和现代化的冲击下,这一传统正在逐渐减弱,但基本功能依然存在,尤其在广大农村地区。因此,家庭是家庭成员养老和健康的一大保障,尤其是对经济收入较少或无经济收入的农村老年妇女来说。家庭经济收入于是成为家庭养老和健康保障功能能否实现、实现程度如何的一大关键因素。在本调查中,妇女的家庭年收入平均为33023.8元,男子为34436.6元,家庭年收入上的性别差异不大。

(三)婚姻状况

自20世纪80年代以来,中国家庭的核心已逐步由父—子纵轴向夫—妻横轴转型,配偶成为老年人养老的婚姻保障,尤其是日常生活照料的一大人力资源。

在本调查中,妇女的婚姻状况为:已婚的占 81.83%,丧偶的占 15.74%,同居的占 1.17%,离婚的占 0.78%,未婚的占 0.49%;男子的婚姻状况为:已婚的占 83.13%,丧偶的占 14.46%,同居的为 0,未婚的占 1.81%,离婚的占 0.60%。即,以已婚者占绝对多数,已婚者和丧偶者构成被调查者的基本人群。

进一步将性别、年龄与婚姻状况进行交叉分析发现,随着年龄的增长,被调查妇女与被调查男子在丧偶率上呈现显著差异。在 51—80 岁的 3 个年龄段,妇女的丧偶率随年龄增长呈现增长趋势,尤其 51—60 岁(15.44%)与 61—70 岁(30.25%)年龄段相比,呈高速增长态势,后者是前者的近 2 倍,但在 81 岁以后则呈现下降趋势;而男子在这 3 个年龄段的丧偶率则变化不大,保持在 25%—30% 之间,81 岁以后亦呈现下降趋势。以上数据表明,虽然被调查妇女和男子在婚姻总体状况上不存在显著差异,但在丧偶率的年龄分布上有较大的性别差异,表现为妇女伴随年龄改变,丧偶率有较大的变化,而男子则差异不大。

由于在今天的中国,大多数老年夫妻是同居一处,互相照料,从这一丧偶率的年龄分布上的较大性别差异可以推论,相比之下,就一般而言,老年男子可以更多地得到配偶的生活照料,老年生活质量有较高的保障度,而老年妇女来自配偶的生活照料则有较多的缺失,生活质量由此低于老年男子。本调查对象中生活照料者为妻子者的比例(13.25%)较高于为丈夫者的比例(6.25%),进一步证实了这一观点。

(四)身体健康状况

身体健康状况是影响妇女生活状况的重要因素之一,也是评估妇女生活质量和健康状况的一大基本指标。

数据显示,被调查妇女中认为自己身体健康的占 29.15%,身体状况一般的占 51.31%,经常生病的占 13.12%,年老体衰、患有重病的占 4.37%,身有残疾的占 2.04%;被调查男子中认为自己身体健康的占

39.76％,身体状况一般的占 45.18％,经常生病的占 7.23％,年老体衰、患有重病的占 6.63％,身有残疾的占 1.20％。相比之下,认为自己健康的妇女较男子少 10.61％,认为自己健康状况欠佳的妇女较男子多 4.47％。也就是说,就自我评估的身体健康程度而言,妇女低于男子。

对性别与健康状况的自我评估进行交叉分析可以发现,被调查妇女和被调查男子在健康状况上存在显著差异($P<0.05$),主要表现为认为自己身体健康的妇女的比例(29.15％)较大地低于男子(39.76％),而健康状况欠佳(包括经常生病,年老体衰、患有重病和身有残疾)的妇女的比例(19.53％)高于男子(15.06％)。也就是说,就健康状况自我评估的性别差异而言,存在着"男好女差"的较大差异。

表 4-16　性别与健康状况交叉分析表

健康状况	女性		男性		女性—男性
	频度	百分比(％)	频度	百分比(％)	(百分比％)
身体健康	300	29.15	66	39.76	−10.61
身体状况一般	528	51.31	75	45.18	6.13
经常生病	135	13.12	12	7.23	5.89
年老体衰、患有重病	45	4.37	11	6.63	−2.26
身有残疾	21	2.04	2	1.20	0.84
合计	**1029**	**100.0**	**166**	**100.0**	**/**

(五)日常生活照料资源

日常生活照料的获得是老年人,尤其是高龄老人安度晚年和健康保障的一大重要基础。从中国社会的传统和现状看,日常生活照料更多地是由家人承担的。因此,同住的家人是中国老年人日常生活照料的基本资源,是否与家人同住是老年人能否获得日常生活照料的一个前提条件。

数据显示,93.98％的被调查妇女和 93.33％的被调查男子与家人同住。将性别与居住状况进行交叉分析可以发现,被调查妇女与被调查男子在居住状况上无显著差异,绝大多数与家人共同生活,且比例基本持平。可见,与家人同住是目前老年人最主要的居住方式。

进一步分析,妇女多与配偶、子女和子女的孩子同住,占 37.74%;与配偶和子女同住,占 27.06%。而男子多与配偶和子女同住,占 32.91%;与配偶、子女和子女的孩子同住,占 28.48%。可见,被调查妇女的居住家庭更多的是扩大家庭,被调查男子的居住家庭更多的是核心家庭。

对性别与同住家人进行交叉分析可以发现,与被调查者同住的家人在性别上存在统计学上的显著差异。即妇女同住的家庭模式为扩大家庭的比例较高于男子,而其为核心家庭的比例较低于男子。结合这一年龄段者的子女大多为年轻人,孙子女/外孙子女大多为幼儿的情况,不能不说,老年妇女所获得的日常生活照料更多的是与照料孙子女/外孙子女相伴,乃至为代价,而老年男子所获得的日常生活照料则是较为单纯的。

(六)心理愉悦

世界卫生组织提出,人的健康包括身体无疾病、心理健康、与环境相适应三大指标,而心理愉悦是心理健康的主要表现。据此,本研究将心理愉悦作为分析老年妇女生活状况的一个主要指标。

数据显示,按比例分布由最高到最低排序,其序位如下:被调查妇女中,回答"有时感到高兴,有时感到很不高兴"者的比例最高,占 37.77%;"大多数时候感到很高兴"者次之,占 36.02%;"总是感到很高兴"者居第三,占 20.10%;"大多数时候感到不高兴"者居第四,占 4.47%;"总是感到不高兴"者最少,占 1.65%。被调查男子中,"总是感到很高兴"者比例最高,占 37.35%;"大多数时候感到很高兴"者次之,占 33.13%;"有时感到高兴,有时感到很不高兴"者居第三,占 27.11%;"大多数时候感到不高兴"者居第四,占 2.41%;总是感到不高兴者最少,为 0。相比之下,心理愉悦状况较好——"总是感到很高兴"的妇女的比例(20.10%)远远低于男子(37.35%);而心理愉悦状况较差的选项中,妇女的比例则均较高于男子。

将性别与心情愉悦状况进行交叉分析可以发现,被调查者的心情愉悦状况在性别上存在统计学的显著差异($P<0.001$),即,被调查妇女的心理愉悦状况显著差于被调查男子。

表 4-17　性别与心理愉悦状况交叉分析表

心理愉悦状况	女性		男性		女性—男性
	频度	百分比(%)	频度	百分比(%)	(百分比%)
总是感到很高兴	207	20.10	62	37.35	−17.25
大多数时候感到很高兴	371	36.02	55	33.13	2.89
有时感到高兴,有时感到很不高兴	389	37.77	45	27.11	10.66
大多数时候感到不高兴	46	4.47	4	2.41	2.06
总是感到不高兴	17	1.65	0	0.00	1.65
合计	**1030**	**100.0**	**166**	**100.0**	**/**

进一步关注被调查妇女中心理不愉悦的原因,第一为身体有疾病,占 42.99%;第二为没什么人沟通交流,占 19.67%;第三为年老体衰无用,占 16.14%;第四为生活困难,占 10.95%;第五为其他,包括担心子女就业、婚姻问题,工作压力等,占 5.06%;第六为子女不管不顾,占 3.42%;第七为配偶不管不顾,占 1.77%。男子心理不愉悦的原因,第一为身体有疾病,占 35.45%;第二为没什么人沟通交流,占 21.82%;第三为年老体衰无用,占 16.36%;第四为生活困难,占 13.64%;第五为其他,包括担心子女就业、婚姻问题,工作压力等,占 7.27%;第六为子女不管不顾,占 3.64%;第七为配偶不管不顾,占 1.82%。

数据显示,被调查男女心理不愉悦原因的频数分布排序相同,即疾病、缺乏交流者、衰老无用感是导致被调查男女心理不愉悦的三大共同的主要原因,且两性间不存在统计学的显著性差异。但我们仍可发现在具体的比例上,两性之间存在着一些差距。其中,差距最大的是身体有疾病者的比例——妇女比男子高 7.54%,这进一步证实了就上文所述相比较而言,被调查妇女自感身体健康状况差于被调查男子的结论。

表 4-18　性别与心理不愉悦原因交叉表

心理不愉悦原因	女性		男性		女性－男性
	频度	百分比(%)	频度	百分比(%)	(百分比%)
身体有疾病	365	42.99	39	35.45	7.54
年老体衰无用	137	16.14	18	16.36	－0.22
子女不管不顾	29	3.42	4	3.64	－0.22
配偶不管不顾	15	1.77	2	1.82	－0.05
生活困难	93	10.95	15	13.64	－2.69
没什么人沟通交流	167	19.67	24	21.82	－2.15
其他(子女就业、婚姻问题,工作压力等)	43	5.06	8	7.27	－2.21
合计	849	100.0	110	100.0	/

(七)老年妇女生活满意状况

人们生活的环境包括社会大环境和日常生活环境两个方面。本研究从了解被调查妇女(N＝1030)对社会大环境和日常生活环境的评估入手,分析老年妇女的生活满意率和满意程度,作为进一步探讨老年妇女改善自身生活需求和相关意愿的基础。

第一,对社会大环境的评估而言,本调查有"您认为目前中国老年妇女的生活总体而言:(1)很好;(2)比较好;(3)一般;(4)比较不好;(5)很不好"一问,对被调查妇女回答的选项按比例分布由最高到最低排序,其序位如下:认为一般的,占 50.5%;比较好的,占 32.6%;很好的,占 11.2%;比较不好的,占 4.9%;很不好的,占 0.9%。也就是说,认为一般者占半数,居首位。将比较好、很好归类为"满意",可见,被调查老年妇女对于生活的国内大环境的满意率为 43.8%,尚未达到半数。而将各选项数值化后,得到的均值为 2.52 分,居于一般以上水平。这表明,就总体而言,被调查老年妇女对于生活的国内大环境的满意度为中上水平。

为更深入了解老年妇女的生活环境,调查问卷将老年妇女的生活大环境又具体分为妇女政策、社会环境、社区服务、自身生活能力和社会福利服务等 5 个方面的细项,分值为:国家政策(2.56分)、自身生活能力(2.59分)、社会环境(2.70分)、社会福利服务(2.75分)、社区服务(2.85分),可见,被调查老年妇女对于关于老年妇女的国家政策和自身的生活能力均有较高的评价;对于老年妇女生活的社会环境、社会福利服务、社区服务这 3 个方面的评价为中等;对为老年妇女提供的社区服务的评价均居于末位。这提示我们,要改善老年妇女的生活状况,健全和改善有关老年妇女的政策是必须先行的,同时有必要加强有关老年妇女政策的落实,提高老年妇女公共福利和社区服务的可达致性和可获得性。

表 4-19　被调查妇女对环境具体细项评估排序表

项　　　目	最满意 (5分)		比较满意 (4分)		一般 (3分)		比较不满意 (2分)		最不满意 (1分)		分值
	频次	百分比 (%)	频次	百分比 (%)	频次	百分比 (%)	频次	百分比 (%)	频次	百分比 (%)	
国家政策	232	22.5	237	23.0	378	36.7	118	11.5	64	6.2	2.56
社会环境	152	14.8	268	26.0	408	39.6	153	14.9	49	4.8	2.70
社区服务	157	15.2	215	20.9	386	37.5	171	16.6	101	9.8	2.85
自身生活能力	177	17.2	272	26.4	420	40.8	119	11.6	41	4.0	2.59
社会福利服务	186	18.1	241	23.5	336	32.7	170	16.6	94	9.2	2.75

第二,对日常生活的评估而言,本调查设计了 25 个项目,用"您认为,与老年男子相比,老年妇女在下列项目上是较好、较差还是差不多?"提问,以了解老年妇女的社会—家庭资源配置和社会—家庭权利实现状况。以好为 1 分,差不多为 2 分,差为 3 分计算分值,按均值排序,其中,居评价最好值前 3 位的为老年妇女与配偶关系、子女对老年妇女的关心、子女对老年妇女的赡养;居评价值最差值前 3 位的为老年妇女的日常消费、有关老年妇女的文化作品、老年妇女的经济收入。进一步看,居于最好评价值前 3 位的均属于家庭领域,居于平级最差值前 3

位的属于社会—文化领域。这表明，被调查老年妇女认为较之老年男子，老年妇女在家庭领域处于优势，在社会—文化领域，则处于劣势。

若以 2 分以下为较高评价，在共 25 个项目中，从分值分布看，被调查妇女有较高评价的为以下 6 项，按分值由低到高的排序为：老年妇女与配偶的关系（1.68 分）、子女对老年妇女的关心（1.72 分）、子女对老年妇女的赡养（1.73 分）、尊老爱老的社会风气（1.82 分）、老年妇女的权益保护（1.93 分）、对老年妇女的日常生活照料（1.95 分）。也就是说，被调查妇女认为在以上 6 个方面，较之老年男子，老年妇女所拥有的社会—家庭资源较多，实现的社会—家庭权利也较多。被调查妇女有较低评价的为以下 19 项，按分值由高到低的排序为：老年妇女承担家务劳动的压力（2.02 分）、老年妇女的发挥余热（2.02 分）、老年妇女的医疗保健服务（2.04 分）、老年妇女的医疗保障（2.04 分）、老年妇女的日常生活条件（2.06 分）、老年妇女的养老保障（2.06 分）、养老方式（2.06 分）、向老年妇女提供的社会服务（2.07 分）、老年妇女的基本生活救助（2.15 分）、老年妇女参与社区活动（2.16 分）、方便老年妇女的公共设施（2.16 分）、老年妇女的最低生活保障（2.17 分）、有关老年妇女疾病的研究和治疗手段的开发（2.17 分）、为老年妇女提供服务的福利院和托老院（2.23 分）、对老年妇女进行新知识、新技能教育（2.27 分）、老年妇女的文化生活（2.28 分）、老年妇女的日常消费（2.32 分）、有关老年妇女的文化作品（2.33 分）、老年妇女的经济收入（2.42 分）。也就是说，被调查妇女认为在以上 19 个方面，较之老年男子，老年妇女所拥有的社会—家庭资源较少，实现的社会—家庭权利也较少。而就总体而言，25 个项目中，被调查老年妇女认为老年妇女优于老年男子的仅占 1/4，也就是说，被调查老年妇女认为在日常生活的绝大多数领域，她们在资源配置上劣于老年男子，权利实现上也弱于老年男子。

表 4-20　老年妇女日常生活领域的评估排序

序号	项　目	好（3 分）		差不多（2 分）		差（1 分）		均值（分）
		频次	百分比（％）	频次	百分比（％）	频次	百分比（％）	
1	老年妇女与配偶的关系	405	39.4	549	53.5	73	7.1	1.68
2	子女对老年妇女的关心	381	37.0	559	54.3	89	8.6	1.72
3	子女对老年妇女的赡养	368	35.7	569	55.2	93	9.0	1.73
4	尊老爱老的社会风气	301	29.2	613	59.5	116	11.3	1.82
5	老年妇女的权益保护	278	27.0	546	53.0	206	20.0	1.93
6	对老年妇女的日常生活照料	213	20.7	653	63.4	164	15.9	1.95
7	老年妇女承担家务劳动的压力	233	22.7	537	52.2	258	25.1	2.02
8	老年妇女的发挥余热	247	24.0	511	49.7	271	26.3	2.02
9	老年妇女的医疗保健服务	185	18.0	616	59.8	229	22.2	2.04
10	老年妇女的医疗保障	206	20.0	572	55.6	251	24.4	2.04
11	老年妇女的日常生活条件	163	15.8	646	62.7	221	21.5	2.06
12	老年妇女的养老保障	223	21.7	523	50.8	283	27.5	2.06
13	养老方式	167	16.4	625	61.5	225	22.1	2.06
14	向老年妇女提供的社会服务	210	20.4	538	52.3	281	27.3	2.07
15	老年妇女的基本生活救助	145	14.1	579	56.4	303	29.5	2.15
16	老年妇女参与社区活动	216	21.0	430	41.7	382	37.1	2.16
17	方便老年妇女的公共设施	170	16.5	528	51.3	331	32.2	2.16
18	老年妇女的最低生活保障	145	14.1	567	55.2	315	30.7	2.17
19	有关老年妇女疾病的研究和治疗手段的开发	168	16.3	515	50.1	345	33.6	2.17
20	为老年妇女提供服务的福利院、托老院	144	14.0	501	48.8	382	37.2	2.23
21	对老年妇女进行新知识、新技能教育	148	14.4	460	44.7	421	40.9	2.27
22	老年妇女的文化生活	139	13.5	466	45.3	424	41.2	2.28
23	老年妇女的日常消费	102	9.9	500	48.5	428	41.6	2.32
24	有关老年妇女的文化作品	127	12.3	440	42.8	462	44.9	2.33
25	老年妇女的经济收入	107	10.4	386	37.5	536	52.0	2.42
/	**总均值**	/	/	/	/	/	/	**2.07**

三、影响老年妇女日常生活和健康状况的相关因素

进一步对影响老年妇女日常生活的相关因素进行因子分析和多元回归分析，以提炼影响老年妇女生活与健康状况的关键因子和影响机制。

1.因子分析

本研究的相关因子分析建立在被调查妇女（$N=1030$）有关日常生活评估的频数分布数据上。在正式进入分析前，本研究做了探索性因子分析，即把对于日常生活评估的 25 个项目中相关性较强的指标通过主成分法抽取共同因子归为一类，推导出评价指标体系中可能包含的潜在类别。在提取因子前，首先进行 KMO 测验和巴特莱特球体检验，以检验相关数据是否适合做因子分析。结果显示，KMO 值为 0.946，说明各变量间的相关程度比较高，适合进行因素分析；巴特莱特球体检验的 X^2 统计值的显著性概率为 0.000，小于 0.01，球形假设被拒绝，同样说明变量具有相关性，适宜进行因素分析。

接着，使用主成分法进行因素分析。利用最大变异数法直交转轴，通过提取特征值>1 的因子，从原始量表中提取了 4 个特征根大于 1 的因子，共解释总体方差 55.419％的变异，超过 50％。由此，可初步认为这四大因子能够解释大部分变量，概括绝大部分信息。分析可见，因子结构清晰，具有较好的解释能力。结合各因子的解释变量，并参考国内外的研究成果，以各因子所包含项目的内容作为命名依据，本研究将这4 个因子分别命名为：经济保障、文化保障、社会保障、家庭保障。

表 4-21　老年妇女日常生活影响因素的因子分析结果

序号	指　标	因子 1	因子 2	因子 3	因子 4
1	老年妇女的经济收入	0.682	/	/	/
2	老年妇女的日常消费	0.701	/	/	/
3	老年妇女的日常生活条件	0.665	/	/	/
4	老年妇女的医疗保健服务	0.477	/	/	/

序号	指 标	因子1	因子2	因子3	因子4
5	对老年妇女的日常生活照料	0.391	/	/	/
6	老年妇女的文化生活	/	0.508	/	/
7	对老年妇女开展的社区活动	/	0.595	/	/
8	为老年妇女提供服务的福利院、托老所	/	0.695	/	/
9	有关老年妇女的文艺作品	/	0.712	/	/
10	有关老年妇女疾病的研究和治疗手段的开发	/	0.624	/	/
11	对老年妇女进行的新知识、新技能教育	/	0.683	/	/
12	老年妇女的余热发挥	/	0.620	/	/
13	向老年妇女提供的社会服务	/	0.607	/	/
14	方便老年妇女的公共设施	/	0.668	/	/
15	养老方式	/	/	0.414	/
16	老年妇女的养老保障	/	/	0.739	/
17	老年妇女的医疗保障	/	/	0.769	/
18	老年妇女的基本生活救助	/	/	0.635	/
19	老年妇女的最低生活保障	/	/	0.582	/
20	老年妇女与配偶关系	/	/	/	0.669
21	子女对老年妇女的赡养	/	/	/	0.826
22	子女对老年妇女的关心	/	/	/	0.789
23	老年妇女承担家务劳动压力	/	/	/	0.279
24	对老年妇女的权益保护	/	/	/	0.392
25	尊老爱老的社会风气	/	/	/	0.528
/	新因子命名	经济保障	文化保障	社会保障	家庭保障
/	解释量(55.419%)	11.847	19.549	12.452	11.572
/	均值(分)	2.16	2.19	2.09	1.82

其中,经济保障是日常生活中影响老年妇女的生活质量和生命质量的物质性决定因素,也是制约老年妇女提高生活品质的基础性物质

条件,其主要包括老年妇女的经济收入、日常消费、日常生活条件、医疗保健服务和日常生活照料等内容。

文化保障是日常生活中影响老年妇女的生活质量和生命质量的精神性决定因素,其主要包括对老年妇女开展的社区活动、进行的新知识和新技能教育,老年妇女的文化生活、有关老年妇女的文艺作品以及疾病的研究和治疗手段的开发等内容。

社会保障是日常生活中影响老年妇女的生活质量和生命质量的社会性决定因素,其主要包括老年妇女的最低生活保障、基本生活救助、养老保障、医疗保障、养老方式等内容。

家庭保障是日常生活中影响老年妇女的生活质量和生命质量的家庭性决定因素,其涵盖经济上扶养/供养、生活上照料、精神上慰藉 3 个方面,包括老年妇女与配偶关系、子女赡养、子女关心和照料,老年妇女家务劳动压力,对老年妇女家庭权益保护等内容。

数据分析表明,经济保障、文化保障、社会保障和家庭保障是影响老年妇女日常生活质量和生命质量的四大关键因子。

进一步对以上四大关键因子的各因子得分(按 1 分为好、2 分为较好、3 分为差评)进行计算的结果显示,被调查妇女对于经济保障的评估分值为 2.16 分,文化保障的评估分值为 2.19 分,社会保障的评估分值为 2.09 分,家庭保障上评估分值为 1.82 分。按评估得分由好到差的排序为:家庭保障、社会保障、经济保障、文化保障,而低于较好分值的 2 分的仅为家庭保障一项。这提示我们,相比较而言,目前对于老年妇女的家庭保障做得较好,但在社会保障、经济保障和文化保障上则有较大乃至很大的不足。

而对各关键因子的相关性分析表明,被调查妇女对于老年妇女日常生活总体状况评价值与经济保障状况评价值、文化保障状况评价值、社会保障状况评价值和家庭保障状况评价值之间存在显著相关关系,且均呈现正相关关系。因此可以说,经济保障因素、文化保障因素、社会保障因素和家庭保障因素均是影响老年妇女日常生活总体状况的重大因素,而这四个重大因素中的一个或若干个出现正向或负向的变化,都会直接引发老年妇女日常生活总体状况出现正向或负向的变化。比如，经济保障、文化保障、社会保障、家庭保障任何一种或若干种保障条件的改善，都会提升老年妇女日常生活的总体质量，反之亦然。

2. 多元回归分析

为更深入了解各关键因子对老年妇女日常生活的关系，比较各个因素影响力的大小，并且更好地反映各自变量对因变量的共同效果，本研究对上述与老年妇女日常生活相关的 25 个项目的数据进行了多元回归分析。

由于以上 4 个关键性因子的变量是经过相关系数法选取出来的，因此，在回归分析时不做筛选，在回归方法中选用"全进入（Enter）"方法，建立全回归模型。

表 4-22　多元回归分析系数表

/	非标准化系数		标准化系数	t	$Sig.$
	B	标准误差	Beta		
常数项	1.066	0.115	/	9.285	0.000
经济保障因素	0.381	0.066	0.239	5.738	0.000
文化保障因素	0.002	0.063	0.001	0.028	0.978
社会保障因素	0.173	0.062	0.123	2.772	0.006
家庭保障因素	0.202	0.063	0.118	3.204	0.001

方差分析可知，F 统计量为 49.349，系统自动检验的显著性水平为 0.000（$Sig. < 0.001$），因此可见，回归方程相关性非常显著，适宜进行多元回归分析。将非标准化回归系数代入回归方程，可得回归模型：

$$Y = 1.066 + 0.381X_1 + 0.002X_2 + 0.173X_3 + 0.202X_4$$

即，老年妇女日常生活状况值 ＝ 1.066 ＋ 0.381×经济保障因素 ＋ 0.002×文化保障因素 ＋ 0.173×社会保障因素 ＋ 0.202×家庭保障因素。这表明，相比较而言，目前与老年妇女日常生活的关系，经济保障因素最密切，家庭保障因素次之，社会保障因素第三，文化保障因素则最弱。

而按标准化系数 Beta 从高到低排序可见，影响老年妇女日常生活的四大关键性因子的影响力序位为：（1）经济保障因素（0.239）；（2）社会保障因素（0.123）；（3）家庭保障因素（0.118）；（4）文化保障因素（0.001）。这表明，目前在老年妇女日常生活状况的影响力总体结构中，经济保障因素的影响力最强，社会保障因素次之，家庭保障因素第三，而文化保障因素的影响力则最弱。

四、老年妇女生活和健康状况的分层比较

从老年妇女生存状态的多样性出发，对影响老年妇女生活状况的四大相关因子进行分层比较分析。

就户籍比较而言，不同户籍的被调查妇女在有关老年妇女总体生活状况、经济保障状况、文化保障状况、社会保障状况、家庭保障状况的评价上均存在显著性差异。具体表现为：第一，较之镇和农村户籍者，城市户籍者的各项评价均较高，城与镇、农村户籍者之间在各项评价上存在显著性差异。但镇与农村户籍者之间除家庭保障状况外，余者的差异均不显著。第二，城市户籍者在 5 个选项上均倾向高评价；镇户籍者在总体生活状况、文化保障状况上倾向中等评价，在经济保障状况、社会保障状况、家庭保障状况上倾向低评价；农村户籍者在经济保障状况、社会保障状况、家庭保障状况上倾向中等评价，在总体生活状况和文化保障状况上倾向低评价。

就年龄比较而言，不同年龄层次的被调查妇女在家庭保障状况评价上存在显著性差异。具体表现为对老年妇女家庭保障状况评价与被调查妇女的年龄层次呈较强的负相关关系。即年龄层次的提升与评价的降低相伴随，年龄层次越高者，对老年妇女家庭保障状况的评价就越低。

就文化程度比较而言，第一，不同文化程度的被调查妇女对老年妇女总体生活状况、经济保障状况、文化保障状况、社会保障状况、家庭保障状况的评价均存在显著性差异。就总体而言，不识字或很少识字的被调查妇女评价最低，大专及以上的被调查妇女评价最高。第二，除对家庭保障状况评价外，文化程度与各项评价的关系基本上为正相关关系，即与

文化程度的上升相伴随,被调查妇女对老年妇女总体生活状况、经济保障状况、文化保障状况、社会保障状况的评价大多呈现上升态。第三,就老年妇女家庭保障状况而言,文化程度与评价的关系呈现曲线状变化。这意味着文化程度与老年妇女家庭保障状况评价之间的正相关关系较弱,并不一定文化程度较高的老年妇女家庭保障状况状就较好。

就在业状况比较而言,不同在业状况的被调查妇女在老年妇女总体生活状况、经济保障状况、文化保障状况、社会保障状况、家庭保障状况等的评价上均存在显著性差异,主要表现为:第一,就总体而言,离退休在家者的各项评价均显著高于其他在业状况者;从无就业者和失业者的评价大多居于最低值。第二,离退休在家者的各项评价均为最高;而最低评价者的分布存在某些差异,即:对老年妇女总体生活状况的评价,离退休后从事志愿服务者最低;对经济保障状况、社会保障状况、家庭保障状况的评价,从无就业者最低;对文化保障状况的评价,失业者最低。

就职业层次比较而言,在老年妇女总体生活状况、经济保障状况、文化保障状况、社会保障状况等的评价上,不同职业层次的被调查妇女之间均存在显著性差异,且主要表现为处于职业上层、中层的被调查妇女上述相关评价均高于处于职业下层者,而职业层次与上述相关评价之间也显现为正相关关系。即相关评价随职业层次的升降而升降,其中,职业上层者评价最高,中层者次之,下层者最低。而从上述相关各项评价的均值分布看,职业上层、中层者的评价均高于总均值,职业低层者的评价均低于总均值,并均与职业层次的分布相伴随,呈线性变化。这提示我们,职业层次与老年妇女总体生活状况、经济保障状况、文化保障状况、社会保障状况之间的正相关关系为强正相关关系。

就同住状况比较而言,不同同住状况的被调查妇女在经济保障状况、社会保障状况和家庭保障状况的评价上存在统计学的显著性差异,具体表现为与家人同住的被调查妇女对老年妇女经济保障状况评价、社会保障状况评价和家庭保障状况评价均显著高于不与家人同住者。这表明,"空巢"老年妇女的经济保障水平、社会保障水平和家庭保障水平均较低。

五、改善老年妇女生活状况的需求

(一)有关老年妇女政策的知晓和了解

本调查有"您知道有关保护老年人权益、促进老龄事业发展的政策吗？"一问，回答本问题的被调查妇女($N=1022$)中，456人回答"知道"，占44.6%，而566人回答"不知道"，占55.4%。可见，有关保护老年人权益、促进老龄事业发展的政策的知晓率仅44.6%，不到半数。本调查有进一步的"如果知道，您了解这些政策的具体内容吗？"一问，回答者($N=456$)中选择了"了解"的为122人，占26.8%，而选择"不完全了解"的为334人，占73.2%。可见，被调查妇女中对有关保护老年人权益、促进老龄事业发展政策内容的了解率仅为11.94%。这表明，就总体而言，妇女对有关保护老年人权益、促进老龄事业发展政策的知晓率较低，而了解率更低。

(二)改善老年妇女生活状况的需求

本调查有一个"如果要做三件事来改善老年妇女的生活状况，您认为目前最重要的是哪三件事？"的开放性问题。运用内容分析(ROST Content Mining)软件对被调查妇女($N=1030$)对该问题的回答词或句进行分析，共获1460个词条。以出现频次超过30次为有效高频词(除去妇女、的、改善、保障状况等非关键词)，对这1460个词条进行筛选，得到12个高频关键词。这12个高频词共包括了1353个词条，占总词条数1460的92.67%，可以基本涵盖回答词或句的意涵。其按频次由高到低的排序为：医疗、养老、经济、活动、子女、健康、体检、权益保护、环境、公共设施、最低生活保障状况、住房。进一步将这12个词进行同类合并后，类型化为健康保障(含医疗、体检)、养老保障、经济保障(含最低生活保障状况)、社区活动和文化活动、子女赡养、环境友好(含公共设施)、权益保护、住房8个大类。被调查妇女对改善老年妇女生活状况的八大类需求分布如表4-23所示。

表 4-23　对改善老年妇女生活需求的词频分析表

需求	主题词	词频	百分比（%）
健康保障	医疗保障状况	155	11.46
	医疗保险	33	2.44
	医疗保健服务	19	1.40
	医疗费用	16	1.18
	医疗卫生条件	9	0.67
	医疗补助	5	0.37
	其他含医疗的词	37	2.73
	健康	84	6.21
	体检	64	4.73
	小计	**422**	**31.19**
养老保障	养老保障状况	75	5.54
	养老金	47	3.47
	居家养老	32	2.37
	养老保险	30	2.22
	养老服务	24	1.77
	养老院/福利院	36	2.66
	社会/社区养老	9	0.67
	其他含养老的词	20	1.48
	小计	**273**	**20.18**
经济保障	经济收入	86	6.36
	经济补助/贴	29	2.14
	经济地位	18	1.33
	经济来源	8	0.59
	经济条件	7	0.52
	最低生活保障状况	44	3.25
	其他含经济的词	25	1.85
	小计	**217**	**16.04**

需求	主题词	词频	百分比(%)
社区活动和文化活动	社区活动	83	6.14
	活动场所	36	2.66
	文化活动/生活	28	2.07
	老年活动室/中心	25	1.84
	小计	**172**	**12.71**
子女赡养	子女关心/关怀	52	3.84
	子女赡养	21	1.55
	子女孝顺	9	0.67
	子女发达	5	0.37
	其他含子女的词	8	0.59
	小计	**95**	**7.02**
环境友好	环境	46	3.40
	公共设施	45	3.33
	小计	**91**	**6.73**
权益保护	/	**48**	**3.54**
住房	/	**35**	**2.59**
总计	/	**1353**	**100.00**

　　可知,就总体而言,健康保障、经济保障、养老保障、开展有利于老年妇女身心健康的社区活动和文化活动、子女赡养、建设友好型环境、保护合法权益、老有所住等是被调查妇女在改善老年妇女生活状况方面论及的八类大事。而如果以超过10%为较大值,可见其中又以健康保障、经济保障、养老保障、开展有利于老年妇女身心健康的社区活动和文化活动的需求率较高,而居首位的健康保障需求率超过1/3,居第二位的养老保障状况需求率超过1/4,两者合并超过半数。可见,健康保障、经济保障、养老保障、开展有利于老年妇女身心健康的社区活动和文化活动方面是被调查老年妇女在改善生活状况方面的四大重要需求,而健康保障和养老保障又是重中之重。

　　进一步选取上述四大类主要需求,加上与较多的老年妇女日常生活密切相关的子女赡养共五大类需求,进行分层比较分析。具体结果如下。其一,在加强和改善老年妇女健康保障的需求方面:(1)年龄较大者、失业和无业者、处于职业下层者有较大的需求;(2)农村和镇户籍者在改善医疗、健康服务方面有较大的需求,城市户籍者在改善社区卫生院服务质量上有较大的需求。其二,在加强和改善老年妇女经济保障状况的需求方面:(1)年龄较大者、文化程度较低者、失业和无业者、处于职业下层者有较大的需求;(2)农村和镇户籍者在提高经济补助和强化最低生活保障状况方面有较大的需求,城市户籍者在提高经济收入和经济地位方面有较大的需求。其三,在加强和改善老年妇女养老保障的需求方面:(1)失业和无业者、处于职业下层者有较大的需求;(2)农村、镇、城市户籍者在提高养老金方面均有较大的需求,城市户籍者还在改善老年公共服务设施方面有较大的需求;(3)不同年龄层次者在提高养老金方面均有较大需求。其四,在改善老年妇女文化保障的需求方面:(1)离婚和丧偶者、失业和无业者、处于职业下层者、不与家人同住者有较大的需求;(2)城市户籍者在改善老年社区活动和文化活动方面有较大的需求。其五,在改善老年妇女家庭保障状况的需求方面:(1)年龄较大者、离婚和丧偶者、不与家人同住者有较大的需求;(2)农村和镇户籍者在子女孝顺和赡养方面有较大的需求,城市户籍者和文化程度较高者在子女关心/关怀方面有较大的需求。

(三)对老年妇女养老模式的需求

　　本调查有一个"您认为对老年妇女最合适的养老模式是怎么样的?"的开放性问题。运用内容分析软件对被调查妇女(N=1030)对该问题的回答词或句进行分析、整理后,类型化为在家倚亲养老、居家社区养老和集中机构养老3种模式,分析结果如表4-24所示。

表 4-24　老年妇女养老模式需求词频分析表

养老模式	主题词	频次	百分比(%)
在家倚亲养老	家庭养老,配偶、子女养老	324	43.20
居家社区养老	居家养老、社区养老、老年公寓等	213	28.40
集中机构养老	机构养老,福利院、托老所、养老院等	185	24.67
根据老人自己意愿	随老人意愿,都可以	28	3.73
合计	/	750	100.00

可见,按百分比由高到低排序,在家倚亲养老居首位,居家社区养老次之,集中机构养老第三,根据老人自己意愿最低。这表明,前三者构成被调查妇女认为适合于老年妇女养老的三大基本养老模式,且以在家倚亲养老为首选,居家社区养老为次选,集中机构养老为三选。在家倚亲养老不仅是首选且比例近半数,大大超过其他两者的比例分布。可以说,被调查妇女认为在家倚亲养老是老年妇女最合适的养老模式。

进一步看,被调查妇女所论及的在家倚亲养老模式,主要是指老人居住在自家或子女家,主要依靠家人提供赡养服务;居家社区养老,主要是指老人居住在家里,由社区养老服务机构提供养老服务;集中机构养老,主要是指老人入住养老院,由社会养老机构实行集中管理和专业服务。由此可见,被调查妇女将改善老年妇女养老状况的希望主要寄托在家人、社区和社会养老机构(包括公益和非公益的)上。而将这一希望的主要且首位的寄托者——家人与在家倚亲养老被认为是老年妇女最合适的养老模式相联系,我们可以推论,就总体而言,老年妇女的家人承担并将继续承担赡养和照料老年妇女的主要和首要职责,是并将继续是老年妇女赡养和照料者的主体,由此可见,老年妇女家人的养老责任和压力也将进一步加大和加重。

六、研究结论与政策建议

(一)研究结论

1.老年妇女生活现状的性别特征

第一,在经济保障状况上,老年妇女的养老自我经济保障程度远低于男子,可达致性、可获得性、稳定性和可靠性较大地弱于男子,实现率和实现度较大地低于男子。第二,在日常生活照料上,老年男子可以更多地得到配偶的生活照料,老年生活质量有较高的保障度,而老年妇女来自配偶的生活照料则有较多的缺失,生活质量由此低于老年男子;老年妇女所获得的日常生活照料更多是与照料孙子女/外孙子女相伴随乃至作为代价的。第三,在健康状况上,无论是身体健康还是心理愉悦程度,老年妇女都较大地低于老年男子,主要原因在于疾病、缺乏交流和衰老无用感,因身体疾病导致心理不愉悦的老年妇女比例高于男子。

2.老年妇女的生活满意状况

第一,老年妇女对于老年妇女生活的国内大环境的满意率为43%,满意度为中上水平。第二,对于老年妇女生活大环境,妇女在老年妇女政策、自身生活能力这两方面均有较高的评价,对于社会环境、社会福利服务、社区服务这三方面的评价均较低,对于为老年妇女提供的社区服务的评价均居于末位。第三,在日常生活领域涉及的25个方面,老年和老年前期妇女认为自己好于老年男子的为6个方面,差于老年男子的为19个方面。进一步看,前6项较多地属于家庭领域,后19项较多地属于社会领域。这提示我们,老年妇女的家庭资源拥有和家庭权利实现情况较好于社会资源拥有和社会权利实现。但就总体而言,无论是社会还是家庭的资源拥有或权利实现,老年妇女均劣于和弱于老年男子。

3.老年妇女日常生活状况的影响因素分析

第一,经济保障、文化保障、社会保障和家庭保障是影响老年妇女日常生活质量和生命质量的四大关键因子。其中,经济保障是物质性决定因素,文化保障精神性决定因素,社会保障是社会性决定因素,家庭保障是家庭性决定因素。第二,这四大关键因素与老年妇女日常生活总体状况的关系为正相关关系。这表明,这四大因素中的一个或若干个因素出现正向或负向的变化,都会直接引发老年妇女日常生活总体状况出现正向或负向的变化。第三,相比较老年男子,对老年妇女的家庭保障做得较好,但在社会保障、经济保障和文化保障上则有较大乃至很大的不足。第四,这四大关键因素目前与老年妇女日常生活关系的情况为:经济保障最密切,家庭保障次之,社会保障第三,文化保障最小。而就影响力情况来说,经济保障最强,社会保障次之,家庭保障第三,而文化保障的影响力则最弱。

4.老年妇女日常生活状况的分层特征

第一,城市老年妇女总体生活质量高于、各项生活保障状况好于镇和农村老年妇女。第二,年龄层次越高者,对老年妇女家庭保障状况的评估就越差。即家庭保障状况与老年妇女的年龄层次之间存在较强的负相关关系,年龄越大者,家庭保障方面存在的问题就越多,老年妇女的不满率就越高。第三,离退休在家老年妇女的总体生活质量高于、各项生活保障状况好于其他在业状况老年妇女;从无就业的老年妇女的经济保障状况、社会保障状况、家庭保障状况差于其他在业状况的老年妇女;失业的老年妇女的文化保障状况差于其他在业状况的老年妇女。第四,与职业层次的变化相伴随,职业层次越高的老年妇女,总体生活质量越高,经济、文化、社会保障状况越好,反之则越低和越差。第五,"空巢"老年妇女的经济保障、社会保障和家庭保障程度均较低,不满率较高。

5.老年妇女对改善自身生活状况的需求

第一,老年和老年前期妇女对有关保护老年人权益、促进老龄事业发展政策的知晓率较低,仅45%;而了解率更低,仅为12%。这表明,较多老年妇女不知道和不了解有关老年人的政府政策。第二,就改善老年妇女生活状况而言,老年妇女在健康保障、经济保障、养老保障、开展有利于老年妇女身心健康的社区活动和文化活动方面有较大的需求,其中,又以改善健康保障和养老保障状况为重中之重。第三,处于不同经济、政治、社会、文化、家庭等状况和不同地域的老年妇女,对于改善自身生活状况的需求不同,需求度和需求重点也不同。第四,在家倚亲养老、居家社区养老和集中机构养老这三种养老模式是被老年妇女认为具有较高适合性的三大基本养老模式,但以在家倚亲养老为首选,老年妇女仍将老年赡养和照料的希望首先和主要寄托在家人身上。

(二)政策建议

联合国有关推进老年事业发展的文件指出,性别平等是老年事业发展的重大议题,老年妇女是老年事业发展的重大关切领域。而在1991年通过的《联合国老年人原则》(第46—91号文件)就明确提出了有关老年人的四大国际原则:独立、照顾、参与、自我充实。①

以《联合国老年人原则》为框架,基于上述分析,本研究提出以下政策建议:

第一,根据老年妇女的多样性需求,进一步健全和改善目前已有的有关老年妇女的政策,更有力和有针对性地改善老年妇女的生活和健康状况,提高老年妇女生活水平和健康水平。由于妇女寿命通常比男性长,所以她们在整个老年人口中的比例越来越高。社会必须现在就做好准备,预防和管理通常与老年有关的慢性健康问题。在卫生筹资、养老金和税收改革方面,在正式就业和享受相关养老金与社会保护方面,以及在提供安老院和社区护理方面需要制定政策。②

第二,加大和加强对有关老年妇女法律和政策的宣传,提高大众,尤其是老年妇女对相关法律和政策的知晓率和了解率。以老年妇女不

---

① 联合国:《联合国老年人原则》,https://www. un. org/zh/documents/treaty/files/A-RES-46-91. shtml.

② 世界卫生组织:《妇女和健康:当今的证据,未来的议程》,https://www. who. int/dg/speeches/2009/women_health_report_20091109/zh/.

同的特征和需求为基础，从加强政策的落实、提升政策的执行力入手，提高老年妇女对于现有公共福利和公共服务的可达致性、可获得性和可持续性。根据不同生活状况、不同地域老年妇女不同的特征和不同的需求，有针对性地制定合适的工作目标、计划、方法和评估指标，开展具有较高适宜性的工作。

第三，老年妇女的养老、健康、照料以及生活质量问题，会多方面影响中国未来"老有所养"制度的实施。需要尽快制定和出台有关老年人事业的发展计划，将改善老年妇女的生存与发展置于主要地位。改善老年妇女的生存与发展应作为妇女发展纲要的一大关键内容，有针对性地加以设计和规划，确定适宜的目标和指标。

第四，围绕经济保障、家庭保障、社会保障和文化保障四大重点，以经济保障和社会保障为重中之重，辅之以家庭保障和文化保障，全面推进老年妇女事业的发展。在已有的成就上，进一步发挥已有的家庭保障的优势，改善社会保障、经济保障和文化保障，全面提高老年妇女的生活质量。在改善老年妇女的经济保障中，将提高养老金、提高老年妇女日常生活水平放在首位。在改善老年妇女的社会保障中，将提高老年妇女健康水平放在首位。超老龄妇女的长期照护服务和失能医疗照护将是中国政府与社会需要携手面对的重要问题，要通过社区服务帮助预防、延缓或扭转老年人身体和智能退化现象。在改善老年妇女的文化保障中，将开展受老年妇女欢迎的社区活动和文化活动、建立和改善老年妇女活动场所、为老年妇女提供更多的优秀文化作品放在首位。

第五，针对老龄妇女采取综合性的公共卫生行动，促进健康老龄化，即发展和维护老年健康生活所需的功能发挥的过程。可以在下述四个方面优先采取行动：卫生系统应面向老龄人群提供有效服务；建立长期照护系统；创建关爱老年人的环境；提高衡量、监测及认识水平。[①]

第六，随着老龄化的加速，家庭的"空巢"化，尤其是老年妇女的"空

---

① 世界卫生组织：《关于老龄化与健康的全球报告》，https://apps. who. int/iris/bitstream/handle/10665/186463/9789245565048_chi. pdf？ sequence＝9。

巢"化现象——即在失去子女后的"空巢"、丧偶之后的"空巢"或子女与配偶流动到其他地区之后所形成的"空巢"现象,会直接影响老年人的生活质量。在这种情况下,老年人的情感孤独感问题会逐渐增加。社区养老机构或社区家庭支持体系建设的一个重要内容,就应该是对独身"空巢"家庭的情感慰藉。[①]

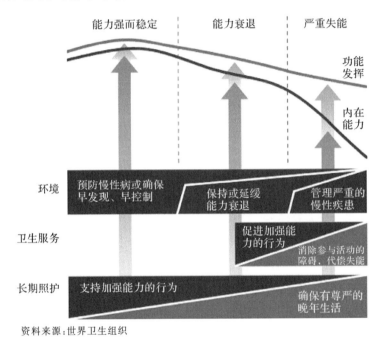

资料来源:世界卫生组织

图 4-3 促进健康老龄化的公共卫生体系:生命过程中的各个公共卫生行动时机

---

① 张翼:《中国老年人口的家庭居住、健康与照料安排——第六次人口普查数据分析》,《江苏社会科学》2013 年第 1 期,第 57—65 页。

第五章　政策回顾:法规政策与健康促进

　　……工业化、城镇化、人口老龄化、疾病谱变化、生态环境及生活方式变化等,也给维护和促进健康带来一系列新的挑战,健康服务供给总体不足与需求不断增长之间的矛盾依然突出,健康领域发展与经济社会发展的协调性有待增强,需要从国家战略层面统筹解决关系健康的重大和长远问题。

　　……　……

　　……把健康融入所有政策,加快转变健康领域发展方式,全方位、全周期维护和保障人民健康,大幅提高健康水平,显著改善健康公平,为实现"两个一百年"奋斗目标和中华民族伟大复兴的中国梦提供坚实健康基础。

——《"健康中国 2030"规划纲要》①

　　本章将在简要回顾妇女健康国际大背景的基础上,对照相关国际公约和各国经验,重点分析 1995 年以来中国有关妇女健康法律政策的现状、进展、成就与不足,并在性别意识政策视角下,对进一步完善促进妇女健康的法律政策提出相关建议。

---

　　①　国务院:《"健康中国 2030"规划纲要》,http://www.gov.cn/xinwen/2016-10/25/content_5124174.htm。

一、全球化：妇女健康政策的国际背景

妇女健康是一项基本人权早已达成国际共识。1946 年世界卫生组织在其章程中就明确提出："健康是每一个人最基本的人权，不论人们的种族、宗教、政治、经济或社会地位如何""实现每一个民族的健康目标是赢得全世界和平与安宁的最基本保证"。健康权适用于所有的人，不论性别、种族、语言、宗教信仰、政治或其他见解、社会身份、财产、出生或其他情况。也就是说，男人和女人在其生命的不同阶段都有权享有身心健康。《世界人权宣言》(UDHR)第 25 条、《国际经济、社会和文化权利公约》(ICESCR)第 12 条、《儿童权利公约》(CRC)第 24 条、《消除对妇女一切形式歧视公约》(CEDAW)第 12 条、《消除一切形式种族歧视国际公约》(ICERD)第 5 条均提到过健康权及不受歧视的内容。

为了促进健康领域的性别平等，保障妇女的健康权，联合国诸多人权公约中都强调和关注妇女的健康问题。例如 1979 年的《消除对妇女一切形式歧视公约》第 12 条规定，缔约国应采取一切适当措施，保障妇女在男女平等基础上取得各种保健服务，包括计划生育保健服务。缔约各国应保证为妇女提供有关怀孕、分娩和产后期间的适当服务，于必要时给予免费服务，并保证妇女在怀孕和哺乳期间得到充分营养。之后通过第 15 号、第 24 号一般性建议，对艾滋病防治中关注妇女儿童特殊需求以及全面保障妇女健康权利，特别是对脆弱群体和处境不利群体妇女的保健需求和权利，都做了详细规定。

1995 年联合国第四次世界妇女大会主题是：以行动谋求平等、发展与和平。次主题就是：健康、教育和就业。大会上制定的《北京行动纲领》提出了：增加妇女在整个生命周期内获得恰当、担负得起和优质的保健、资料和有关服务；加强促进妇女健康的预防性方案；采取对性别问题敏感的主动行动，以解决性传染疾病、HIV/艾滋病及性健康和生殖健康问题；促进关于妇女健康问题的研究并分发有关资料；增加资源促进妇女健康和监测其后续行动等战略目标及相关行动策略。

2000 年 9 月，在联合国千年首脑会议上，世界各国领导人就消除贫

穷、饥饿、疾病、文盲、环境恶化和对妇女的歧视，商定了在 2015 年实现千年发展目标的宏伟目标，即消灭极端贫穷和饥饿，普及小学教育，促进男女平等并赋予妇女权利，降低儿童死亡率，改善产妇保健，与艾滋病、疟疾和其他疾病做斗争，确保环境的可持续能力，全球合作促进发展 8 项目标，大多与妇女健康领域密切相关。

2000 年联合国妇女问题特别联大提出的目标也包括：加强努力，确保不迟于 2015 年实现在整个生命周期获得优质初级保健，包括性保健和生殖保健；维护世界和平、减少武装冲突、消除对妇女暴力以及打击跨国拐卖妇女、儿童犯罪活动等。

2006 年 12 月 13 日，第 61 届联合国大会正式获得通过《残疾人权利公约》，不仅第 3 条强调了男女平等原则，而且在第 25 条特别规定残疾人有权享有可达到的最高健康标准，不受基于残疾的歧视。缔约国应当采取一切适当措施，确保残疾人获得考虑到性别因素的医疗卫生服务，包括与健康有关的康复服务。

此外，自 1995 年以来，中国政府签署、批准、加入的国际人权公约和议定书，包括：①《就业政策公约》（1997 年交存批准书，1998 年在中国生效）；②《经济、社会及文化权利国际公约》（1997 年签署，2001 年在中国批准并生效）；③《公民权利和政治权利国际公约》（1998 年在中国批准并生效）；④《〈儿童权利公约〉关于买卖儿童、儿童卖淫和儿童色情制品问题的任择议定书》（2002 年交存批准书，2003 年在中国生效）；⑤《禁止和立即行动消除最有害的童工形式公约》（2002 年交存批准书，2003 年在中国生效）；⑥《就业和职业歧视公约》（2005 年签署）；⑦《〈联合国打击跨国有组织犯罪公约〉关于预防、禁止和惩治贩运人口特别是妇女和儿童行为的补充议定书》（2009 年加入）等公约中的内容均与妇女健康紧密相关。①

可以说，自 1995 年第四次世界妇女大会以来，伴随着"包括国际准

---

① 王金玲：《1995—2009：中国妇女健康状况与发展总报告》，载王金玲主编《中国妇女发展报告 No.3（2010）——妇女与健康》，社会科学文献出版社 2010 年版。

则、国际承诺、国际框架、国际指标、国际分析范畴等在内的国际话语体系,全面影响中国妇女的生活,而包括公共政策、研究、教学、社会行动等领域在内的中国妇女运动也开始不断接受和进入这一国际话语体系"①,社会性别分析理念和方法、以妇女为中心的生殖/生育/性健康理念、妇女健康促进行动、赋权予妇女等国际妇女健康领域的新话语及话语体系在中国妇女健康领域日益获得认同,不断扩展和深化。可见,全球化不仅已成为中国妇女健康状况发展和变化的一大背景,也深刻地影响着中国妇女健康法规政策的制定、执行、监测和修订,成为分析和研究中国妇女健康议题时不可或缺的重要背景。

二、中国有关妇女健康的法律政策的现状回顾与分析

妇女的健康权一直受到国家的高度重视。国家通过制定一系列法律法规和政策,为妇女健康权提供有效保障,形成了包括宪法和有关民事、经济、行政、社会、刑事等方面的法律在内的多方面、多层次的法律保护体系。尤其自 1995 年以来,伴随着执政理念的转变和对妇女健康认识的不断深化,中国政府制定和颁布了一系列旨在维护妇女健康的法律、法规,在第一部保护妇女儿童健康权利的法律——《中华人民共和国母婴保健法》的基础上,逐步建立并完善了一个以保障妇女健康为主旨的综合法律政策体系,从而为维护妇女的健康权益、改善妇女的健康状况提供了坚实的、较为完整的法律保障。②

(一)法律法规

1. 宪法

从宪法保护的角度来看,1982 年《中华人民共和国宪法》在规定:

---

① 王金玲:《'95+10:中国妇女发展总报告》,载王金玲主编《中国妇女发展报告No.1('95+10)》,社会科学文献出版社 2006 年版。

② 李明舜:《改革开放以来我国对妇女健康权的立法保护》,《中华女子学院学报》2008 年第 4 期,第 29—33 页。

"国家发展医疗卫生事业，发展现代医药和我国传统医药，鼓励和支持农村集体经济组织、国家企业事业组织和街道组织举办各种医疗卫生设施，开展群众性的卫生活动，保护人民健康"的同时，强调了"中华人民共和国妇女在政治的、经济的、文化的、社会的和家庭的生活等各方面享有同男子平等的权利"。

2. 民事法

从民事法律保护来看，民事法律不仅确认了妇女享有健康权，而且规定了侵害妇女健康权应承担的民事责任。1980年出台的《中华人民共和国婚姻法》在结婚条件上明确了患有医学上认为不应当结婚的疾病的人禁止结婚，这一规定为保障结婚妇女免受传染性疾病的危害以及为下一代的健康提供了法律保障。2001年修正后的《中华人民共和国婚姻法》在总则中重申了婚姻自由，一夫一妻，男女平等，保护妇女、儿童和老人的合法权益，实行计划生育等原则。在保障原则实施的禁止性条款中，增加了禁止有配偶者与他人同居，禁止家庭暴力或虐待、遗弃家庭成员等规定，为保护以妇女、儿童、老人为重点保护对象的家庭成员的健康权提供了法律保障。2011年，最高人民法院关于适用《中华人民共和国婚姻法》若干问题的解释（三）中又规定：夫以妻擅自中止妊娠侵犯其生育权为由请求损害赔偿的，人民法院不予支持；夫妻双方因是否生育发生纠纷，致使感情确已破裂，一方请求离婚的，同意离婚。这从立法上保障了妇女的生育自主权。

3. 刑事法

从刑事法律保护方面来看，1979年通过、1997年修订的《中华人民共和国刑法》对妇女健康权的保护主要表现为对侵害妇女健康权的犯罪行为追究刑事责任以及在采取强制措施方面对妇女的特殊保护，例如对非法堕胎、制造贩卖假药等犯罪行为的处罚等。1979年通过、1996年修订的《中华人民共和国刑事诉讼法》也对妇女健康权的保护发挥了积极的作用，如"对应当逮捕的犯罪嫌疑人、被告人，如果患有严重疾病，或者是正在怀孕、哺乳自己婴儿的妇女，可以采用取保候审或者监视居住的办法"。2015 年 8 月 29 日,在十二届全国人大常委会第十六次会议上,表决通过了《中华人民共和国刑法修正案(九)》,涉及妇女健康的主要有两条:取消嫖宿幼女罪;收买被拐卖的妇女、儿童今后一律不能免除刑罚。对收买被拐卖妇女的,删除"免除处罚"的规定,修改为:"按照被卖妇女的意愿,不阻碍其返回原居住地的,可以从轻或者减轻处罚。"对不阻碍解救儿童的,"可以从轻处罚",对不阻碍被买妇女返回居住地的,"可以从轻或减轻处罚"。此外,取消了嫖宿幼女罪,对这类行为适用刑法关于奸淫幼女的以强奸论、从重处罚的规定。

4. 社会法

从社会法保护的角度来看,不同群体妇女的健康权问题也是一个重要的内容。

第一,1992 年通过、2005 年修订的《中华人民共和国妇女权益保障法》在规定"妇女的生命健康权不受侵犯。禁止溺、弃、残害女婴;禁止歧视、虐待生育女婴的妇女和不育的妇女;禁止用迷信、暴力等手段残害妇女;禁止虐待、遗弃病、残妇女和老年妇女"的同时,特别强调了"学校应当根据女性青少年的特点,在教育、管理、设施等方面采取措施,保障女性青少年身心健康发展"。

第二,为了保障母亲和婴儿健康,提高出生人口素质,1994 年 10 月 27 日第八届全国人民代表大会常务委员会第十次会议通过了《中华人民共和国母婴保健法》,对婚前保健、孕产期保健、婴幼儿保健做了明确具体的规定。

第三,对于女职工的健康问题,2001 年通过的《中华人民共和国职业病防治法》规定:安排未经职业健康检查的劳动者、有职业禁忌的劳动者、未成年工或者孕期、哺乳期女职工从事接触职业病危害的作业或者禁忌作业的,由安全生产监督管理部门责令限期治理,并处五万元以上三十万元以下的罚款;情节严重的,责令停止产生职业病危害的作业,或者提请有关人民政府按照国务院规定的权限责令关闭。特别重要的是,2012 年,国务院常务会议审议并通过了《女职工劳动保护特别规定》(下称《特别规定》)。《特别规定》调整了女职工禁忌从事的劳动范围,是中国政府为维护女职工的合法权益,减少和解决女职工在劳动和工作中因生理特点造成的特殊困难,保护其健康而制定的法规。同时,《特别规定》不仅关注女职工身体和生理的劳动保护,而且增加了对女职工精神和心理方面的保护条款,强调"在劳动场所,用人单位应当预防和制止对女职工的性骚扰"。《特别规定》的颁布实施,有利于保护女职工的平等就业、职业安全和生命健康,填补了国家性骚扰立法的空白,有利于实现新《中国妇女发展纲要》确立的反性骚扰目标。

第四,对于老年妇女的健康问题,1996年通过的《中华人民共和国老年人权益保障法》不仅要求赡养人对患病的老年人应当提供医疗费用和护理,而且要求国家建立多种形式的医疗保险制度和社会救助,保障老年人的基本医疗需要。

第五,对于残疾妇女的健康权,1990年通过、2008年修订的《中华人民共和国残疾人保障法》明确要求:"国家保障残疾人享有康复服务的权利"。

第六,对于未成年女性的健康,1991年通过、2006年修订的《中华人民共和国未成年人保护法》在对保护未成年人的身心健康给予了特别关注的同时,强调了"未成年人不分性别、民族、种族、家庭财产状况、宗教信仰等,依法平等地享有权利"。

5.行政法

从行政法律保护方面来看,第一,2001年通过的《中华人民共和国人口和计划生育法》则明确要求开展人口与计划生育工作,应当与增加妇女受教育和就业机会、增进妇女健康、提高妇女地位相结合。

第二,为了保护包括妇女在内的全体公民身体健康所需要的环境,我国在《中华人民共和国环境保护法》基础上,修订了《中华人民共和国水污染防治法》(2008)、《中华人民共和国大气污染防治法》(2000)、《中华人民共和国固体废物污染环境防治法》(2004),通过了《中华人民共和国环境噪声污染防治法》(1996)、《中华人民共和国环境影响评价法》(2002)。这些环保法律的颁布或修订保障了妇女的健康权益。

第三,为保证食品卫生安全,防止食品污染和有害因素对人体的危害,保障人民身体健康,1995 年通过了《中华人民共和国食品卫生法》。

第四,为了保护公民包括妇女儿童的人身安全,防止来自交通事故和他人违法行为的伤害,2003 年通过了《中华人民共和国道路交通安全法》。

第五,为了保障社会治安秩序和公共安全,2005 年通过了《中华人民共和国治安管理处罚法》,其中禁止商业性性交易,并对相关的处罚做了具体规定。

6.经济法

从经济法的保护方面来看,第一,2000 年修正了《中华人民共和国产品质量法》,明确规定可能危及人体健康和人身、财产安全的工业产品,必须符合保障人体健康和人身、财产安全的国家标准、行业标准;未制定国家标准、行业标准的,必须符合保障人体健康和人身、财产安全的要求。

第二,2006 年通过了《中华人民共和国农产品质量安全法》,以保障农产品质量安全,维护公众健康,促进农业和农村经济发展。

第三,1994 通过、2015 年修订的《中华人民共和国广告法》明确规定广告不得含有性别歧视内容。

(二)行动计划和规划纲要

为了使法律关于保障妇女健康权的规定落到实处,中国政府还明确确定了保障妇女健康权的相关行动计划和规划纲要。

1.国民经济与社会发展国家计划

在"十一五""十二五""十三五"期间国民经济与社会发展国家计划的纲领性文件中,均把"保障妇女儿童权益"列为一大内容,并明确应保障的妇女的相关权利和应开展的相关工作。

为了满足全面两孩政策实施后对妇产科资源的新增需求,2016 年《"十三五"卫生与健康规划》指出,"十三五"期间将开展以下几个方面的工作:一是全面改善妇幼保健和计划生育服务机构的基础设施条件;

提升妇幼健康服务机构在孕产保健、出生缺陷防治、儿童保健、妇女保健、计划生育方面技术与服务能力；支持省、地市、县三级妇幼健康服务机构服务能力建设，全面改善妇幼健康服务条件，新增产床8.9万张。二是完善生育政策服务人才保障；加大妇幼健康领域专业人才培养力度；广泛开展产科、儿科医务人员岗位培训和转岗培训，采取多种形式力争增加产科医生和助产士14万名。三是提高孕产妇和新生儿危急重症救治能力；加强妇产科诊疗能力建设；向孕产妇提供生育全过程的基本医疗保健服务，进一步提高孕产妇、新生儿危急重症救治能力，有效降低孕产妇死亡率和婴儿死亡率；加强高危孕产妇专案管理。

2.《"健康中国2030"规划纲要》

在一系列政府其他的行动计划中，妇女健康也是重要内容或关键领域。如国务院于2016年10月印发并实施《"健康中国2030"规划纲要》。《"健康中国2030"规划纲要》（下称《纲要》）作为2016—2030年推进健康中国建设的宏伟蓝图和行动纲领，紧紧围绕健康生活、健康服务、健康保障、健康环境、健康产业等健康决定因素和保障措施展开。《纲要》指出，把健康融入所有政策，全方位、全周期保障人民健康，大幅提高健康水平，显著改善健康公平。推进健康中国建设，要坚持预防为主，推行健康文明的生活方式，营造绿色安全的健康环境，减少疾病发生。要调整优化健康服务体系，强化早诊断、早治疗、早康复，坚持保基本、强基层、建机制，更好满足人民群众健康需求。要坚持共建共享、全民健康，坚持政府主导，动员全社会参与，突出解决好妇女儿童、老年人、残疾人、流动人口、低收入人群等重点人群的健康问题。要强化组织实施，加大政府投入，深化体制机制改革，加快健康人力资源建设，推动健康科技创新，建设健康信息化服务体系，加强健康法治建设，扩大健康国际交流合作。

在《纲要》第十章"加强重点人群健康服务"中，特别提出要提高妇幼健康水平。具体内容为："实施母婴安全计划，倡导优生优育，继续实施住院分娩补助制度，向孕产妇免费提供生育全过程的基本医疗保健服务。加强出生缺陷综合防治，构建覆盖城乡居民，涵盖孕前、孕期、新

生儿各阶段的出生缺陷防治体系。实施健康儿童计划,加强儿童早期
发展,加强儿科建设,加大儿童重点疾病防治力度,扩大新生儿疾病筛
查,继续开展重点地区儿童营养改善等项目。提高妇女常见病筛查率
和早诊早治率。实施妇幼健康和计划生育服务保障工程,提升孕产妇
和新生儿危急重症救治能力。"针对老年人口,提出要促进健康老龄化。
具体内容为:"推进老年医疗卫生服务体系建设,推动医疗卫生服务延
伸至社区、家庭。健全医疗卫生机构与养老机构合作机制,支持养老机
构开展医疗服务。推进中医药与养老融合发展,推动医养结合,为老年
人提供治疗期住院、康复期护理、稳定期生活照料、安宁疗护一体化的
健康和养老服务,促进慢性病全程防治管理服务同居家、社区、机构养
老紧密结合。鼓励社会力量兴办医养结合机构。加强老年常见病、慢
性病的健康指导和综合干预,强化老年人健康管理。推动开展老年心
理健康与关怀服务,加强老年痴呆症等的有效干预。推动居家老人长
期照护服务发展,全面建立经济困难的高龄、失能老人补贴制度,建立
多层次长期护理保障制度。进一步完善政策,使老年人更便捷获得基
本药物。"

3.《妇女儿童发展纲要》

《中国妇女发展纲要》作为国家促进妇女发展的专门规划,其各领
域主要目标和策略措施的设定,反映了妇女发展的核心议题和相关法
律政策的关注重点。中国政府分别于1995年、2001年和2011年颁布
了《中国妇女发展纲要(1995—2000年)》《中国妇女发展纲要(2001—
2010年)》和《中国妇女发展纲要(2011—2020年)》以及《中国儿童发展
纲要(1995—2000年)》《中国儿童发展纲要(2001—2010年)》和《中国
儿童发展纲要(2011—2020年)》,并进行了相应的中期和终期的监测评
估。其中,"妇女与健康"均为重点推进领域之一。与之相对应,各省市
自治区也颁布了相关年度的本地区妇女儿童发展纲要。《中国妇女发
展纲要(2011—2020年)》妇女健康领域设定的8个主要目标如下:第
一,妇女在整个生命周期享有良好的基本医疗卫生服务,妇女的人均预
期寿命延长。第二,孕产妇死亡率控制在20/10万以下。逐步缩小城乡

区域差距,降低流动人口孕产妇死亡率。第三,妇女常见病定期筛查率达到80%以上。提高宫颈癌和乳腺癌的早诊早治率,降低死亡率。第四,妇女艾滋病感染率和性病感染率得到控制。第五,降低孕产妇中重度贫血患病率。第六,提高妇女心理健康知识和精神疾病预防知识知晓率。第七,保障妇女享有避孕节育知情选择权,减少非意愿妊娠,降低人工流产率。第八,提高妇女经常参加体育锻炼的人数比例。为了实现主要目标提出的策略措施包括:加大妇幼卫生工作力度;加强妇女健康相关科学技术研究;提高妇女生殖健康服务水平;保障孕产妇安全分娩;加大妇女常见病防治力度;预防和控制艾滋病、性病传播;提高妇女营养水平;保障妇女享有计划生育优质服务;提高妇女精神卫生服务水平;加强流动妇女卫生保健服务;引导和鼓励妇女参加经常性体育锻炼等。

(三)针对特殊人群妇女的各类法规政策

在强化政府责任和规范妇女保健服务的同时,中国政府还致力于促进妇女健康的公平性和妇女保健服务的均等化,出台了一系列法规政策,实施了一系列重大项目,重点保障农村贫困妇女、流动妇女和处于不利处境的妇女的健康。

1.促进农村孕产妇住院分娩的政策

2005年,温家宝同志在第四次全国妇女儿童工作会议上强调"要通过合作医疗、医疗救助和妇幼保健等方式,用三年左右时间基本解决农村妇女住院分娩问题"。2007年9月,卫生部、财政部、国家中医药管理局联合印发《关于完善新型农村合作医疗统筹补偿方案的指导意见》,提出对农村参加合作医疗的孕产妇的计划内住院分娩给予费用补偿,以推进农村孕产妇住院分娩问题的解决。2009年1月,卫生部、财政部联合印发《关于进一步加强农村孕产妇住院分娩工作的指导意见》和《农村孕产妇住院分娩专项补助资金管理暂行办法》,确定实施农村孕产妇住院分娩补助政策,对农村孕产妇住院分娩所需费用予以财政补助。卫生部还在2009年起实施了农村妇女宫颈癌和乳腺癌检查、增补叶酸预防新生儿神经管缺陷、农村孕产妇住院分娩补助三个重大妇幼卫生项目。

2. 维护流动妇女生殖健康权益的政策

随着近年来政府和社会对流动人口的关注,维护流动妇女健康权益的法律政策也取得积极进展。第一,2005年,国家人口和计划生育委员会在其印发的《关于认真贯彻落实计划生育技术服务管理条例的意见》中,明确规定为农村实行计划生育的夫妇开展免费计划生育技术服务,很多省市也制定了地方政策,以保证流动妇女能够享受当地的卫生保健服务。第二,2009年,国务院第60次常务会议通过了《流动人口计划生育工作条例》,明确规定流动妇女在现居住地能够享受多项计划生育服务、奖励,甚至是优待。其主要内容包括:流动妇女可依法免费获得避孕药具,免费享受国家规定的计划生育技术服务;免费参加有关人口与计划生育法律知识和生殖健康知识的普及活动;晚婚晚育或者在现居住地施行计划生育手术的,按照现居住地的规定,享受休假。对实行计划生育的流动妇女,按照流动人口现居住地的规定,可在生产经营等方面获得支持、优惠,在社会救济等方面享受优先照顾。

3. 保护女性艾滋病患者和感染者的政策

近十多年来,中国政府通过制定积极的法律政策,保护受到艾滋病病毒感染的妇女和儿童。1998年,国务院印发了《中国预防与控制艾滋病中长期规划(1998—2010年)》。2003年,中国承诺实施"四免一关怀"政策,其中包括为感染艾滋病病毒的孕妇提供免费母婴阻断药物、对艾滋病遗孤免收上学费用等内容。2006年,针对中国艾滋病防控的严峻形势,国务院接连发布了《艾滋病防治条例》和《中国遏制与防治艾滋病行动计划(2006—2010年)》,对艾滋病的防治宣传教育、预防控制、治疗与救助、艾滋病人的权利保障、法律责任等进行了明确规定。这两个具有里程碑意义的文件,进一步强化了中国艾滋病防治的政策框架。2006年6月,卫生部制定并下发了《关于加强预防艾滋病母婴传播工作的指导意见》;2008年4月,进一步颁布了《预防艾滋病母婴传播工作实施方案（修订）》。

4.打击拐卖妇女儿童犯罪的政策

中国政府不断深化打击拐卖妇女儿童犯罪专项行动，建立集预防、打击、救助和康复为一体的国家反拐工作长效机制。2009年全国人大通过加入《〈联合国打击跨国有组织犯罪公约〉关于预防、禁止和惩治贩运人口特别是妇女和儿童行为的补充议定书》的决定。2010年最高人民法院等下发《关于依法惩治拐卖妇女儿童犯罪的意见》。2013年，国务院办公厅印发了第二个中国反拐计划——《中国反对拐卖人口行动计划（2013—2020年）》。

5.启动实施"两孩"生育政策

2011年11月，中国各地全面实施"双独两孩"政策。2013年底，第十二届全国人大常委会审议通过了调整完善生育政策的议案，正式启动实施一方是独生子女的夫妇可生育两个孩子的政策，即"单独两孩"政策。2015年10月，中国共产党第十八届中央委员会第五次全体会议公报指出：坚持计划生育基本国策，积极开展应对人口老龄化行动，全面实施一对夫妇可生育两个孩子政策。生育政策的调整将为降低长期偏高的出生人口性别比、促进人口的长期均衡发展起到积极作用。

（四）针对妇女健康政策的评估、监测

近年来，中国政府、联合国驻华机构、中国妇女非政府组织都曾对包括中国妇女健康状况的中国妇女发展状况进行过评估。而国务院妇女儿童工作委员会、国家统计局对《中国妇女发展纲要》的实施也有相关的中期报告和终期报告，其中也都包括了妇女健康的内容。

联合国驻华机构在2000—2015年多次对中国实施千年发展目标的进展情况进行了评估与说明。其中，2015年《中国实施千年发展目标报告(2000—2015 年)》①中与健康相关的评估结果如表 5-1 所示。可见，自 2000 年以来，这个千年发展目标中有关妇女健康的绝大多数目标在中国得到了顺利实施。尤其在 2005 年以后，政府和全社会进一步提高了对妇女健康的关注度，加大了对妇女健康的投入，加强对妇女健康环境的改善，政府和社会的支持力度较强，进展顺利。

表 5-1　2015 年中国实施千年发展目标进展情况

具体目标	实现情况
目标 1:消除极端贫困与饥饿	
目标 1A:1990 年到 2015 年,将日收入不足 1.25 美元的人口比例减半	已经实现
目标 1B:让包括妇女和年轻人在内的所有人实现充分的生产性就业和体面工作	基本实现
目标 1C:1990 年到 2015 年,将饥饿人口的比例减半	已经实现
目标 2:普及初等教育	
目标 2A:争取到 2015 年前确保所有儿童,无论男女,都能完成全部初等教育课程	已经实现
目标 3:促进两性平等和赋予妇女权利	
目标 3A:争取到 2015 年在中、小学教育中消除两性差距,最迟于 2015 年在各级教育中消除此种差距	已经实现
目标 4:降低儿童死亡率	
目标 4A:从 1990 年到 2015 年将五岁以下儿童死亡率降低 2/3	已经实现
目标 5:改善孕产妇保健	
目标 5A:1990 年到 2015 年,将孕妇死亡率降低 3/4	已经实现
具体目标 5B:到 2015 年使人人享有生殖健康服务	基本实现
目标 6:与艾滋病病毒/艾滋病、疟疾和其他疾病做斗争	
目标 6A:到 2015 年,遏制并开始扭转艾滋病病毒和艾滋病的蔓延	基本实现

---

① 中华人民共和国外交部、联合国驻华机构:《中国实施千年发展目标报告(2000—2015 年)》,http://www. cn. undp. org/content/china/zh/home/library/mdg/mdgs-report-2015-. html.

续 表

具体目标	实现情况
目标 6B:到 2010 年,实现为所有需要者提供艾滋病病毒/艾滋病的治疗	基本实现
目标 6C:到 2015 年,遏制并开始扭转疟疾和其他主要疾病的发病率	基本实现
目标 7:确保环境的可持续性	
目标 7A:将可持续发展原则纳入政策和计划,扭转环境资源损失趋势	基本实现
目标 7B:降低生物多样性丧失,到 2010 年显著减缓生物多样性丧失的速度	没有实现
目标 7C:到 2015 年将无法持续获得安全饮用水和基本环境卫生设施的人口比例降低一半	已经实现
目标 7D:到 2020 年,明显改善约 1 亿棚户区居民的居住条件	很有可能
目标 8:建立全球发展伙伴关系	

中华全国妇女联合会、中国妇女研究会分别在第四次联合国世界妇女大会 5 周年、10 周年、15 周年和 20 周年之际组织了非政府妇女组织、机构和专家对中国政府执行第四次联合国世界妇女大会《行动纲领》和《成果文件》情况进行了评估。其中,2014 年,有关妇女健康领域的评估认为:

就进展与成就而言,主要表现为:(1)法律法规和政策的制定,为妇女健康提供制度性保障;(2)对妇女健康的经费投入进一步加大,相关机构更加健全;(3)加强对妇女健康的服务,依托重大项目着力解决影响妇女健康的主要问题;(4)中国妇女健康水平显著提高。就问题与挑战而言,主要是:(1)妇女卫生保健筹资体系有待健全;(2)妇女保健服务体系建设相对滞后;(3)妇女保健服务的公平性与普惠性尚未完全实现;(4)部分疾病给女性的身心健康增加一定风险。

就对策建议而言,主要是:(1)进一步强化政府在妇女健康促进中的主导作用和公共责任,加大对妇女保健事业的投入;(2)优化妇女卫生保健资源配置,加快卫生、计生基层妇女保健服务资源的整合;(3)将妇女卫生保健工作的重点放在基层,把更多医疗卫生资源配置到基层和贫困地区；(4)对妇女不同生命周期不同阶段的健康状况和服务需求给予研究和关注。①

国务院妇女儿童工作委员会、国家统计局等分别对《中国妇女发展纲要(1995—2000年)》《中国妇女发展纲要(2001—2010年)》和《中国妇女发展纲要(2011—2020年)》的实施情况进行过监测评估。其中，2016年《〈中国妇女发展纲要(2011—2020年)〉中期统计监测报告》认为，在健康领域的实施情况：

(1)女性平均预期寿命延长。早在2000年，我国就已经进入长寿国家行列(根据世界卫生组织的标准，人均预期寿命超过70岁的国家即为长寿国家)。中国人均预期寿命持续延长，2015年我国人口的预期寿命为76.34岁，比2010年延长1.51岁；其中女性的预期寿命79.43岁，比2010年延长了2.06岁，已实现目标。(2)孕产妇死亡率持续降低。2015年，孕产妇死亡率为20.1/10万，比2010年降低近10个十万分点，基本实现20/10万的目标。近年来，通过"降低孕产妇死亡率和消除新生儿破伤风"等项目的实施，全国孕产妇死亡率的城乡差距已基本消除。2015年，城市和农村分别为19.8/10万和20.2/10万，比2010年均降低近10个十万分点。(3)妇女保健水平不断提高。2015年，孕产妇住院分娩率继续保持较高水平，达到99.7%；孕产期中、重度贫血患病率降低至1.25%，比2010年降低0.55个百分点；妇女常见病筛查率经历了上一年的大幅下降后，有所回升，2015年为61.6%，比2010年提高0.4个百分点，但距80%的目标仍有相当距离。孕产妇系统管理率、孕产妇建卡率、产前检查率、产后访视率等与2010年相比均有不同程度的提高。(4)多数育龄妇女能够知情避孕。由于各种避孕节育措施的普及与推广，妇女实现有计划地生育成为可能，男女平等理念的深入，使妇女享有计划生育的权利得到基本保障。到2015年，全国已婚育龄妇女避孕率连续5年保持在86%以上，顺利实现《纲要》目标。(5)妇女

---

① 中华全国妇女联合会、中国妇女研究会：《中国非政府妇女组织"北京＋20"评估报告》(内部版)，2014年。

经常参加体育锻炼的人数比例明显提高。据 2014 年全民健身活动状况调查数据，我国 20 岁及以上女性经常参加体育锻炼的人数比例为 15.1%，与 2007 年全国城乡居民参加体育锻炼现状调查相比，提高了 7.6 个百分点。

《中国妇女发展纲要（2011—2020 年）》实施中健康领域存在的主要问题有：（1）妇女健康状况区域间发展差距依然明显。尽管我国妇女儿童健康水平有了较大提高，城乡差距也在不断缩小，但区域间差距依然明显。2015 年，西部地区孕产妇死亡率为 28/10 万，是东部地区的 2 倍多；在 31 个省（区、市）中，最高水平与最低水平间相差近 22 倍。（2）流动人口中妇幼保健服务可及性差。近年来，部分省（市）的孕产妇死亡率城市高于农村，东部地区孕产妇死亡率 2015 年为 13.1/10 万，比上年有所反弹，流动人口中的孕产妇死亡率远高于流入地人口是一个重要的原因。改善西部地区、农村地区以及流动人口中的妇女儿童健康状况、防止孕产妇死亡率反弹是目前妇幼卫生保健工作的重点和难点。[①]

综上所述，这 20 余年来，中国政府出台了一系列旨在维护妇女健康的法律政策，对妇女健康权的法律保护已经形成了较为健全的体系，形成了以"一法两纲"（《中华人民共和国母婴保健法》《中国妇女发展纲要》《中国儿童发展纲要》）为核心，多层次、多角度维护妇女、儿童健康权益的综合法律政策体系。在这个法律政策体系中，既有国际公约的要求和倡导，也有国内法的规范和保护；在国内法体系中，既有宪法的原则规定，也有相关法律法规的具体体现；在相关法律法规的表现形式上，既有关于健康问题的专门性的法律法规，也有其他法律法规的专门条款；在相关法律法规的内容方面，既有关于确认健康权的规定，也有对侵害健康权的救济；在有关健康权的救济措施方面，既有消极的事后救济，也有积极的支持性保障；在事后救济的手段中，既有对受害者的补偿，也有对施害者的惩罚。这些规定构成了我国以宪法为依据，以专

---

① 国家统计局：《2016 年〈中国妇女发展纲要（2011—2020 年）〉统计监测报告》，http://www.stats.gov.cn/tjsj/zxfb/201710/t20171026_1546608.html。

门法律法规为主体,包括有关保护妇女健康权的法律、行政法规、地方性法规以及我国参加的有关人权公约在内的妇女健康权法律保护体系①,使这一时期成为中国历史上有关妇女健康法律政策发展得最快的时期,推动了中国妇幼保健和计划生育事业由行政管理步入法制管理的新阶段②,提升了妇女的健康素养、健康水平和健康保障。

三、进一步完善妇女健康法律政策的建议

(一)社会性别视角下的社会政策分析框架

本研究借鉴刘春燕《中国妇女健康政策的社会性别分析》中的观点③,在性别视角下,将社会政策分为 4 种性别政策:性别中性政策、性别平等政策、性别差异政策和性别意识政策。

性别中性政策主要是指政府没有意识到整体社会利益格局中男女两性的差异,将男女两性假定为"无差别"的群体,政策可以无差别地对待,政府既不需要采取任何纠正性别偏见的措施,也不需要有意识强化性别差异。这类政策会产生忽视两性差异的"两性无差别"的性别漠视问题。

性别平等政策强调女性在政治的、经济的、文化的、社会的和家庭的生活等方面享有同男子平等的权利的政策,但却容易"抹杀两性间差异",产生男女平均、等同的认识误区。政府往往以男性的标准来要求女性,从而加重女性的负担。

性别差异政策是指决策人认识到两性的差异,把传统男女观念带入决策中去,产生了"强化两性差别"的社会政策。这种政策分为两类,

---

① 李明舜:《改革开放以来我国对妇女健康权的立法保护》,《中华女子学院学报》2008 年 4 期,第 29—33 页。

② 肖扬:《妇女与健康:政府的举措与进展》,载王金玲主编《中国妇女发展报告No.3(2010)——妇女与健康》,社会科学文献出版社 2010 版。

③ 刘春燕:《中国妇女健康政策的社会性别分析》,《华东理工大学学报(社会科学版)》,2013 年第 3 期,第 20—29 页。

即消极的差别对待政策和积极的差别对待政策。消极的差别对待政策扩大男强女弱的性别差异及强调女性的从属地位，通过强制性的政策和措施剥夺女性的权利和机会，也可称为性别歧视政策。积极差别对待政策，正视男女在实际生活中存在的社会及生理差别，从而采取积极的纠正措施和行动方案，其中包括为了使处于不利环境中的女性达到实质上的平等而制定的一系列向女性倾斜的政策和措施，但是基于这种态度的行动往往只是一种治标不治本的补救措施。

社会性别意识政策是决策人敏锐地认识到性别差异，具有社会性别敏感性（gender-sensitivity），注意到不同性别群体的不同处境和利益，而且这种差异与传统社会性别结构和社会的性别制度密切相关，在政策制定中，不仅采取措施和行动来改善某些性别群体的状况，以对女性因历史造成的权益受损的弥补和对女性的保护为现实目的，而且以消除传统的社会性别结构来改变社会性别秩序、实现两性和谐均衡发展为长远目标。该政策不是将男女两性纳入固定的范式，而是使社会系统更具灵活性以适应不同类型的人群需要。社会性别意识政策模式是近年来产生的，颇受国际社会和组织关注。社会性别意识已经纳入联合国的人类发展统计指标，成为衡量各国发展程度的指标之一。

表 5-2　社会性别视角下的社会政策[①]

分析框架	性别中性政策	性别平等政策	性别差异政策	性别意识政策
差异假定	无差别	无差别	有差别	有差别
性别关注	将男女两性假定为无性别差异的群体	认为政策应当保障男女两性的平等权益	承认男女两性的性别差异	承认男女两性的性别差异，满足不同需求
政策态度	漠视	男女平均、等同	承认两性差异	强调多元性和差异性

---

① 此表改编自刘春燕的研究（刘春燕：《中国妇女健康政策的社会性别分析》，《华东理工大学学报（社会科学版）》，2013 年第 3 期，第 20—29 页）。

分析框架	性别中性政策	性别平等政策	性别差异政策	性别意识政策
政策内容	漠视性别议题	男女享有结果平等	积极：向女性群体倾斜 消极：安排女性退出公共领域	挑战传统性别结构和规则，强调男女两性共同参与决策
政策结果	性别漠视，无法遏制现存的性别歧视	以男性的标准来要求女性，从而加重妇女负担	要么扩大了性别差异以及造成隐性性别歧视，要么是治标不治本的补救性政策	保障政策对象的主体性，尽量跳脱出传统性别结构和规则，尊重性别差异，两性和谐发展

在社会性别意识政策的分析框架下，可以发现，虽然近年来中国政府在妇女健康促进的政策和实践中不断调整健康服务的取向，但仍然存在着一些盲点。

其一，在现有的生育政策和倡导中，男子在妇女的生殖健康和计划生育上的责任和义务是被弱化的。对男性的节育和避孕角色和责任的淡化，使育龄妇女承担了大部分的计划生育责任。比如，为避孕节育而长期服避孕药、使用器械（如节育环）甚至接受堕胎手术，给妇女带来了副作用和健康风险；再如，HPV 疫苗的中文全称是人乳头瘤病毒疫苗，而社会上通常将其翻译为宫颈癌疫苗，且大多倡导女性接种。事实上，男性也是非常重要的传染源和感染人群，男性接种也可以防治 HPV 病毒。生育及计划生育不是单方面的事，男女双方的生殖健康也是相互影响的，因此，没有男性的参与，没有充分考虑男性生殖健康需要，没有强化男性责任和义务的生育政策和倡导就不可能真正实现整个人群的生殖健康。

其二，妇女的工具性健康如生殖健康和妇幼保健依然是政策和倡导的重点，而妇女的主体性健康仍未获得足够的重视，应逐步将关注领域从医疗和生殖领域的女性健康以及母婴健康（如孕期检查、新生儿护理知识培训等）向妇女的心理、社会发展层面拓展。关注社会压力、学业/职业压力、家庭压力、婚姻压力、育儿压力、养老压力等对妇女身心健康造成的影响，进一步推进心理疏导和减压工作的开展，推进妇女社会适应性工作的开展，全面提高妇女的身心健康和社会适应水平。

其三，在针对老年人口的健康政策上，男子比较容易因感染疾病或遭受创伤而死亡，然而老年妇女则是"带着病痛活着"，且由于妇女经常扮演养育者和照顾者的角色，不间断的照顾工作逐渐腐蚀老年妇女的能力、身体的健康以及作为持续照顾者的角色与意愿。事实上，长期的压力与情绪困扰，使得不少照顾者成为下一批需要被照顾的病人。[①]　由此，老年妇女尤其是高龄老年妇女的健康需求应该被重视，超老龄妇女的长期照护服务和失能医疗照护将是中国政府与社会需要携手面对的重要问题。

鉴于此，下文提出在社会性别意识政策视角下，进一步完善妇女健康法律政策的相关建议。

（二）进一步完善妇女健康法律政策的建议

1.社会性别视角尚需进一步纳入健康决策和卫生统计之中

在健康政策上，表现为中性的、不考虑性别的健康政策带给女性和男性实际可以享有的利益的不平等。建议进一步把社会性别视角引入政府健康决策，以男女各自的性别特征和需要为尺度来制定性别意识政策，推进卫生领域的社会性别主流化进程，确保男女两性在健康水平和健康资源方面的公平性。政府有责任创造平等的获得健康的机会，并将不同社会人群健康的差别降到最低水平，致力于促进男女在整个生命过程中享有健康的公平性与平等性。

在卫生统计上，性别统计是制定、监测、评估政策性别影响的重要工具。尽管在性别统计观念上已经取得很大进展，并出台系列文件提出性别统计要求，但一些重要数据仍没有进行分性别统计，有的统计数据的共享性、可靠性和稳定性依然存在一定难度，这将会影响性别公平政策的制定。[②]　因此，建议将性别统计视角纳入卫生统计之中，建立和

---

① Kuhn D R. "Is Homecare Always the Best Care?", *Generations*, 1998，22（3），pp. 99—101.

② 姜秀花：《近年中国政府妇女健康政策与行动评析——基于〈消除对妇女一切形式歧视公约〉落实情况》，《山东女子学院学报》2012 年第 4 期，第 20—27 页。

完善健康性别指标,加强健康政策研究和分性别的信息收集、监测、评估和分析。除了传统的死亡率、期待寿命或疾病罹患率之外,需加入心理、社会适应性等健康指标,加强性别统计和性别发展分析,并将其纳入政府健康部门的常规统计之中。

2.加大对妇女保健事业的投入,强调可及性、均等化和普惠性

明确妇女保健应是政府优先考虑和发展的公共服务领域,应明确政府在推进服务可及性、均等化和普惠性方面的社会职责[1],提高健康资源配置的公平性,改变性别不平衡、地区不平衡、户籍不平衡、群体不平衡等现象。

大幅度增加对妇幼卫生的投入和财政保障,使得妇幼卫生经费纳入公共财政的优先领域;提高卫生经费在国家总体资源配置中的比例,提高妇女健康经费在卫生经费中的比例;完善妇女保健计划生育的经费投入机制,建立起各级合理分担的妇女保健经费投入比例,明确流入地在流动人口妇女保健服务经费保障中的地位,确立妇女保健机构公益性机构的性质。进一步完善城乡基本医疗保障和救助制度,从制度层面保证妇女特别是城镇贫困妇女、农村妇女充分享受卫生保健服务和提高抵御疾病风险的能力,扩大新农合报销范围和基本医疗保障报销范围,并对妇女重大疾病的诊治费用给予适当补偿。

3.优化妇女卫生保健资源的配置,加快妇幼健康人才队伍建设

充分发挥卫生妇幼保健部门的技术优势与计生服务部门网络健全的优势,加快卫生、计生、基层妇女保健服务资源的整合[2],提高妇女保健医疗服务的可及性。[3] 进一步扭转妇女保健公共服务中的市场化、商业化倾向。深化妇幼保健机构的规范化建设,清晰界定基础妇幼卫生

---

[1] 中华全国妇女联合会、中国妇女研究会:《中国非政府妇女组织"北京＋20"评估报告》(内部版),2014年。

[2] 国家卫生和计划生育委员会、中央机构编制委员会办公室:《关于优化整合妇幼保健和计划生育技术服务资源的指导意见》,2013年。

[3] 中华全国妇女联合会、中国妇女研究会:《中国非政府妇女组织"北京＋20"评估报告》(内部版),2014年。

服务的范围和内容,强调和重视服务的规制与约束,采用适宜医疗技术和基本药物,为广大城乡妇女提供安全、有效、方便、价廉的公共卫生和基本医疗服务。

加强妇女保健和健康服务机构的规范化建设,加强妇女保健人员的培养与培训,提高基层妇女保健队伍的服务能力、服务质量和工作效率。制订妇幼健康人才队伍建设规划,加强妇幼保健计划生育技术服务人才培养,完善妇幼保健计划生育服务机构人员准入标准;强化岗位培训和继续教育制度,鼓励技术人员服务基层;建立激励机制,吸引高素质人才,培养复合型人才和学科带头人。

4.关注不同妇女群体和妇女生命历程不同阶段的健康需求

对妇女不同生命周期不同阶段的健康状况和服务需求给予研究和关注,加强对流动妇女的健康权利保护,不断满足青春期少女和老年妇女的健康需求。

针对儿童医疗资源配置,中国目前有儿科执业(助理)医师 15.8 万人,占整个执业(助理)医师的 3.9%,与儿童占人口总量 16.5% 的比例极不匹配,需要引起重视。此外,儿童各个年龄阶段的身体结构与成人不同,用药研发也需另辟新路。因此,应增加产科、儿科医务人员配置数量,并加强医务人员的岗位培训和转岗培训。

针对青少年非意愿妊娠与人工流产问题,开展相关的政策倡导,多部门合作,将青少年性与生殖健康教育纳入正规的学校教育体系,加强"青年友好型"生殖健康服务机构的建设,提高青少年性与生殖健康服务的可及性与利用程度。将降低青少年人工流产、HPV 疫苗接种等纳入公共卫生服务和医保体系中。

针对老年妇女的身心健康,以"健康平均寿命"来规划妇女健康照护需求,尤其是超高龄妇女的长期照顾服务和失能医疗照护需求。切实加大对老年妇女,尤其是农村老年妇女的健康保障性投入,减少老年妇女的疾病负担和失能负担,满足老年妇女日益增长的社区卫生服务需求和保健预防需求,如通过社区服务帮助预防、延缓或扭转老年人身体和智能退化现象等。

针对流动妇女生殖健康权益和服务缺乏保障的问题,应加强对流动妇女健康的社会保障和有关生殖保健知识的宣传,落实国家有关向流动妇女提供计划生育服务的政策法规。

针对孕产妇生殖健康,以高龄产妇为重点,全面加强高龄、高危孕产妇的管理服务和临床救治。

针对目前高剖宫产率问题开展干预,强化对职业场所妇女的劳动保护与健康教育。

5.关注日益突出的公共卫生问题,提升应对新需求、新情况的能力

加大妇女常见病防治力度,保持"两癌"(宫颈癌、乳腺癌)检查项目的可持续性,加快 HPV 疫苗的研究推广。针对中国育龄妇女人数多、知识不足的实际,亟待加大宫颈癌预防知识宣传力度;由政府牵头尽快完善宫颈癌筛查、早诊早治的预防模式,将 HPV 疫苗纳入医保。

关注性传播疾病逐渐回升的问题,加强对性病、艾滋病等感染性疾病的防控力度,把预防艾滋病母婴传播纳入妇幼卫生的常规工作,将艾滋病、梅毒、乙肝等母婴传播阻断纳入妇幼保健日常工作,强化预防艾滋病母婴传播综合服务,提高防治水平。提供规范化的性病和艾滋病诊疗服务,建立完善的艾滋病和性病发病率的监测和信息报告制度。

关注生命周期不同阶段妇女多样化的心理健康需求,关注重点人群和精神病患者的服务需求,关注社会压力、学业/职业压力、家庭压力等对妇女造成的身心影响,进一步推进心理疏导和减压工作的开展,提高妇女的心理健康水平。

对市场化、商业化、全球化对中国妇女健康的消极影响以及对气候和环境变化对妇女健康带来的风险进行监测评估,通过加强与民间组织的交流与合作,进一步实现资源共享,优势互补。

6.关注妇女的主体性健康和主体性参与,倡导健康的生活方式

在注重妇女的工具性健康、健康的福利性获得的同时,更多地关注妇女的主体性健康、健康权利实现和主体性参与。

把防治慢性病作为增进公众健康的重要任务,逐步建立起覆盖全

国的慢性病防治服务体系,对主要慢性病进行分级管理,实施综合防控策略,全面提高慢性病综合防治能力,努力降低人群慢性病危险因素水平,减少慢性病发病率、致残率和死亡率。

引导和鼓励妇女参加经常性体育锻炼。加强对妇女体育健身活动的科学指导,提高妇女健身意识。积极发展城乡社区体育,鼓励妇女参与全民健身运动。

7.加强妇幼保健医联体、医共体建设,推进健康医疗大数据应用

加强妇幼保健医联体、医共体建设。随着全面两孩政策的实施,高龄孕产妇增多,高危儿童增多,这对医疗保健机构服务能力提出了更高的要求。针对基层妇幼保健机构医疗人员综合能力较弱、专科特色不突出、品牌效益不凸显等现状,应组建、加强城市医疗联合体、医共体、专科医联体、远程医疗协作等妇幼保健医联体、医共体建设,加强协作机制,促进人员、技术、管理等优质医疗资源下沉,打造妇幼健康服务平台,建设分级网络,优化医疗资源配置,推进分级诊疗。

加强健康医疗大数据应用体系建设,推进基于区域人口、性别人口健康信息平台的医疗健康大数据开放共享、深度挖掘和广泛应用。消除数据壁垒,建立跨部门跨领域密切配合、统一归口的健康医疗数据共享机制,实现公共卫生、计划生育、医疗服务、医疗保障、药品供应、综合管理等应用信息系统数据采集、集成共享和业务协同。建立和完善全国健康医疗数据资源目录体系,全面深化健康医疗大数据在行业治理、临床和科研、公共卫生、教育培训等领域的应用,培育健康医疗大数据应用新业态。加强健康医疗大数据相关法规和标准体系建设,强化国家、区域人口健康信息工程技术能力,制定分性别、分级、分类、分域的数据应用政策规范,推进网络可信体系建设,注重内容安全、数据安全和技术安全,加强健康医疗数据安全保障和患者隐私保护。加强互联网健康服务监管。

第六章 未来议题:新情况与新挑战

> 寻求健康是一个不断进行和适应性的过程,而不是一个总能达到或总能保持的静止状况。换言之,健康意味着不断适应变动不止的生物和社会环境。

——杜波斯①

杜波斯认为:"寻求健康是一个不断进行和适应性的过程,而不是一个总能达到或总能保持的静止状况。换言之,健康意味着不断适应变动不止的生物和社会环境。"受其启发,作者认为,健康研究和健康一样,亦意味着需要不断适应变动不止的生物、社会和研究环境,面对新情况、新挑战、新问题,不断拓展新的议题、新的理论、新的方法和新的思考。

妇女的健康议题,除了两性均会面临的环境污染、压力、心理健康、职业病、疾病防治和医疗相关问题外,更面临妇女特有或更常有的健康议题,如生育/生殖/性健康、家庭暴力、照顾者角色、整容整形、老年女性化所面临的各种问题等。因此,本章主要结合当下社会经济文化环境,提出关于妇女健康未来研究中的一系列较为前沿和重要的研究议题。

---

① [美]F.D.沃林斯基:《健康社会学》,社会科学文献出版社1999年版。

一、主体性健康与经验表达

人的健康可分为作为主体的健康和作为客体的健康。近十几年来，有关妇女健康的理念发生了深刻而广泛的变化：有关妇女健康的理念基础由"妇女福利"开始并不断地向"妇女权利"转变；有关妇女健康的理念核心由"工具性健康"开始并不断地向"主体性健康"转变；有关妇女健康的理念范畴开始并不断地由"生育健康"经"身体健康"向"身体健康、心理健康与社会适应性"转变；有关妇女健康的理论实践由"妇女是接受客体"向"妇女是行动主体"转变。[①]

20 余年来，在原有的基础上，妇女的客体性/工具性健康（如，作为生育/性/母亲角色的健康）获得进一步关注，取得了进一步的发展，而主体性健康（如作为女人和/或人的健康）取得的进展则滞后于客体性健康，如妇女的疾病及时治疗率的增长速度显著滞后于产前检查率、住院分娩率、妇科病治疗率等的增长速度。[②] 对于妇女身体健康、心理健康的研究也取得了一定的进展，而对于社会适应性却没有专门、系统的研究和测量。

健康并非是个体遭遇的孤立事件，也不仅仅是身体的单向表达，而是身体与自然、社会、文化的交流方式，是身体健康、心理健康与社会适应性的完好状态。由此，妇女的主体性健康与妇女独特的健康经验表达应受到未来研究的重视，衡量妇女健康的标准应扩展到妇女生理、心理、社会适应性等各个方面，并关注到阶层、城乡、年龄、文化传统等多维因素的影响和作用，即推进妇女健康的整体性发展和整体性研究也应进一步成为今后妇女健康的一大重要关切点。

[①]　王金玲：《中国妇女发展报告 No.3（2010）——妇女与健康》，社会科学文献出版社 2010 版。

[②]　王金玲、姜佳将：《转型与发展：福建妇女社会地位研究（2000～2010 年）》，中国妇女出版社 2013 年版。

二、老龄化、照顾角色与妇女健康

随着人口老龄化、家庭小型化和性别螺旋现象的产生，"老年女性化(feminization of later life)"和"老年妇女空巢化"的现象不断显现。

生育率下降和寿命延长造成人口老龄化现象的产生，而老龄化往往会伴随着慢性病的来临，使得妇女成为健康照护的主力军——妻子、媳妇、女儿等角色，成为长期的家庭照顾者。另因年轻女性就业率及双薪家庭的增加，也使得有些老年妇女必须义务性地在家中照顾第三代的儿孙。这些老年妇女在"爱的劳动"中无声地扮演着"主要照顾者"的角色，而这"照顾者的角色"也使她们不断遭遇病痛和健康风险。

"老年女性化"是老年女性较男性长寿所造成的结果。虽然中国女性平均预期寿命已经长于男性，但她们的健康平均寿命比男性短，在老龄后期身体机能失能的时间也比男性长，严重影响老年妇女的生活质量。这可能是疾病发生率和患病类型不同所造成——老年妇女容易罹患骨骼、肌肉疾病等与死因无关却属于影响日常生活的慢性、温和性疾病。此种温和性的不易解决的健康问题长时间困扰老年妇女，加上长寿的因素，可能累积造成多数老年妇女处于残障与多病的不健康状态。

加之"老年妇女空巢化"现象的产生，老年妇女其生命历程中经历"照顾生病卧床的老伴""送终的哀伤"甚至"独自面对死亡"已是普遍的问题，而被美化的"三代同堂"所导致的"照顾者角色"更加深了此种迷思与陷阱。[①] 此外，候鸟型老年妇女（老漂族）、照顾第三代所造成的健康损害等问题，更加剧了老年妇女的健康问题。由此，在未来政策研究中，针对老年人的政策和服务需要考虑到妇女往往比男子长寿的事实，更需要考虑到妇女作为主要照顾者所存在的健康风险。

三、疼痛、慢性病和亚健康

"你是否经常感到健康及安好？"众多妇女回答为"是的"；当被问及

---

① 胡幼慧：《三代同堂：迷思与陷阱》，巨流出版社1995年版。

"你因什么小病而困扰?"时,同一批妇女洋洋洒洒列出一长串问题,包括头痛、风湿病、便秘、贫血、子宫脱垂、蛀牙和静脉曲张。[①] 健康与疾病是生命存在的两极状态,人们在一生中有许多时候是处于两者之间,即亚健康状态。亚健康状态是指无器质性病变的一些功能性改变,因其主诉症状多种多样,又不固定,也被称为"不定陈述综合征",在主观上会有许多不适的症状表现和心理体验。由于女性长期背负"脆弱"的整体形象,女性病患被认为更难忍受痛苦,并且在描述病症时用词夸张。她们的亚健康、病痛,尤其是慢性疾病更倾向于被诊断为精神上和情绪上的失调而非生理性疼痛,并常常因此陷入治疗不足的处境中。即便予以治疗,在西方生物医学文化的影响下,也只依赖药物和手术解决所有问题,忽视了疾病背后的社会文化原因。这一问题在女性更年期的诊断和治疗上即可窥见:在传统性别分工的影响下,女性不仅要承担社会角色,还要在家庭中扮演重要角色,工作和生活带给她们的焦虑远比更年期激素水平变化对她们的影响大。而这正是现代医学研究的空白——单纯的药物治疗无法解决女性身体上的社会压力。[②] 她们疾病与苦痛的性别根源和社会根源到底是什么?

正如克兰曼而言,病痛就像一块吸收了特定含义的海绵,这些含义把我们的每一种个人生活形态和人际情境区分开。[③] 焦虑、头疼对于全职母亲来说,可能意味着照顾幼儿、忙于工作的"蜡烛两头烧"的无奈情境;抑郁、声嘶力竭对于产妇来说,可能潜藏在复杂的代际关系、分崩离析的婚姻、家庭暴力、身体形象变化之中;尖叫和梦魇对于女工来说,可能显示了人类忍受痛苦的限度以及获得自由和叛离的可能性[④]。身体

---

① Abbott P, Wallace C, Tyler M. *An Introduction to Sociology: Feminist Perspectives*, Routledge, 2005.

② 郭戈:《愉悦与病痛——女性身体话语的两种路径》,《贵州社会科学》2016 年第 5 期,第 90—94 页。

③ [美]凯博文:《苦痛和疾病的社会根源:现代中国的抑郁、神经衰弱和病痛》,上海三联书店 2008 年版。

④ 潘毅:《开创一种抗争的次文体:工厂里一位女工的尖叫、梦魇和叛离》,《社会学研究》1999 年第 5 期,第 13—24 页。

痛楚的过程是身心失调问题,同时也是社会文化问题。痛楚的经验也和个人知觉与社会影响分不开。[①]

尽管男子平均死亡年龄低于妇女,但是妇女似乎比男子遭受了更多的健康问题。正如"疾病之冰山"[②]的论断,看得见的冰山之一角是男性所患之各种致命性的重症疾病(如心血管疾病、癌症、肝硬化等),水下巨大的冰山体则是女性所患的大量非致命性的慢性病和急性病(如偏头痛、腰酸背痛、抑郁、贫血、上呼吸道感染等)。男子比较容易因感染疾病或遭受创伤而死亡,然而妇女则是"带着病痛活着"——由病到痛,触及身心的痛苦,女性的痛苦感受并没有被封闭在私人空间,通过对妇女所寄居的生活世界的追溯,研究者还可以发现痛苦与疾病的社会根源。由此,对于疼痛、病痛、慢性病和亚健康等的疾病研究,以及造成疼痛和疾病的社会根源,是未来研究中需要进一步深入探讨的。

四、日常、生活方式与妇女健康

许多医学研究认为健康问题与遗传、基因、抗压性与调试有关,事实上社会环境结构、社会技术变迁及日常生活方式对于健康亦有莫大的影响。健康问题,常隐含于日常生活中的医疗、科技、角色、权力的社会变迁之中,性别不平等在健康机会(life chance)上的本质与限制亦都是深植于社会生活之中的。因此,对于妇女健康,我们应该跳脱出单纯的医疗空间,而回归日常生活,更多地从社会—文化—政治—经济等社会空间和社会维度来看待妇女健康,强调文化和社会环境对健康的制约。

生活方式是社会学领域中与健康相关的重要概念。早期社会学家对于生活方式都有相关论述,当代社会学家布迪厄(Pierre Bourdieu)更是以"文化资本""社会资本"对生活方式进行了深入的探讨。韦伯(Max

---

① Kleinman A. *Writing at the Margin*: *Discourse Between Anthropology and Medicine*, University of California Press, 1995.

② Verbrugge L M, Wingard D L. "Sex-Differentials in Health and Mortality", *Women & Health*, 1987, 12 (2), pp.103—145.

Weber)根据社会声望来区分其定义中的"阶层"即地位群体,不同地位群体之间的差异最主要的就是靠特定的生活方式来区分。韦伯有意识地使用"生活方式""生活行动"和"生活机会"来描述生活方式。其中,生活机会指的是获得特定生活方式的可能性,一个人的生活机会由社会经济环境塑造。布迪厄分析了饮食习惯和运动倾向,阐述了"惯习"的概念,并进而延发出"必需距离"来解释生活方式中的阶级差异。在总结了韦伯和布迪厄的研究后,考克汉姆(William C. Cockerham)设计了一个更为复杂和系统的模型来解释健康生活方式。这个模型显示了特定的社会结构怎样影响健康生活方式的选择,而个体所处的阶级境遇是其中最为重要的一个因素。[①]

　　经济进步与社会发展固然可以改善全体人口的健康水平,但处于社会不同阶层的人们的健康状况仍然存在很大的差距,单纯依靠经济发展并不能降低健康不平等的程度。目前虽已有大量的研究积累,但是导致性别间寿命及健康状况差异的潜在机制尚存在诸多争议。[②] 国外诸多研究发现,社会经济地位作为衡量一个个体在社会中所处位置最为重要的因素,对健康问题上存在的差异有着强有力的解释力。但社会经济地位从社会距离上来说是最远端的影响因素,人们的生活方式和健康行为是最近端的影响因素。也就是说,人们的健康问题绝不是单纯的医学和卫生的问题,社会经济地位通过影响人们的生活方式导致了不同的健康水平。国内相关研究也发现,同欧美主要发达国家一样,中国民众也存在明显的健康不平等情况,社会经济地位越高的人,其健康水平越高。社会经济地位主要通过健康生活方式影响人们的健康水平,其影响机制可以描述为:社会经济地位越高的人越倾向于拥有和维护健康生活方式,而健康生活方式又直接影响了人们的健康

---

　　①　[法]马赛尔·德吕勒:《健康与社会:健康问题的社会塑造》,王鲲译,译林出版社2009年版。

　　②　高月、吴奇、陈美玲等:《性别不同导致人类寿命差异的机制研究进展》,《生命科学》2018年第3期,第293—301页。

水平。① 如,社会经济地位高的群体更可能维持健康的生活方式,譬如不抽烟、适度喝酒或不喝酒、经常锻炼、维持正常的体重等。那么,生活方式是不是与高度可预防疾病导致的死亡有更强的相关关系? 性别在其中产生什么作用? 生活方式,如居住方式、婚姻方式、社会关系、健康行为、照顾角色、日常生活习惯等,对于妇女健康状况到底有多大的解释力? 其中的解释机制与西方的有什么不同? 这些都需要我们从妇女的日常生活史和生活方式中去探求个人病痛的隐喻。

此外,考虑生活方式的时间维度,将生命历程纳入健康研究,需要解决的一个核心问题是人们早年的经历如何影响几十年后的健康不平等情况。近些年,学者们的注意力开始转向生命历程中产生内在不平等的系统过程。他们将生命历程理论与累积优势/劣势理论相结合,强调早年的不幸经历和事件如何使人们面临更高的风险,而有利的经历如何能够创造机会,两者相互作用如何导致不平等的具体过程,以及随着年龄的推移对个体不同的发展轨迹的影响。

因此,在未来的健康研究上,应倡导"重返日常生活"的方法论,寻找一种用于理解中国转型社会中普通人的更接地气的方式,将女性主义视角与通过底层人的日常生活实践探索另类的现代性的"社会学的想象力"结合起来②,从生活方式的角度来管窥妇女健康问题。随着研究领域的日益扩大,对生活方式、社会紧张程度与疾病的关系的研究,对妇女所生存的生活世界的追溯,对预防性健康行为③及有益于健康的生活方式的研究,将成为新的热点。

五、辅助生育技术(ART)和妇女健康

社会经济的迅速发展导致人们生存环境、生育观念、生活方式等发

---

① 王甫勤:《社会经济地位、生活方式与健康不平等》,《社会》2012 年第 2 期,第 125—143 页。

② 吴小英:《回归日常生活:女性主义方法论与本土议题》,内蒙古大学出版社 2011 版。

③ [美]F. D. 沃林斯基:《健康社会学》,社会科学文献出版社 1999 版。

生改变,很多家庭由于学业、事业、个人追求等因素推迟生育年龄,高龄产妇数量和不孕不育人群数量逐渐增多。据世界卫生组织评估,每 7 对夫妇中约有 1 对夫妇存在生殖障碍。在中国,国家卫生和计划生育委员会 2017 年发布的数据显示,中国育龄夫妇的不孕不育率从 20 年前的近 3% 攀升到近年的 15% 左右,患者人数超过 5000 万,其中有 1000 多万的患者必须通过辅助生殖技术帮助怀孕。同时,随着我国两孩政策的全面放开,辅助生殖技术将被广泛应用。

辅助生育技术(assisted reproductive technology,ART)于 20 世纪 70 年代晚期被发明。1978 年 7 月 25 日,世界上第一例试管婴儿路易丝·布朗(Louise Joy Brown)在英国诞生;1988 年,中国第一例试管婴儿在北京诞生;目前,据国际辅助生育技术监控委员会发布的报告显示,全世界试管婴儿的数量"呈指数式递增"。1990 年,全球只有大约 9.5 万名试管婴儿,但到 2000 年已增加到接近 100 万,目前已超过 800 万。① 人类辅助生殖技术分为人工授精和体外受精—胚胎移植技术及其各种衍生技术等,这些技术种类繁多,不仅可以帮助原本无法生育的人群实现为人父母的愿望,还能被用于产前遗传异常或染色体异常诊断以及婴儿性别检测。一方面,辅助生育技术正在逐步为社会大众所接受,体外受精技术(in vitro fertilization,IVF,被看作"奇迹疗法")已经成为不育治疗的重要选择。2010 年,试管婴儿技术的创立者罗伯特·爱德华兹(Robert G. Edwards)获得诺贝尔生理学或医学奖。另一方面,将生育与婚姻分离,改变了传统的家庭模式和亲子关系,因其涉及医学、社会、家庭、经济、伦理等多方面因素,辅助生育技术又饱受争议。

辅助生育技术的出现亦促使女性主义者和支持失能人士权利者开始讨论这些发展所带来的伦理问题和健康风险,女性主义者也将注意力转向所谓的"新型"生殖技术上——不孕不育的医疗化。女性主义者指出:一方面,的确有一些妇女拥有想生孩子的强烈愿望,而采用新技术进行辅助可以帮助她们达成愿望;但是,另一方面,技术的安全性、技

---

① 《全球试管婴儿已超 800 万》,《人民日报》2018 年 7 月 16 日 22 版。

术对妇女健康的影响以及她们进行知情决策的能力尚未得到足够的重视。必须认识到,生殖技术包含的范围广泛,不是只有各种"新"的生殖技术才可以成为大众的焦点。另外,虽然许多生殖技术存在缺陷且其安全性也值得怀疑,但无疑,这些技术仍提供各种资源,供人们各取所需。虽然科学技术可能有益于妇女,但是其控制权往往不在妇女手中,而是在医生手中。对于妇女来说,重要的是能够获得有关这些技术的知情权,以便她们更好地进行知情决策。①

目前,关于生殖技术与健康的研究主要集中于医学、卫生、伦理学、法学等领域,而技术带给妇女儿童的健康后果,如远期健康风险增加、多胎妊娠对母婴的危害等,技术运用背后的各种权力与性别之间的关系,如生育自主权、妇女的健康主体性、妇女的知情权等,以及放弃治疗技术后的妇女未来生活、心理健康、生活质量、婚姻关系等,将是未来妇女健康领域的社会学关切所在。

此外,代孕作为一种新型人工辅助生殖技术,涉及法律、伦理等复杂关系。目前我国立法禁止代孕但现实代孕市场却暗潮汹涌,简单的禁止性规定并不能阻止代孕现象的出现,反而使不孕妇女和代孕妇女的权益裸露在立法的保护范围之外,间接上也助长了地下代孕市场的畸形繁荣。有学者认为,代孕现象造成代孕母亲"子宫工具化";也有学者认为,这是妇女"身体自主权"的体现。② 由此,除了法律、伦理的探讨,代孕将会导致的社会后果、权力关系和妇女健康等社会学因素也是未来健康社会学研究的挑战所在。

六、消费主义、新媒体与妇女健康

消费主义的盛行、互联网技术与新媒体的发展,也给妇女健康带来了新的挑战和风险。

---

① Abbott P, Wallace C, Tyler M. *An Introduction to Sociology: Feminist Perspectives*, Routledge, 2015.

② 孔德猛、常春、左金磊:《从子宫工具化的视角对国外代孕生育的研究》,《自然辩证法通讯》2018 年第 7 期,第 84—91 页。

　　在消费主义盛行的当下,医疗服务也具有了消费品的一般特点,有学者揭示了医疗服务中的"诱导需求"现象和"虚假需求"现象[①]——传统文化对性别角色的期待、医学技术的工具理性与资本合谋的结果,是由外在社会制造并强加给人们的各种"需求"——在医疗卫生广告富有象征性意义的描述中,它所刺激的消费主义文化引发人们对"现代健康生活方式"的想象和欲望。医患双方盲目推崇医疗高新技术和新兴药物,而拒绝适宜技术和药物的生活方式和价值观念[②],频频爆发的医疗纠纷事件以及各大媒体报道的虚假医疗广告所带来的恶果就证明了医疗消费主义的存在和后果。

　　同时,随着新媒体技术的发展,大众媒体所传递的健康信息也对妇女健康造成了重大的影响。美国学者乔治·格布纳(George Gerbner)曾与其同事在监看了十年美国电视上有关健康与医学的信息后,注意到诸多被扭曲及有偏颇的内容,于是力劝健康照护专家检视电视节目中的健康信息,以了解健康议题是如何被描绘的。[③] 如:妇女尤其是孕产期妇女被"科学育儿";妇女被医疗美容、整形塑身等信息所影响和包围;等等。在"密集性母职"之外,流行论述亦产制一种"密集性的母体照顾"[④]——如瘦身、美容、产后塑身等——导致妇女的每一个层面(当然也包括容貌与身体)都被关注、监控,而这种以关怀之名,行钳制之实的手段,将母亲禁锢在客体的论述位置,动弹不得。

　　简而言之,日常生活中的医疗科技、婴幼儿消费品、整容手术、美容塑身、化妆品、保健品、生殖科技与母职经验等广告及消费的存在,给妇女健康带来诸多影响和风险。福柯(Michel Foucault)曾指出,身体本身

---

　　① 路绪锋、张珊:《让医疗服务远离"虚假需求"的陷阱——马尔库塞"虚假需求"理论的启示》,《医学与哲学》2015 年第 2A 期,第 65—67 页。

　　② 陈少敏:《医疗消费主义的兴盛、危害及对策》,《医学与哲学》2015 年第 2A 期,第 62—64 页。

　　③ Larson M S. "Health Related-Messages Embedded in Prime-Time Television Entertainment", *Health Communication*, 1991, 3(3), pp.175—184.

　　④ 陈婷玉:《当妈妈真好——流行妇幼杂志的母职再现》,台湾大学人口与性别研究中心妇女与性别研究组,2010 年。

就是权力作用的场所。在消费主义下,女性的身体经验绝对不只是一种个人的生活经验而已,而是各种权力与资本合谋、信息不对称、身体规训、刻板印象和行为以及"性别政治"的显现。因此,建构科学合理的监管机制、监督和激励医生工作、规约引导大众传媒、警醒被蒙蔽的医疗消费者、提升妇女健康素养的研究,就显得尤为重要。

七、城镇化、流动与妇女健康

城镇化是当前最大的结构调整、最大的内需源泉、也是最大的改革"红利",是研究中国社会问题的最大背景。城镇化进程中家庭的离散化、亲属网络的碎片化和人的拆分式再生产①给妇女的生活方式和健康状况带来深刻影响。在快速城镇化进程中,农村妇女的工作压力、生活压力以及精神心理负担将会加重。其职业角色与家庭角色、社会身份与性别身份之间,将会发生比以往更为复杂和更加强烈的矛盾和冲突。这些既有力推动妇女特别是农村妇女生活方式的转型与发展,同时又以一种非常深刻的方式重构妇女的身体健康、心理健康和社会适应。

自 20 世纪 90 年代中期以来,已有较多学者分析了"农业的女性化"和"女性的农业化"、农村留守妇女身心健康、女农民工身心健康与社会适应等问题。内生于流动经历的各种已观测到和未观测到的因素对流动者健康状况的损耗作用,通过返乡这一选择性机制,逐步转移到农村地区。有学者利用妇女社会地位调查数据检验了我国人口流动过程中的两种健康选择机制——"健康移民(healthy migrant)"效应和"三文鱼偏误(salmon bias)"效应。研究发现:一是城乡流动通过流出和返乡的选择机制,从农村地区不断选择健康的年轻劳动力流向城镇。与农村非流动居民相比,城乡流动者的健康状况明显更好;返乡者的健康状况明显更差,其平均健康状况不仅不如城乡流动者,也往往不如农村非流动居民。二是城乡流动经历对流动者的健康状况具有明显的不利影

---

① 金一虹:《流动的父权:流动农民家庭的变迁》,《中国社会科学》2010 年第 4 期,第 151—165 页。

响。流动者因工作或劳动受伤的可能性明显高于农村非流动居民；返乡者曾因工作或劳动受伤的发生比则更高，自评一般健康状况较差和患妇科/男科疾病的可能性在城乡所有居民中也均为最高。[①]

　　疾病和受伤往往会迫使农民工返乡。当健康的青年劳动力纷纷从农村奔向城市打工的同时，那些"病人"却不得不回乡看病，在外出打工的流通模式范围内，农村家庭要为外出打工的家庭成员提供所需要的福利。如结构主义者指出的那样，这种安排具有剥削性质，因为资方逃避了对农民工提供所需福利的责任。集体化生产的解体导致中国农村医疗体系的瓦解。结果，越来越多的农民工暴露在危险的工作环境里，沉重的医疗负担转嫁到农村家庭之上。学术界目前关于流动人口医疗保障的研究主要集中于制度模式上，这些争论虽然注意到了城市—农村之间的结构性不平等，但往往将这些不平等简化为二元户籍体制，而没有真正考虑结构不平等如何限定了农村人口，尤其是农村妇女的生活机会和生命历程及个体体验。对于妇女来说，其一，她们本身是外出流动的农民工的一员——流动妇女；其二，她们往往是留守儿童和留守老人的照顾者——留守妇女；第三，她们往往成为照顾这些"病人"的照顾者——家庭健康照顾者。

　　在我们的相关研究中也发现，农村妇女的健康处于性别和地域双重不利地位，就健康水平、疾病及时治疗率、健康服务和健康意识上，农村妇女的健康位次均是属于低位的。[②] 这提示我们，农村妇女尤其是农村老年妇女应成为健康促进行动中最重要的目标人群。随着国家战略和规划——《"健康中国 2030"规划纲要》和乡村振兴战略的实施，是否可以促进妇女的健康发展，提升妇女的健康水平和健康保障？具有社会性别意识的健康政策促进就显得尤为重要。

---

　　① 牛建林：《人口流动对中国城乡居民健康差异的影响》，《中国社会科学》2013 年第 2 期，第 46—63 页。

　　② 王金玲、姜佳将：《中国妇女发展与性别平等面临的五大挑战——以福建妇女社会地位调查数据为例》，《云南民族大学学报(哲学社会科学版)》2013 年第 5 期，第 64—69 页。

八、定量、质性与大数据研究：新方法探索

在研究方法上，社会科学领域内健康研究从诞生伊始就是定量研究议题，由此，学术界对健康的质性研究相对较少，而更多地关注定量研究。[①]

第一，进一步完善指标测量和定量研究：学者不断探索健康指标的测量方法，以更准确、科学地测量健康状况及健康不平等。目前，研究大多采用自评健康来衡量健康是否平等，但自评健康作为反映个人健康状况的主观指标，存在一些缺陷，特别是可能存在测量误差，即回答异质性（reporting heterogeneity），或者项目功能差异（differential item functioning），不具有可比性。如，有学者认为，两性间自评健康的差异主要反映了男性和女性对既往病史的了解和身体对病痛感知敏感性的不同，而不是两者回答行为的差异。这种差异可能与个人的年龄、性别、受教育程度、过去使用医疗服务、个人患病经历、个人乐观以及其他认知偏见有关。[②] 针对这一缺陷，哈佛大学的加里·金（Gary King）等研究人员提出了虚拟情景锚定法（Anchoring Vignettes）[③]，这一方法不仅收集自评结果，还加入了虚拟情景题。中国健康与养老追踪调查（CHARLS）数据就借鉴了这一方法：先让被访者自评最近的疼痛、睡眠、行动、认知、呼吸和情绪的情况，然后再随机抽取两个内容，每个内容会有三个虚拟情景题，让被访者分别选择各自的疼痛程度，即"没有""轻微""中等""严重"和"非常严重"。以疼痛为例：

（1）张军/王红每月都有一次头痛，吃药之后会得到缓解。

---

① 朱慧劼、风笑天：《"健康中国"背景下的健康不平等》，《学习与实践》2018 年第 4 期，第 91—98 页。

② 齐亚强：《自评一般健康的信度和效度分析》，《社会》2014 年第 6 期，第 196—215 页。

③ King G，Murray C J L，Salomon J A，et al. "Enhancing the Validity and Cross-Cultural Comparability of Measurement in Survey Research"，*American Political Science Review*，2003，97（4），pp. 567—583.

头痛时,他/她能继续做日常工作。您认为,在过去一个月内,张军/王红身体有没有疼痛? 程度如何?

　　(2)在过去一个月内,周伟/李丽白天在电脑前工作时,他/她右边的胳膊和手腕都会疼,晚上在家不用使用电脑时,疼痛会略微减轻。您认为,周伟/李丽身体有没有疼痛? 程度如何?

　　(3)在过去一个月内,赵亮/张燕的膝盖、肘部、腰部和手指都有疼痛,而且疼个不停。他/她吃药以后会减轻,但走路、拾东西和举东西仍然吃力。您认为,赵亮/张燕身体有没有疼痛? 程度如何?

　　虚拟情景锚定法的基本原理见图 6-1。但锚定法有效性有一个假定前提,即调查对象对于虚拟情境访题的排序要有一致性,因此运用在文化教育程度较低的人群中可能存在一定的局限。

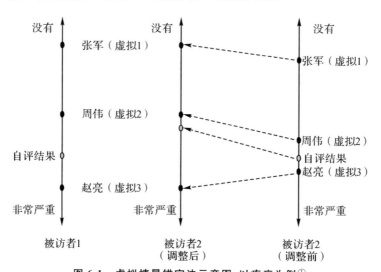

图 6-1　虚拟情景锚定法示意图:以疼痛为例①

　　第二,不断增强质性研究和疾病叙事研究:定性研究能够为健康的

---

　　①　图片引自定量群学公众号上的宋庆宇《自评健康可靠吗? 虚拟情景锚定法的应用》一文。

研究提供较为微观而细致的研究,因此需要在后续的研究中不断增强研究方式的反思。如,医疗人类学的出现为女性病痛的身体话语研究创造了条件。以阿瑟·克兰曼(Arthur Kleinman)为代表的医疗人类学家创造性地以疾病叙述作为研究的重要视角与方法,对病患进行民族志研究,重构病人的疾病叙事,发现疾病对个人生活世界的影响,将病人的体验置于其个人生活史中理解。通过聆听疾病叙事,不仅可以从病痛者视角诊释疾病的意义,还突出了病痛者的主体性,试图恢复病人"人性的一面"。① 通过疾病叙事,妇女将身心本就不可分割的感触与经验描述的非常细致,并自然地将社会文化内涵的隐喻完整地表达了出来。

第三,加强妇女健康医疗大数据应用研究:跟踪健康领域的进展,需要强大的监测系统,以有助于我们清楚地了解什么人患病,患何种疾病,未来趋势如何。由于抽样问卷调查具有局限性,随着大数据技术的发展,收集和分析性别健康数据的能力对于在生命全程改善健康的研究变得至关重要——从出生之前直到生命的最后几年,专注于孕期、儿童早期、青春期、老年期等关键时期和关键事件,推进健康医疗的大数据运用和研究就显得尤为重要和必要。如:加强健康医疗大数据应用体系建设和大数据应用研究,推进健康信息平台的医疗健康大数据开放共享、深度挖掘、学术研究和广泛应用;消除数据壁垒,建立跨部门跨领域密切配合、统一归口的健康医疗数据共享机制,实现公共卫生、计划生育、医疗服务、医疗保障、药品供应、综合管理等应用信息系统数据采集、集成共享和业务协同。②

未来,对于妇女健康的研究和探索,学者也将致力于继续探索新的理论框架和新的研究方法、研究工具。

---

① 转引自[美]凯博文:《苦痛和疾病的社会根源:现代中国的抑郁、神经衰弱和病痛》,上海三联书店 2008 版。

② 国务院:《"健康中国 2030"规划纲要》,http://www.gov.cn/xinwen/2016-10/25/content_5124174.htm。

后 记

社会性别、健康和生活方式一直是本人学术生涯中的关切领域,本书也是我主持的国家哲学社会科学规划课题(青年项目)"新型城镇化进程中妇女生活方式的变迁研究"(项目编号:15CSH034)的阶段性研究成果之一。而这一学术兴趣首先源自本人的切身体会。作为一名在职读博的育儿期妇女,经常深受学术"青椒"、博士生、母亲、妻子、女儿等多重角色之困,当家务、写稿、母职等工作重叠、分身乏术时,焦虑、烦心、急躁等不适感和"情绪感冒"便随之而来,甚至在写本书的过程也充满着透支健康熬夜赶稿的无奈和焦虑。身体健康、心理健康、社会适应,达致这一完全健康状态,更是难上加难。当然,这些压力也会不断地化为动力,使我在动力中不断前行,深耕不同性别、年龄、阶层、生命周期、生命历程等多因素交织中的健康研究。

浙江省社科院王金玲研究员是我在性别与健康研究领域的第一位重量级的学术引路人和指导者,本人 2010 年初入职场时的第一份研究报告就是王老师指导的。这份对 1995—2009 年有关妇女健康的学术文献进行的梳理和总结,使我了解了中国妇女健康领域这 15 年来的研究态势和发展轨迹,本书第二章正是在此研究基础上的补充和完善。此后,在王老师的指导下,我参与了她主持的《中国妇女发展报告 No. 3 (2010)——妇女与健康》、《转型与发展:福建妇女社会地位研究(2000~2010 年)》之健康篇、《变迁与发展:福建妇女社会地位研究(1990—2000 年)》之健康篇、《性别视角:挑战与重建》、《福建老年妇女生活状况研究报告》、《福建儿童伤害研究报告》等课题和项目的研究,为我深耕性别与健康领域打下了坚实的基础。王老师的睿智敏锐的学术洞察力、认真敬业的学术精神、关怀弱者的学术情怀也对我产生了深远的影响。

全国妇联妇女研究所姜秀花研究员一直深耕妇女健康领域。在我的研究过程中，我拜读了姜老师的诸多研究成果，深受启发，获益匪浅。有幸的是，2015 年，我参与了姜秀花老师主持的课题"法规政策对两性平等发展的影响——妇女健康领域的回顾与分析"，使我了解了中国有关妇女健康法律政策的进展与不足。当时，鉴于宫颈癌已经成为中国女性第二高发癌症、发病率位居全球第二的残酷现实，我们在政策建议中提出，中国政府应牵头尽快完善宫颈癌筛查、早诊早治的预防模式，尽快研制或引入 HPV 疫苗。2016 年，HPV 疫苗就在中国获批，使我深切感受到学术通过理论研究去折射现实、预测方向、影响政策、指导行动的魅力。2018 年，承蒙全国妇联妇女研究所和姜老师支持，我受邀加入了中国妇女社会地位调查（第四期）健康问卷设计课题组，与课题组专家们的沟通和学习开拓了我的学术视野。

我的博士生导师吴愈晓老师经常在我工作—学业—家庭平衡不了焦虑时给我打气，宽慰我要注意身心健康，还教导我们要做一些"不无聊、有意义"的研究，而对于健康的社会学研究正是有温度、有态度、有意义的。2017 年 9 月，我进入南京大学社会学系攻读博士学位，导师吴愈晓老师和方长春老师的社会分层与流动课堂，让我对健康不平等的理论、方法和热点有了更多的了解，弥补了我在方法论上的不足，深化了我对健康不平等的认知和理解，提升了研究能力。

王金玲老师、姜秀花老师和吴愈晓老师都是思想深邃、造诣深厚的学者，何其有幸，在学术生涯中得到他们的教导、支持和提携。正因为他们的引领、指导和帮助，才有此书的成型和出版。他们对学术的热忱和执着也将继续引领我不忘初心，继续前行。

特别需要指出的是，本书第二章的部分内容和数据（1995—2009年）曾发表于妇女蓝皮书《中国妇女发展报告 No.3（2010）——妇女与健康》中"妇女与健康：人文社科领域的发展"这一章，第一节和第三节的部分内容曾发表于《福建论坛》2013 年第 5 期和《浙江学刊》2012 年第 4 期。在本书写作过程中,我又进行了大量修改,经得合作者王金玲研究员同意,将文章内容收入本书,在此深表谢忱。本书第五章的部分内容曾发表于妇女蓝皮书《2013～2015 年:中国性别平等与妇女发展报告》中"妇女健康领域法律政策与行动回顾分析"这一章节。在本书写作过程中进行了大量修改,经得合作者姜秀花研究员同意,将文章内容收入本书,感谢姜秀花老师的指导和支持,在此深表谢忱!

最后,感谢浙江省社会科学院将此书稿立项为院重点课题,感谢社会学所李文峰、高雪玉、王平等领导和同事们一直以来的敦促和鼓励,感谢南京农业大学人文与社会发展学院张逍同学帮助搜集数据、整理材料并提出相关建议,感谢浙江工商大学出版社沈娴老师加班加点,感谢家人和朋友们一如既往的支持和照顾,才使得此书稿得以顺利出版。

"砥砺深耕、关怀深切、反省深思"是我撰写此书稿的态度和准则,但由于视野有限、能力有限,本书稿存在着诸多不足之处,更存在诸多可以继续深挖、深思的未来议程和研究领域。未来,我将继续深耕性别与健康领域,也期待各位读者不吝赐教,给予指正、指教、指导。

姜佳将

2018 年 9 月 深夜